Herderbücherei

Band 983

W0267057

Über das Buch

Hans Killian, vielen Leuten bekannt durch seine Bestseller „Hinter uns steht nur der Herrgott", „Solange das Herz schlägt" und „Im Schatten der Siege", schildert hier dramatische Szenen aus seiner langen chirurgischen Laufbahn (Operationen bei ohrenbetäubendem Artilleriefeuer in unmittelbarer Frontnähe, der verzweifelte Kampf um ein Menschenleben in einer stillen Privatklinik, die notwendig werdende Verwandlung einer jungen Frau in einen Mann, die mutige Diagnose einer todkranken Königin). Nein, Chirurgen sind wirklich nicht die Halbgötter in Weiß, wie man sie im Film gerne darstellt. Es sind Menschen, die oft bis zur Erschöpfung um die Gesundheit ihrer Patienten kämpfen, blitzschnell reagierend auf Komplikationen und Zufälle, denn selten verläuft eine Operation nach dem Lehrbuch. Wo muß er ansetzen, wie weit darf er sich mit seinem Eingriff wagen? Oft entscheiden Sekunden über Leben und Tod.

Über den Autor

Professor Dr. Hans Killian, 1892 in Freiburg i. Br. geboren, Verfasser zahlreicher Fachbücher, war der letzte deutsche Ordinarius für Chirurgie der Universität Breslau. Gestorben 1982 in Freiburg i. Br.

Hans Killian

Auf Leben und Tod

Die dramatischen Erinnerungen eines Chirurgen

Herderbücherei

Veröffentlicht als Herder-Taschenbuch
Lizenzausgabe mit Genehmigung des
Kindler Verlags München

Umschlagfoto: Foto-Studio-Grill, Donaueschingen

Alle Rechte vorbehalten – Printed in Germany
© Kindler Verlag München 1973
Herder Freiburg · Basel · Wien
Herstellung: Freiburger Graphische Betriebe 1982
ISBN 3-451-07983-6

INHALT

VORWORT

In meinen medizinisch-literarischen Büchern habe ich versucht, einem weiten Kreis von Laien die Problematik meines Faches der Chirurgie an Beispielen verständlich zu machen. Dabei wurden nicht nur die technischen Schwierigkeiten beschrieben, sondern auch die menschlichen Beziehungen zwischen Arzt und Patienten berührt. Die neue Folge meiner Erinnerungen unter dem Titel *Auf Leben und Tod* hat dasselbe Ziel und reiht sich in Stil und Inhalt zwanglos den Büchern *Hinter uns steht nur der Herrgott* und *Solange das Herz schlägt* an. Wiederum umfassen meine Berichte eine Periode von Jahrzehnten. Es sind darin eine Reihe von Gewissensfragen angeschnitten, die den Leser selbst vor Entscheidungen stellen sollen. Nicht ohne Absicht habe ich auch Beispiele eingefügt, welche die großen Schwierigkeiten und die Notlage der Chirurgen in der vorantibiotischen Zeit darlegen, von denen jüngere Chirurgen, geschweige denn Laien, kaum noch eine Vorstellung haben.

Die Chirurgie hat etwas mit Körperbau und Charakter zu tun, sie appelliert an männliche Tugenden, erfordert Tatkraft, klare Willensbildung, Mut, Verantwortungsfreudigkeit, aber auch Phantasie, Anpassungsfähigkeit, Geduld und Beharrlichkeit. Der Chirurg führt das Dasein eines Kettenhundes, der nur selten freigelassen wird. Königlich wird dieser Beruf nicht durch heroische Operationen, sondern durch die Stärke der Persönlichkeit und menschliche Güte. Minderwertigkeitskomplexe führen oft zu Unsicherheit, aber auch zur Sucht, mehr scheinen zu wollen, als einer ist. »Ich liebe die starke Hand, die zart zuzugreifen versteht«, schrieb einst ein Dichter. Das ist es. Chirurgen sind keine Halbgötter, mag es auch manchmal so scheinen. Sie sind wie alle anderen Menschen – aber in höherem Maße den Zufälligkeiten, Unzulänglichkeiten, Tücken des Objektes und Versuchungen preisgegeben. Mag auch mancher Erfolg blenden, man bleibe sich bewußt, in welchem Maße der Chirurg den Unberechenbarkeiten menschlicher Lebenskräfte ausgesetzt ist, und wie leicht er mit jenen Gesetzen in Konflikt geraten kann, die Männer ohne medizinische Kenntnisse ge-

macht haben, die es fertigbrachten, eine Operation als Körperverletzung schlechthin zu definieren – ohne die sinnlose Zerstörung durch Gewalt von der sinnvollen Zergliederung zu Heilzwecken zu unterscheiden.
Im Zeitalter der Datenverarbeitung und des Einsatzes von Computern mit allen ihren ungeahnten Hilfsmöglichkeiten für den Arzt muß doch das persönliche Verhältnis des Arztes zu seinem Patienten im Mittelpunkt des Geschehens bleiben, wenn man die Kunst des Heilens erhalten und sich nicht nur auf eine Reparatur beschränken will. Unabdingbare Voraussetzung hierzu ist die Freiheit des ärztlichen Berufes. Trotz mancher kritischen Äußerung hofft der Verfasser auf das gleiche Verständnis, das seinen vorangegangenen Werken in so hohem Maße zuteil wurde.

Freiburg i. Br., Frühjahr 1973 Hans Killian

Kühnheit bedeutet noch lange nicht Vermessenheit oder Leichtsinn. Mut ist keine Sache an sich. Beide haben etwas mit dem Können zu tun.

DER ERFINDER

Ein düsterer Arbeitstag beginnt. Weithin bedecken dunkle Wolken den Himmel und treiben nach Norden. Keine einzige Lücke ist in der Wolkendecke, die ein wenig Blau durchschimmern läßt. Tief stehen die Bergkuppen im Dunst. In der Nacht ist ein schweres Gewitter mit Sturmböen und Regenschauern niedergegangen, und immer noch hört man dumpfes Grollen, sieht Wetterleuchten am Horizont. Die Straßen, die Bäume, die Dächer glänzen vor Nässe, drückende, feuchte Schwüle lastet trotz geringer Abkühlung über der Stadt. Man wird heute vorsichtig fahren müssen, denke ich während des Frühstücks, das wie immer sehr einfach ist – mit vollem Magen operiere ich nicht gern.

Das schlechte Wetter macht sich auch drüben in der Klinik bemerkbar. Die Stimmung ist miserabel, alle leiden mehr oder weniger an Nervosität, sind gereizt, leicht erregbar. Manche sind fahrig, lustlos, ihr Kreislauf scheint besonders labil – ähnlich wie bei Föhnempfindlichen. Die Emboliegefahr bei unseren Patienten ist jetzt erhöht, chronisch Kranke sind besonders wetterfühlig, das wissen wir. Der Mikrokosmos Mensch ist eben in den Makrokosmos eingebaut und unterliegt seinen Gesetzen und Einflüssen.

In unserer chirurgischen Poliklinik kommt der Betrieb heute also nur schleppend in Gang. Keiner ist so recht bei der Sache. Die Sekretärin hat schlechte Laune, sie ist unkonzentriert und verschreibt sich andauernd, Schwester Arthemisia knurrt über jede Kleinigkeit, Kinder schreien ohne Grund, die Patienten sind ungeduldig, nichts ist ihnen recht zu machen; die Schwüle nimmt noch zu, es wird drückend warm, bald wird es wieder blitzen und donnern.

Zufällig stehe ich gerade im Gang, selbst ein wenig deprimiert – da wird ein Arbeiter in blauer Montur von der Röntgenstation zu uns gebracht. Er hält seinen rechten abgewinkelten Arm mit

der linken Hand fest, offenbar hat er Schmerzen und kann ihn nicht bewegen. Die Jacke hat er ausgezogen, sie hängt nur lose um die Schultern. Er geht vorsichtig und leicht gebückt, gestützt von einem Wärter, der nasse Röntgenbilder in Metallrahmen mitbringt.
Ein Blick von weitem, und die Diagnose »Schulterluxation« ist ziemlich sicher. So was kennt man.
Beide bleiben vor mir stehen.
»Was ist passiert?«
»Ich bin die Treppe hinuntergefallen, Herr Doktor – und habe mir die Schulter verletzt. Sie sagen, das Gelenk sei ausgekugelt.« – »Ja – das sehe ich. Haben Sie sich die Schulter früher schon einmal ausgerenkt?« – »Nein, das ist das erstemal.«
Bei diesen Worten taste ich rasch die rechte Schulterregion ab und stelle sofort fest, daß die Gelenkpfanne leer ist. Der Gelenkkopf des Oberarmes sitzt tiefer vor der Pfanne unter dem großen Brustmuskel. Die Schulterform ist deutlich abgeflacht und der Oberarm scheinbar verlängert. Er steht zwangsläufig nach außen abgewinkelt und ist in dieser abnormalen Haltung federnd fixiert. Alles sichere Zeichen einer Ausrenkung des Schultergelenkes nach vorn unten. Ein Blick auf das Röntgenbild bestätigt die Diagnose. Eine Knochenabsprengung ist glücklicherweise nicht sichtbar.
»Bewegen Sie bitte mal vorsichtig den Unterarm und die Finger!« Das geht ganz gut – also ist das Armnervenbündel, welches vom Hals herkommend unter dem Schlüsselbein hindurch zur Achsel zieht, nicht beschädigt.
»Die Schulter müssen wir gleich wieder einrenken, mein Lieber. Dazu ist eine kurze Narkose nötig. Bis es soweit ist, halten Sie am besten selbst Ihren Arm genau in derjenigen Stellung, die Ihnen am wenigsten Schmerzen macht.« – »Jawohl, Herr Doktor. Kann ich danach wieder weiterarbeiten?« – »Nanu – Sie haben es aber eilig. Ein paar Tage müssen Sie dem Schultergelenk schon Ruhe gönnen. Die Gelenkkapsel ist wahrscheinlich eingerissen, und ein Bluterguß im Gelenkraum wird Ihnen noch Schmerzen genug verursachen. Sie wollen doch, daß Ihre rechte Schulter wieder ganz in Ordnung kommt und beweglich bleibt? – Na also ... Wenn Sie zu früh die Schulter belasten, gibt es Schwierigkeiten.«

Ich komme nicht dazu, die Einrenkung selbst vorzunehmen – an der Pforte vorn muß etwas Besonderes vorgefallen sein. Wir hören Stimmen, laute Zurufe, hastiges Getrampel.
»Dr. Braun soll die Reposition vornehmen, Schwester. Ich muß mal sehen, was da los ist.« Schnell laufe ich den Gang entlang in die Vorhalle.
Zwei Krankenträger zerren in größter Hast eine Bahre mit einem Patienten darauf aus den weit geöffneten Türen eines Krankenwagens und laufen mit ihr zum Portal. Der Pförtner kommt angerannt:
»Herr Professor, Herr Professor!« ruft er schon von weitem. »Der Mann ist am Ersticken – er bekommt keine Luft mehr. Er hat einen riesigen Kropf.«
Rasch trete ich an die Bahre und reiße die Decke zurück, um das Gesicht und den Hals des Mannes sehen zu können. Er hat einen unförmigen, riesigen Kropf, der offenbar auf die Luftröhre drückt. Verzweifelt schnappt er nach Luft, macht krampfhafte Anstrengungen, um atmen zu können. Sein Gesicht ist tiefblau verfärbt. Er ist tatsächlich kurz vor dem Ersticken. Die Situation ist außerordentlich bedrohlich, nur ein Eingriff kann eventuell noch Hilfe bringen.
»Sofort in den Operationssaal mit ihm – aber schnellstens!« rufe ich und renne selber voraus, die Treppen hinauf in den zweiten Stock, wo unser großer Operationssaal liegt. Unterwegs nehme ich noch rasch zwei Assistenten ins Schlepptau, die gerade im Gang stehen.
»Mitkommen – Sie müssen mir helfen! Riesiger Kropf, der Mann ist schon halb erstickt. Machen Sie sich schleunigst fertig.«
Die beiden begreifen sofort, sie rennen neben mir her. Wir stürzen in den Vorbereitungsraum, reißen die weißen Mäntel herunter und beginnen uns für die Notoperation herzurichten. Ich brülle in den Operationssaal: »Sofort den mittleren Tisch vorbereiten« – der war gerade frei –, »es kommt ein Mann mit einer Riesen-Struma – er ist am Ersticken, dalli-dalli!«
Das wirkt alarmierend. Alles rennt durcheinander. Zwei Operationsgruppen sind an den anderen Tischen bei der Arbeit. Die Männer haben mich gehört – sie schauen auf –, arbeiten dann weiter und kümmern sich nicht um uns. Karl, einer unserer Operationsgehilfen, kippt den Operationstisch für die richtige

Lagerung, die anderen Helfer laufen auf den Gang hinaus, um die Träger mit dem Patienten abzufangen, und beim Entkleiden und der Lagerung zu helfen. Alle haben begriffen, daß es ungeheuer schnell gehen muß, wenn wir diesen Mann noch retten wollen.

»Das Sauerstoffgerät her – geben Sie ihm schon während des Ausziehens und der Lagerung Sauerstoff, so gut es eben geht. Schwester, das Trachestomiebesteck bereithalten – vielleicht brauchen wir es –, alles andere zu einer Strumektomie herrichten.«

In rasender Eile reinigen wir uns die Hände und Arme, tauchen sie noch schnell in die Sublimatlösung, dann in Alkohol. Die Schwestern helfen uns, die sterilen Operationsmäntel anzuziehen. Als wir in den Operationssaal kommen, wird der bewußtlos gewordene Mann gerade in halb sitzender Stellung auf dem Tisch angeschnallt.

In diesem Moment zischt der erste Blitz aus den Wolken herab. Durch das riesengroße Fenster trifft uns ein greller Lichtstrahl, dem sofort ein peitschender Donnerschlag folgt. Wir fahren zusammen – es muß ganz in der Nähe eingeschlagen haben. Alle schauen aufgeschreckt nach draußen.

»Weitermachen, nicht ablenken lassen!« rufe ich laut in den Saal. Es klingt wie ein Befehl.

Unser Patient wird von breiten Ledergurten festgehalten. Von oben her gibt ihm ein Volontär Sauerstoff mit der Maske. Es gelangt aber viel zuwenig in die Lungen, er ist noch immer tiefblau verfärbt. Wir stehen alle unter höchstem Zeitdruck.

Das Operationsfeld wird rasch notdürftig mit Alkohol desinfiziert und abgedeckt. Auf die Wirkung einer Anästhesie kann ich nicht warten, sondern muß die Bewußtlosigkeit des Mannes ausnützen, um Entlastung zu schaffen. Ich reiße der Instrumentenschwester das Messer geradezu aus der Hand und ziehe blitzschnell einen bogenförmigen Kragenschnitt um die untere Halspartie. Es blutet heftig aus vielen kleineren Gefäßen. Wir können uns nicht viel darum kümmern, nur die spritzenden Arterien und größeren Venen werden mit Klemmen gefaßt. Wir lassen sie liegen, für Unterbindungen ist keine Zeit. Die Kopfnickermuskeln werden breit auseinandergezogen und mit Haken festgehalten, damit ich die kleine Halsmuskulatur quer

durchtrennen kann. Ihre Stümpfe schnellen zurück, ich fasse nach – ein unförmiger, riesiger Kropf von Kindskopfgröße mit prallgefüllten, mächtig gestauten Venen liegt vor unseren Augen.
Da gibt es kein Überlegen, kein langes Zaudern. Mit einer großen, scharfen Krallenzange fasse ich die Geschwulstmasse, welche die Luftröhre zusammenpreßt, und ziehe das ganze Ding weit nach vorn.
Dadurch werden die Atemwege frei.
Alles ist überaus schnell gegangen, wir hoffen, die lebensgefährliche Krise überwunden zu haben ... Ein schwerer Irrtum, denn in diesem Augenblick setzt die Atmung des Mannes aus. Er hat einen kompletten Atemstillstand. Der Schreck fährt uns in die Glieder. Ein zweiter Blitzschlag und Donner stört unsere Konzentration, mächtige Regenschauer klatschen an die Fenster, draußen herrscht dunkle Nacht. Und da – die Operationslampe erlischt!
»Notbeleuchtung einschalten – rasch! Wir sehen nicht genug.«
Das Licht flammt auf und beleuchtet grell das Operationsfeld. Ich überlege fieberhaft – es muß sich um einen reflektorischen Atemstillstand handeln – ausgelöst durch meinen schmerzhaften Schnitt ohne Betäubung, aber wer weiß das im Augenblick, vielleicht ist auch das Atemzentrum schon durch den Sauerstoffmangel geschädigt. An den Nachbartischen sind die Eingriffe beendet, die Kollegen kommen zu uns und beobachten schweigend die dramatische Szene. Alle hat eine tiefe Erregung befallen. Es geht um Minuten – um Sekunden. Ich selbst bleibe von eiserner Ruhe und seltsamer Zuversicht erfüllt. Nicht umsonst habe ich mich jahrelang wissenschaftlich und klinisch mit solch kritischen Phasen befaßt.
»Coramin intravenös.« Eine 5-ccm-Ampulle wird gebracht, wir halten sie immer parat.
Dr. Forster, einer der Assistenten, greift zu, macht den Arm des Mannes frei, staut kurz und fängt mit der Injektion an.
»Langsam spritzen – und die Mengen angeben, bitte.« Die große Krallenzange, die den Kropf festhält, übergebe ich meinem zweiten Assistenten, um selbst zu helfen, die gefährliche Phase des Atemstillstands mit Verstärkung der Zyanose zu überbrükken, bis das Coramin wirkt. Ich führe einige rhythmische Kom-

pressionen des Brustkorbes aus. Das ist durchaus möglich, ohne die Sterilität des Operationsfeldes zu gefährden.

Wir warten in höchster Spannung, ob es noch gelingt, die Atmung wieder in Gang zu bringen. Nur ein erneuter Blitz, das Rauschen des Regens und Donnergrollen unterbrechen die beängstigende Stille im Raum.

Mit Entsetzen sehe ich, daß die Pupillen sich erweitern – stets das unheimliche, düstere Vorzeichen einer nahenden Katastrophe. »Ein Kubikzentimeter!« ruft Dr. Forster in diesem Augenblick. Nichts geschieht. – »Eineinhalb – zwei ...« Die Atmung springt nicht an. Mein Assistent zögert, schaut fragend herüber. »Weitermachen«. Er injiziert weiter – zweieinhalb Kubikzentimeter. Da – plötzlich macht der Mann einen tiefen, seufzenden Atemzug und beginnt dann unregelmäßig, oberflächlich zu atmen. Ringsum ein Raunen. Schließlich werden die Atemzüge regelmäßig. Er erholt sich allmählich. Die graublaue Hautfarbe verschwindet – die Lippen werden wieder rot, die Pupillen endlich kleiner.

»Na also«, murmle ich vor mich hin und bemerke erst jetzt die große Schar der Zuschauer um den Operationstisch. Im Augenblick haben wir es geschafft. Der Mann darf aber nicht wach werden. Schließlich habe ich ihm eine riesige Halswunde versetzt. Erwacht er zu früh, dann tobt er uns auf dem Operationstisch vor Wundschmerzen. Die kluge und erfahrene Instrumentenschwester weiß Bescheid. Sie hat die einprozentige Novocainlösung für eine örtliche Betäubung schon parat und reicht mir wortlos eine gefüllte 20-ccm-Spritze mit aufgesetzter Kanüle. Ich fasse zu und injiziere am Hinterrand der beiden Kopfnicker die Bündel oberflächlicher Halsnerven. Die Wirkung wird erst in einigen Minuten einsetzen. Das ist mir zu riskant, er könnte inzwischen durch die Wundschmerzen unruhig werden.

»Geben Sie ein Lachgas-Sauerstoffgemisch achtzig zu zwanzig«, rufe ich dem Narkose-Mann zu. Damit können wir in kürzester Zeit eine leichte Betäubung erreichen, ohne die Sauerstoffversorgung zu gefährden. Endlich ist es soweit. Ich kann es wagen, den Kropf selbst zu entfernen. Zum Glück erweist er sich als sehr beweglich. Die kindskopfgroße, gefäßreiche Masse geht – wie ich sehe – von der linken Schilddrüsenhälfte aus. Die

rechte Hälfte ist zwar auch verändert, aber viel weniger, sie kann stehenbleiben. In dieser Notlage gibt es kein Zögern. Die Arterien der linken Schilddrüsenhälfte werden gesucht, doppelt abgeklemmt, dazwischen durchgeschnitten, und nach einigen Scherenschnitten habe ich die ganze Geschwulst entfernt.
Wir stehen noch in voller Anspannung am Operationstisch, da ertönt aus dem Hintergrund die Stimme unseres jungen amerikanischen Kollegen – eines langen, dürren Lulatsch, der für einige Zeit an der Klinik arbeitet:
»Seven minutes – wonderful!«
Der Bursche hörte, daß im Operationssaal etwas Besonderes los sei, war hinaufgestürmt und hatte die ganze dramatische Szene miterlebt. Vom Augenblick meines Kragenschnittes an hatte er die Zeit gestoppt und strahlte nun über das ganze Gesicht. Sicherlich hat ihm diese Strumektomie als Notoperation im Höchsttempo mehr Eindruck gemacht als ein viel schwierigerer Eingriff ohne Zeitdruck. Die Bemerkung unseres Amerikaners löst unbeabsichtigt die ungeheure Spannung im ganzen Operationssaal, sie verbreitet Heiterkeit – es wird lebhaft diskutiert. Unserem Mann geht es von Minute zu Minute besser. Allmählich wacht er auf. Sowie der Kontakt hergestellt ist, suchen wir ihn zu beruhigen. Er weiß ja nicht, was mit ihm vorgegangen ist.
In zweierlei Hinsicht habe ich Sorgen, denn nach einer so schweren Blausucht können, wenn sie zu lange dauert, Hirnschäden zurückbleiben, und außerdem kann niemand voraussehen, ob dieser heroische Eingriff ohne infektiöse Folgen bleibt, denn so exakt steril wie sonst konnten wir diesmal nicht arbeiten.
Die Wunde wird verschlossen, ein Verband angelegt, und wir verlassen befriedigt und auch ein wenig stolz den Operationssaal. Immerhin ist es uns gelungen, das Leben dieses Menschen im letzten Moment zu retten.
Natürlich begreift zunächst keiner, warum der Mann erst so spät mit seinem Kropf zum Arzt ging. Das mußte doch irgendeinen Grund haben. Bei der Abendvisite finde ich den Patienten schon recht munter und gut erholt vor. Der Verband um den Hals ist nicht durchblutet, Puls und Blutdruck sind in Ordnung, er atmet mühelos und hat rote Wangen und Lippen. Allerhand, wenn man bedenkt, in welch bedrohlichem Zustand Herr Kar-

cher – den Namen erfahre ich erst jetzt aus der Tafel über seinem Bett – morgens zu uns gebracht worden war. Er spricht nur wenige Worte mit leiser, aber klarer Stimme. Eine Beruhigung – der linke Stimmbandnerv ist also bei dem hastigen Noteingriff nicht beschädigt worden, was leider vorkommen kann. Er bedankt sich für meine Hilfe und lächelt dabei sogar verschmitzt. Ein seltsamer, hagerer Kauz, den ich bei Gelegenheit näher kennenlernen will. Heute ist es aber noch viel zu früh, ihn in ein Gespräch zu verwickeln – oder ihm gar Vorwürfe wegen seines unvernünftigen Verhaltens zu machen, er braucht Ruhe.

Wir hatten Glück. In den nächsten Tagen zeigte sich weder ein Hirnschaden durch Sauerstoffmangel noch eine Infektion der Halswunde. Nach zehn Tagen lief Herr Karcher munter auf der Station herum, machte sich nützlich und redete viel. Wir konnten ihn entlassen, und deshalb ließ ich ihn zu mir kommen. Er erschien in meinem Arbeitszimmer, ich bot ihm einen Stuhl an.

»Herr Karcher – es ist soweit, Sie können entlassen werden. Was sind Sie eigentlich von Beruf?«

»Fabrikant – ich leite ein kleines Werk für Autozubehör. Das habe ich von meinem Vater geerbt, wissen Sie – aber eigentlich bin ich Erfinder.«

»So – Erfinder – das ist sehr interessant! Was erfinden Sie denn?« – »Oh, vielerlei – gegenwärtig arbeite ich an einem verbesserten Blendschutz für Nachtfahrten, an einer Unfallsicherung durch Echolot mit automatischer Bremskoppelung – und an einem neuen Tachometer ohne Abhängigkeit vom Radumfang, der sich doch ständig ändert. Ich will einen Geschwindigkeitsmesser konstruieren, der nach dem Prinzip des Differentialmanometers durch Luftdruck arbeitet.« – »So, also durch den Luftstrom bei der Fahrt, wenn ich Sie recht verstehe – sehr interessant.« »Ganz richtig.« – »Und wie beherrschen Sie die Fehlerquellen? Zum Beispiel bei Gegen- oder Seitenwind?« – »Daran arbeite ich gerade, Herr Professor – das ist gar nicht so einfach. Ich stand unmittelbar vor der Lösung, als mir die Geschichte mit dem Kropf passierte und ich keine Luft mehr bekam.«

»Ach so – das ist also der Grund, weshalb Sie so unverzeihlich spät zu uns in die Klinik kamen und uns beinahe auf dem Tisch geblieben wären. Stimmt's?«

Er gehört zu den Besessenen, die über einer Idee alles vergessen, wie sehr kann ich ihm das nachfühlen. – Er sagt kein Wort, er schämt sich.
»Herr Karcher – ohne zu atmen, können Sie nicht erfinden, klarer Fall. Nie wieder dürfen Sie es soweit kommen lassen. Sie wissen, die rechte Hälfte Ihrer Schilddrüse ist noch vorhanden, von mir absichtlich stehengelassen worden – aber sie ist auch nicht ganz normal. Es könnte sich von ihr aus wieder ein Kropf bilden. Das sage ich Ihnen zur Warnung. Sie kommen am besten von Zeit zu Zeit zu mir und lassen den Hals kontrollieren. Keinesfalls dürfen Sie uns noch mal in einem so schweren Erstickungsanfall gebracht werden und uns die Arbeit so erschweren. Diesmal ging es ja noch gut, aber wer weiß, wie die Geschichte ein zweitesmal ausgehen würde. Vergessen Sie das nicht, Herr Karcher! – So, und nun kommen Sie gut heim – und viel Erfolg mit Ihren Erfindungen.«
Er bedankt sich nochmals sehr herzlich und verschwindet. Ich habe den Eindruck, daß meine Worte ihre Wirkung nicht verfehlt haben und versuche nun in aller Ruhe, meine eben unterbrochene Arbeit an einem großen Referat fortzusetzen.
Mit der Ruhe ist es bald vorbei. Ein Wärter kommt angerannt und meldet, ich solle gleich in den Operationssaal kommen. Einer unserer Assistenten hat bei einer Appendoktomie Schwierigkeiten, er findet den Wurmfortsatz nicht. Also gehe ich hinauf, wasche mich und greife selbst zu, um den Fall zu klären. Da kommt auch noch ein Anruf von der Hals-Nasen-Ohren-Klinik.
»Wer ist es denn?«
»Der Oberarzt Wilken will Sie dringend sprechen.«
Steril wie ich bin, mit Gummihandschuhen, laufe ich zum Telefon und lasse mir den Hörer ans Ohr halten. Ich melde mich. Drüben brüllt Wilken erregt in den Apparat: »Bitte kommen Sie doch gleich zu uns 'rüber – wir sind in einer höchst schwierigen Situation. Es ist eben eine 50jährige erstickende Frau bei uns eingeliefert worden. Ein riesiger Kropf drückt ihr auf die Luftröhre. Wir haben uns nicht anders zu helfen gewußt, als ein Bronchoskop in die Luftröhre zu schieben, um die Atmung freizubekommen. Jetzt liegt sie mit dem Rohr in der Luftröhre da. Sie kann nun zwar atmen und ist nicht mehr blau, aber schließ-

lich können wir sie doch nicht ewig liegen lassen. Ich soll Sie im Auftrag des Chefs bitten, schnell zu uns herüberzukommen, um die Strumektomie durchzuführen.«

»Das haben Sie ausgezeichnet gemacht. So was ist mir noch nicht vorgekommen. Aber in eurem Operationssaal die Kropfoperation durchzuführen, erscheint mir nicht ratsam. Sie wissen ja, wie sehr wir die Erreger aus Gaumenmandeln, Mittelohrentzündungen und dergleichen fürchten. Bei allem Respekt vor der Sterilität eures Operationssaales drüben, ist mir diese Geschichte doch zu riskant. Ein Gegenvorschlag, Doktor: Lassen Sie sofort einen Krankenwagen kommen, bringen Sie die Frau mit ihrem Bronchoskop zu uns in den Operationssaal. Am besten ist es, Sie fahren selbst mit. Ich werde hier inzwischen alles vorbereiten, so daß wir keine Zeit verlieren. Bringen Sie sie gut herüber und dann assistieren Sie mir! Übrigens, seltsam – erst kürzlich habe ich einen ähnlichen Fall operiert. Duplizität der Fälle! Also bis nachher!«

Genauso wurde es gemacht. Es vergehen keine zwanzig Minuten, da wird die Frau auf der Bahre liegend mit dem Bronchoskop in der Luftröhre vorsichtig in den Operationssaal getragen. Sie sieht fast wie ein verunglückter Schwertschlucker aus. Wir legen sie flach auf den Operationstisch, unterstützen die Schulterregion und den Nacken in geeigneter Stellung. Die Halsregion wird sorgfältig desinfiziert. Inzwischen haben wir uns rasch zur Operation fertiggemacht und warten, bis die Frau gut festgeschnallt ist, damit sie nicht vom Operationstisch fallen kann. In aller Ruhe beginne ich die Lokalanästhesie, denn wir stehen ja nicht unter Zeitdruck – wir haben viel Zeit.

»Bitte neue Gummihandschuhe.« Es kann losgehen. Durch das Bronchoskop wird die Frau mit Sauerstoff beatmet. Wilken steht mir gegenüber, es macht ihm sichtliche Freude, mir zu assistieren. Er war einige Zeit chirurgisch tätig.

»Doktor, noch eine Frage: Hat die Frau schon längere Zeit eine Stenoseatmung gehabt?«

»Das wissen wir nicht. Wir wissen über ihre Vorgeschichte überhaupt nichts. Sie ist uns als dringender Notfall gebracht worden. Auch die Angehörigen wissen noch nicht, was geschehen ist.«

»Machen wir zuerst einmal die Strumektomie, dann sehen wir

uns die Luftröhre genau an, bevor wir das Bronchoskop entfernen.«
In klassischer Art legen wir nun den riesigen Kropf, der viele flüssige Zysten enthält, unter Schonung der Stimmbandnerven frei und unterbinden die vier Arterien – zwei auf jeder Seite. Dann werden die beiden Hälften der unförmig vergrößerten Schilddrüse bis auf den hinteren Anteil reseziert und die Brücke zwischen den Mittellappen ganz entfernt.
»Was meinen Sie zu der Trachea, Wilken? Sie sieht eigentlich trotz der Kompression gar nicht so schlecht aus. Können wir riskieren, das Bronchoskop zu entfernen?«
»Ich glaube schon. Lassen Sie mich das machen«, sagt er. »Es kann Ihnen ja ein anderer assistieren.«
»Einverstanden.«
Wilken macht seinen Platz frei, ein anderer Assistent tritt an seine Stelle. Er taucht unter das Gesichtstuch, um an das Bronchoskop heranzukommen, und ruft mir zu:
»Achtung – ich entferne jetzt langsam das Rohr.«
Das Ende des Bronchoskops gleitet immer höher. Die geschädigte Luftröhre sinkt etwas zusammen, bleibt aber offen genug. »Es scheint zu klappen – riskieren Sie ruhig, das Bronchoskop ganz herauszuziehen.«
Als er damit fertig ist, zeigt er mir das Instrument. Ich selbst bemühe mich, mit einigen Nähten die Luftröhre an der vorderen Halsmuskulatur zu befestigen, so daß sie nicht zusammenfallen kann. Rasch beenden wir den Eingriff in der üblichen Weise.
»Doktor, der Gedanke, mit dem Bronchoskop die Luftwege freizumachen, ist glänzend. Das müssen wir uns merken, denn eine Tracheotomie in einer solchen Situation ist fast immer verheerend, und zwar nicht nur der Blutungen, sondern vor allem der Infektionen wegen, die gewöhnlich folgen. Ich glaube, wir haben beide aus diesem Vorfall eine Menge gelernt.« In der Tat wurde das Prinzip später generell anerkannt und in Form der Intubation Allgemeingut.
Die Frau erholt sich rasch, es treten keine Komplikationen auf. Auch sie frage ich vorwurfsvoll bei der Visite: »Warum sind Sie nur so spät zu uns gekommen? Das hätte Ihr Leben kosten können!«

»Was wollen Sie, Herr Professor? Mein Mann ist Fernfahrer – immer unterwegs. Ich bin mit meinen sechs Kindern allein. Da hat man keine Zeit, sich operieren zu lassen.« Der ganze Jammer und die Qual eines Daseins voller Mühe und Plage haben sich tief in ihre Gesichtszüge eingegraben.

Drei Jahre vergehen im ständigen Wechsel der Ereignisse. Viele Nächte verbringen wir in meinem Laboratorium mit interessanten, aber auch sehr anstrengenden Versuchen über die Lungendurchblutung in Narkose und im Schockzustand. Alle Veränderungen registrieren wir auf elektro-optischem Weg. Da schrillt eines Morgens wieder einmal die Alarmglocke. Was mag geschehen sein – eine Lungenembolie? Eine Herzverletzung?

Ich stürze in den großen Operationssaal. Ein nackter Mann wird auf einen der Operationstische gehoben. Er ist dunkelblau verfärbt und sieht erschreckend aus. Eine der Operationsschwestern beugt sich über ihn – fährt zurück und ruft mir zu: »Den kennen wir doch – den haben Sie doch schon mal operiert.«

Da erkenne auch ich den hageren Mann, trotz der gewaltigen Entstellung durch die Blausucht.

»Das ist ja unser Erfinder – so was! Da soll doch der Teufel dreinschlagen.«

Meine dringenden Ermahnungen hat er also nicht beachtet. Wiederum befindet er sich in höchster Erstickungsgefahr durch eine mächtige Kropfmasse, wie wir sehen. Ein Griff an den Hals: Das Ding sitzt eisern fest und reicht tief in den oberen Brustraum. Grimmiger Zorn steigt in mir hoch – wer wollte es mir verübeln? Aber zu Emotionen ist keine Zeit.

So schnell wie möglich wird alles genau wie damals zum Noteingriff hergerichtet. Die große Narkosemaschine wird herangerollt, denn wir müssen auf alles gefaßt sein. Es entsteht geradezu ein Tumult – kein Wunder, denn ein jeder sucht zu helfen, so gut er kann.

Es sieht böse aus – dabei wissen wir noch gar nicht, wie schlimm die Situation ist. Ganz abgesehen von der akuten Gefahr des Erstickens.

Um mich wenigstens etwas zu orientieren, beklopfe ich rasch die vordere Brustwand. Die Dämpfung durch den Tumor reicht bis zum Herzen hinab – das rechte Zwerchfell muß schon gelähmt sein, denn seine Kuppel steht viel zu hoch. Danach muß auch der rechte Stimmbandnerv ausgefallen sein – beides üble Zeichen. Die Atmung ist keuchend und von einem rauhen Ton begleitet.

Eine nette Bescherung. Manches spricht für einen bösartigen Kropf. »Dr. Mühlens soll die Narkose übernehmen – Infusionen und eine Blutübertragung vorbereiten. Und Sie, Schwester, legen mir lange Spatel und die Gigli-Drahtsäge zurecht, bitte.«

Doktor Mühlens kommt. »Pumpen Sie dem Mann, so gut es geht, Sauerstoff während der Inspiration in die Lungen. Er ist tief benommen. Ich will vorerst versuchen, mit einer Lokalanästhesie auszukommen. Schleichen Sie sich mit der Narkose ein. Machen Sie's gut, Mühlens, es hängt sehr viel von Ihnen ab.«

Ich weiß noch nicht, wie fest die Geschwulst sitzt und wie ich sie aus der oberen Brustöffnung entfernen kann. Zuerst müssen wir mal an den Halsteil des Kropfes herankommen. Falls es sich als notwendig erweist, will ich meine eigene Methode der Öffnung des oberen Mittelfellraumes an Stelle einer Spaltung des Brustbeines anwenden. Dadurch vergrößern sich die Möglichkeiten.

Alles ist bereit. Rücksichtslos wird die rechtsseitige große Struma mit ihrem mächtigen in die Brusthöhle reichenden Zapfen im unteren Halsbereich freigelegt. Sie fühlt sich sehr derb an. Die Gefäße sind hochgradig gestaut. Dann befreie ich von oben her die Luftröhre aus ihrer Umklammerung, denn dies ist im Augenblick das Wichtigste. Unter Wegnahme eines Teiles des noch erhaltenen Mittellappens gelingt dies ganz gut, da ja die linke Schilddrüsenhälfte schon entfernt worden ist. Das gibt Luft, die Atmung wird sichtlich besser.

Nun umfassen wir die mächtige Kropfmasse, die tief in den oberen Brustraum vorn hineinreicht. Sie sitzt eisern fest. Keinen Millimeter können wir sie bewegen. Rasch suchen wir die zuführenden beiden Arterien der rechten Schilddrüse, klemmen sie ab und unterbinden sie.

»Sehen Sie mal, wie tief die erste Rippe sich in die Geschwulstmasse eingebohrt hat! Der größere Teil des Kropfes muß innerhalb der Brusthöhe im oberen Mittelfellraum liegen.«

Was sollen wir nun machen? Auf die übliche Weise ist diese Riesengeschwulst nicht zu entfernen. Eine Spaltung des Brust-

beines gibt weder genügend Überblick noch eine ausreichende Erweiterung des ersten Rippenringes.
»Ich mache meine Mediastinotomie rechts. Kapiert?«
Hart hinter dem Brustbein arbeite ich mich in die Tiefe vor und löse dann mit zwei Drahtsägeschnitten den linken Anteil des oberen Brustbeines mitsamt dem Schlüsselbeingelenk heraus, durchtrenne die darunter liegende Muskulatur und lasse das ganze Schlüsselbein mit allen dazugehörigen Geweben nach oben schnellen. Sofort bemerken wir eine Entlastung, die Stauungsblutungen verringern sich wesentlich, aber jeder Versuch, die Geschwulst nach oben zu ziehen, scheitert. Sie sitzt zu fest. Niemand weiß, woran das liegt.
»Bitte Elevatoren und Spatel!« rufe ich der Schwester zu und versuche, die Instrumente als stumpfe Hebel an den Seiten der Geschwulst einzusetzen – sehr vorsichtig, denn wir dürfen das Lungenfell nicht verletzen. Mir ist die Geschichte nicht geheuer.
»Mühlens – halten Sie die Kreisatmung dicht, wir dürfen keinen Lungenkollaps riskieren.«
Immer wieder versuchen wir, die Lage der Spatel zu ändern, um die Taille der Geschwulst zu überwinden, die eingekeilte Masse in Bewegung zu bringen. Alle Bemühungen sind vergeblich. Die Lage spitzt sich zu – die Öffnung reicht immer noch nicht aus.
Jetzt bleibt mir gar nichts anderes übrig, als meine Mediastinotomie auch auf der linken Seite durchzuführen. Einseitig habe ich sie über dreißigmal angewendet, aber – doppelseitig noch niemals. Ein Wagnis also.
Es geht recht glatt. Wiederum gibt der erste Rippenring etwas nach – und schon schieben wir erneut die Spatel an dem kindskopfgroßen Gebilde entlang in die Tiefe und versuchen es zu lösen – ohne Erfolg.
»Starke Seidenfäden – und große runde Nadeln!«
Die Schwester reicht mir den Nadelhalter mit einem sehr dicken Seidenfaden. Damit lege ich breite Zügel mitten durch den Kropf im sichtbaren Halsteil. Es wird daran gezogen, während wir mit sechs Spateln nachhelfen. Auch das hilft uns nicht.
»Herrschaften – nun wird es aber kritisch. Muß ich denn wirklich die Geschwulst zerkleinern? Der Gedanke ist mir höchst

unangenehm. Haben wir Pech, ist es ein Krebs der Schilddrüse, dann richten wir mit der Zerstückelung größtes Unheil an. Ich kann mich nicht dazu entschließen – noch nicht. Ach was – versuchen wir es doch noch mal.«

Vorher lege ich noch weitere Seidenzügel an, schiebe den Kranz der Spatel noch tiefer. Mein Gegenüber übernimmt die eine Hälfte der Hebel, ich die andere. Schweiß steht uns auf der Stirn. Wir arbeiten beide zugleich mit Zug und Druck. Plötzlich – mit einem Ruck – löst sich die unförmige Masse. Wir können sie unter Wackel- und Drehbewegungen aus dem oberen Mittelfellraum ziehen. Geradezu entsetzt blicken wir in die Riesenhöhle direkt über dem Herzen, die nun zurückgeblieben ist. Ein Glück – es blutet kaum. In der Tiefe erkennt man die großen Gefäße, die von der Geschwulstmasse plattgedrückten Venen, die sich nun prall füllen.

Na endlich!

Einen Augenblick verschnaufen wir. Dann wird die große Höhle provisorisch mit Gaze ausgefüllt, denn wir müssen nun schleunigst den Kropf in toto entfernen, was nach der Extraktion des Tumors aus dem Brustraum keine Schwierigkeiten mehr macht. Mit Raffnähten suche ich danach die Höhle zu verkleinern. Sie wird mit einem Gummirohr drainiert.

Eine einzige Drahtschlinge genügt, um beide Schlüsselbeine mit ihren Gelenkanteilen in die normale anatomische Position zu bringen und am Brustbein zu fixieren. Die Halswunde verschließen wir sorgfältig.

»Herrschaften – ihr habt eure Sache großartig gemacht. Vielen Dank!« Das Tuch über dem Kopf des Patienten wird abgenommen, damit man das Gesicht sehen kann. Die Zyanose ist verschwunden, die Wangen und Lippen sind wieder rot.

Befriedigt, aber auch ziemlich mitgenommen, verlassen wir den Operationstisch nach diesem einmaligen Eingriff. Dennoch haben wir kein gutes Gefühl und sind deprimiert. Als einer der Kollegen nämlich das Präparat des riesigen Kropfes durchtrennt, sehen wir, daß die untere Hauptmasse aus entartetem Schilddrüsengewebe besteht. Es ist uns zwar gelungen, unserem Erfinder zum zweitenmal das Leben zu retten, aber die Aussichten bleiben düster. Natürlich sagen wir dem armen Mann nichts davon.

»Na, Herr Karcher«, frage ich ihn bei der Abschiedsvisite, »was machen denn Ihre Erfindungen? Funktioniert Ihr Tachometer? Haben Sie die Fehlerquellen beseitigen können?«

»Ach den – ja, beinahe ..., aber leider nicht ganz. Inzwischen habe ich einen Schleuderschutz für Autos entwickelt. Ein bewegliches Gewicht wird am Heck des Wagens montiert, um die Fliehkraft in den Kurven abzufangen, verstehen Sie? Das Ding wird zum Patent angemeldet.«

»Na – darauf bin ich aber gespannt.«

Ich mache ihm keine Vorwürfe darüber, daß er alle meine Warnungen unbeachtet ließ und wieder viel zu spät in die Klinik kam. – Wozu auch.

»Herr Karcher – bitte gehen Sie jetzt gleich auf die Röntgenstation zu Dr. Heinrich. Wir müssen diesmal den Hals und die Brust nachbestrahlen. Ich rufe ihn gleich an, damit Sie mit ihm die Termine ausmachen können. Wenn die Serie beendet ist, dann kommen Sie bitte wieder zu mir, damit ich den Befund kontrollieren kann und einen Eindruck von Ihrem Gesamtzustand bekomme. Das müssen Sie mir versprechen!«

»Jawohl, Herr Professor, das verspreche ich. Ich werde kommen.«

Er ging hinaus – aber er wirkt nicht glücklich und gelöst wie ein Genesender. Offenbar macht er sich Gedanken darüber, warum ich eine Nachbestrahlung angeordnet hatte. Wie hätte ich dies verhindern können?

Monate vergehen, da erscheint eines Morgens tatsächlich unser Erfinder zur Nachkontrolle. Es gehe ihm gut, meint er, doch scheint er mir abgemagert, auffallend ruhig und matt zu sein. Er erzählt kaum etwas von seinen Erfindungen, obwohl ich ihn danach frage – er bleibt verschlossen.

»In einem halben Jahr sehen wir uns wieder hier, nicht wahr? Vergessen Sie das nicht!«

Aber der Termin verstreicht – Karcher erscheint nicht. Mein Assistent Forster, ein sehr begabter und feinfühliger Mann, ist gerade anwesend, als wir wieder einmal auf unseren Erfinder zu sprechen kommen.

»Gehen Sie doch bitte mal hin und schauen Sie nach ihm, sein Fernbleiben beunruhigt mich. Lassen Sie sich die Adresse von der Oberschwester geben.«

Dr. Forster ging hin und fand einen verhärmten Mann, der hektisch auflebte, als er Besuch bekam.
»Nun, Doktor, was macht unser Patient?«
»Es geht ihm nicht gut – er ist verfallen, müde und – leicht gelblich verfärbt.«
»Also Lebermetastasen?«
»Ja, das habe ich auch vermutet. – Übrigens bat mich Herr Karcher, Ihnen diesen Umschlag zu überbringen. Er bittet um Entschuldigung, daß er noch nicht zur Nachkontrolle erschienen ist, er fühle sich zu schwach. Er läßt Sie grüßen.« Durch die große braune Hülle fühle ich zusammengelegte Blätter. Ich öffne den Umschlag – es sind die Konstruktionszeichnungen seines Schleuderschutzes. Ein verschlossener Brief liegt dabei. Auch ihn mache ich auf und lese:

Sehr verehrter Herr Professor!

Zweimal habe ich Ihnen Kummer bereitet, und zweimal haben Sie mir das Leben gerettet. Nun kann mir niemand mehr helfen, es geht zu Ende, so etwas spürt man. Schmerzen habe ich nicht, aber von Tag zu Tag werde ich schwächer. Der Leib ist angeschwollen, fühlt sich schwer an, und das Atmen macht mir besonders nachts Schwierigkeiten.
Da Sie sich immer so sehr für meine Erfindungen interessiert haben, möchte ich Ihnen als Zeichen meiner Dankbarkeit meinen Schleuderschutz vermachen und hoffe, daß Sie meine Konstruktion auswerten können.

In Verehrung und Dankbarkeit
Ihr sehr ergebener
Helmut Karcher

Stumm reiche ich diese Zeilen Dr. Forster. Auch er liest den Brief mit Beklemmung. Wir schweigen.
Einige Tage darauf bekamen wir die Todesnachricht.
Mit dem Schleuderschutz konnte übrigens niemand etwas anfangen, da die Phantasie des Erfinders nicht recht mit den physikalischen Gesetzen übereinstimmte. Aber was soll's ... Ihn haben seine Erfindungen über den Jammer dieser Erde erhoben und glücklich gemacht.

Schlimmer als Fehler, die wir begehen, sind Irrungen der Natur.

ANNI

Die Mediziner kann man – das gilt übrigens auch für andere Berufe – in zwei Kategorien einteilen: Spender und Empfänger. Zu den ersten zählt die kleine Gruppe der Forscher, der Wißbegierigen, die sich niemals mit dem bisher Erreichten zufriedengeben. Die Masse gehört zu den letzteren. Dem Forschertyp geht es meistens schlechter als den Normalverbrauchern und Nutznießern, er kann häufig genug nicht merkantil denken oder handeln. Sein Lebensinhalt ist dafür um so reicher.

Für einen Arzt mit wissenschaftlicher Neigung, der stets wachen Neugier auf das Unbekannte, auf die Geheimnisse, die sich hinter den Krankheiten verbergen, sind jene Stunden am schönsten, die er in der Stille seines Laboratoriums verbringen darf, fernab von allem Lärm, der ihm tagsüber die Kraft zur Konzentration raubt. Das Fragen ins Ungewisse, das Suchen nach neuen Lösungen, die Bewältigung schwieriger Probleme, die Bastelei an komplizierten Apparaten verschaffen ihm ein eigenartiges Glücksgefühl. Es steht in krassem Gegensatz zu den Bitternissen, dem Leid und den Enttäuschungen am Krankenbett oder Operationstisch. Aus den Schatten und Nischen des vertrauten Raumes treten die guten und die bösen Geister, sie schauen uns über die Schulter, entzünden so manche Hoffnung oder vernichten sie. Die Spannung beim Experimentieren, das Warten auf Entscheidungen, schlägt uns immer wieder in seinen Bann.

Wir hausten damals in einem klosterähnlichen alten Klinikgebäude aus massivem Stein, mit breiten Gängen, die mit ihren düsteren graugrünen Farben geradezu deprimierend auf jeden wirkten. In den gleichen eintönigen Farben waren auch unsere großen Krankenzimmer gehalten. Ich selbst arbeitete auf der Männerstation, wo es oft dramatisch zuging. Die am schwersten betroffenen Unfallopfer und akut Erkrankten konzentrierten sich hier. Nur in den späten Abendstunden oder während der Nacht blieb mir manchmal Zeit, in das Nebenhaus hinüberzuschleichen, um dort in einem kleinen Raum meine Arbeiten über die Narkose weiterzuführen. Und diese wenigen stillen Stunden wurden oft noch unterbrochen, wenn ein neuer Fall eingeliefert wurde oder wenn ich zu einer dringenden Operation gerufen wurde.

In einer solchen späten Abendstunde – es war an einem Herbsttag – konnte ich wieder einmal das Laboratorium, welches mir der Chef freundlicherweise zur Verfügung gestellt hatte, aufsuchen. Schon damals war ich davon überzeugt, daß über die Neugestaltung der Anästhesie eine entscheidende Wende in der Chirurgie kommen könne und müsse. Die spätere Entwicklung hat diese Vermutung und Hoffnung bestätigt.

Meine Schritte hallten durch den langen, breiten Korridor. Die Gedanken eilten ihnen weit voraus und beschäftigten sich schon intensiv mit einer technischen Frage, die es zu lösen galt. Auf meinem ziemlich weiten Weg passierte ich den Vorraum unseres großen Operationssaales und warf im Vorübergehen mit Wohlgefallen einen Blick auf unsere neue große Gas-Narkosemaschine, die wir selbst entworfen und gebaut hatten. Schließlich stand ich vor der Tür meines Laboratoriums, schloß auf, wechselte den weißen Mantel gegen den Arbeitskittel aus und setzte mich vor unseren Siemens-Elektrokardiographen mit einigen Zusatzgeräten, die ich schon montiert hatte. Es galt diesmal, die optische Schreibung eines gläsernen neuen Pneumotachometers auszuprobieren, eines besonders konstruierten kleinen Gerätes, das aus einem Bündel von Kapillarröhren besteht, durch welche die Ein- und Ausatmungsluft strömt. Die Druckunterschiede werden dabei auf die pneumatischen Kammern eines Differentialmanometers mit elastischer Membran übertragen und ihre Schwingungen auf elektro-optischem Wege auf einem Papierfilm registriert. Damit konnten wir die Atembewegungen exakt aufzeichnen und jede Änderung des Atemvolumens und des Atemtypus meßbar darstellen. Das war notwendig, denn ich wollte den Einfluß verschiedener Narkosearten auf die Atmung und den Gasstoffwechsel studieren. Nebenbei konnten wir mit dem gleichen Elektrokardiographen die Herzströme, also das Elektrokardiogramm, und gleichzeitig den arteriellen Blutdruck registrieren. Eine prima Sache.

Besuch bekam ich nur sehr selten in meinem kleinen Laboratorium. Meist waren es Freunde, die sich für meine Versuche interessierten, manchmal auch ein Techniker oder Kollege. Der Chef kam nie.

Schon fast eine Stunde bemühte ich mich nun schon in dem verdunkelten Raum darum, die Schärfe der optischen Schreibung der Atem- und Blutdruckkurven zu verbessern.

Ich war ganz in diese Arbeit versunken und bemerkte kaum, daß sich plötzlich hinter mir die Tür öffnete, ohne daß angeklopft worden wäre. Völlig überraschend trat der Ordinarius für innere Medizin, Professor Euler, ein.

Ich mache Licht. Natürlich trägt er wieder seinen zerknitterten, abgeschabten grauen Sakkoanzug, und sein Zwicker sitzt zu weit vorne auf der Nase. Solange ich ihn kenne, läuft er in diesem abgetragenen Anzug herum. Warum er das tut, ist mir niemals ganz klargeworden. Möglicherweise gefällt er sich darin – oder er will damit seine Verachtung für alle Äußerlichkeiten zum Ausdruck bringen. Einen triftigen Grund gäbe es allerdings: Professor Euler ist nämlich geizig – wenigstens partiell geizig. Für Hemden, Anzüge, Hüte – solch nichtige weltliche Dinge – Geld zu verschwenden, lehnt er ab. Das geht wirklich zu weit, findet er. Geld für Bücher oder teure Apparate, manchmal sogar für einen begabten Mitarbeiter auszugeben, dazu ist er eher mal bereit. Aber oft empfindet er auch das als unangenehm und bereut seine Anwandlung von Großmut.

Vor wenigen Wochen ereignete sich folgende Geschichte:

Einer seiner Assistenten, ein rothaariger intelligenter Bursche, hatte nämlich in seinem Laboratorium während einer Untersuchung über den Kreislaufzustand im Schock eine bildschöne Sache herausgeknobelt. Euler sieht sich die Ergebnisse seines Mitarbeiters an, gerät in helle Begeisterung und sagt in einem jähen Anfall von Großzügigkeit zu dem jungen Mann:

»Sie bekommen von mir zweihundert Mark.«

Der horcht auf, bedankt sich sehr herzlich und hält seinen Chef für einen grundanständigen Kerl, obwohl ihm dessen Nörgeleien schon oft genug auf die Nerven gefallen sind. Beglückt arbeitet er weiter und schmiedet schon Pläne, was er mit dem Mammon alles anstellen kann.

Tags darauf kommt Euler wieder in das Laboratorium und betrachtet neugierig und hochinteressiert die neuesten Versuchsprotokolle und Kurven. Man bespricht die Resultate und über-

legt, was weiter zu unternehmen sei. Schließlich geht Euler wieder, und kurz bevor er die Türe erreicht, dreht er sich noch einmal um und ruft seinem Assistenten zu:
»Ach so – richtig –, damit ich es nicht vergesse, Sie können sich nachher Ihre hundert Mark abholen.«
Als er dann wirklich hingeht, um wenigstens diesen halbierten Betrag zu holen, empfängt ihn die Chefsekretärin mit den Worten:
»Ach, Herr Doktor, der Chef hat mir fünfzig Mark für Sie gegeben. Wirklich nett von ihm, nicht?«
Und reicht ihm hocherfreut das Geld. Sie hatte natürlich keine Ahnung, was vorausgegangen war.
Professor Euler ist wie immer die Formlosigkeit selbst. Er hält nichts von bürgerlichem Gehabe. Erst blinzelt er mich wortlos an, dann hockt er sich neben mich auf einen Schemel, um mir längere Zeit über die Schulter zuzusehen. Es macht ihm offensichtliche Freude, das Spiel der Lichtpunkte meiner optischen Registrierung mitzubeobachten.
Professor Euler wußte, daß ich über die Grundlagen der Allgemein-Narkose arbeitete, um auf diesem Gebiet die Möglichkeiten der Chirurgie weiter auszubauen, und so überfällt er mich plötzlich mit den Worten:
»Sie – i hab' a naie Narkosen erfunden!«
Er spricht, wie stets, in unverfälschtem Wiener Dialekt. Wir verstehen ihn gut, und niemand nimmt es ihm übel.
Natürlich frage ich ihn sofort interessiert:
»Und – Herr Professor – was ist denn das für eine neue Narkose?«
Er nimmt den Zwicker ab, durchbohrt mich förmlich mit den Augen und sagt:
»Jo – dös is ganz einfach. Da gibst eahm hundert Perzent Lachgas und an intravenösen Sauerstoff!«
Er meint damit offensichtlich, daß man einen Patienten reines Lachgas anstelle des üblichen Gemisches von Lachgas und Sauerstoff einatmen läßt, den zur Lebenserhaltung notwendigen Sauerstoff dann aber intravenös verabfolgt. Euler hat nämlich mit einem Assistenten gerade Versuche über die intravenöse Gabe von Sauerstoff oder Kohlensäure am Tier durchgeführt und dabei bemerkt, daß man tatsächlich reinen Sauerstoff als Gas in

geringen Mengen intravenös geben kann, ohne daß nennenswerte Gefahren entstehen.
»Wissen's, es gluckert zwar im Herz, wann die Gasblasen passieren, aber dös schadet gar nix.«
»Soo« – ich überlege einen Augenblick –, »ein origineller Gedanke – zweifellos. Dann könnte man ja die narkotische Wirkung des Lachgases besser ausnützen als bisher.«
Er nickt zustimmend.
Mir scheint die Sache aber doch nicht so einfach und, einer Gasembolie wegen, ziemlich riskant. Deshalb füge ich nach einer Weile hinzu:
»Aber das möchte ich dann zuerst mal bei Ihnen selbst versuchen.«
Verdutzt schaut er mich an, grinst, steht langsam auf, dreht sich lächelnd noch einmal um und verläßt wortlos das Laboratorium.
Das Licht erlischt, und wieder sitze ich im Dunkeln und hantiere an dem Pneumotachometer herum. Er funktioniert jetzt recht gut, ist auch empfindlich genug. Ich könnte jetzt einen Tierversuch wagen.
Da werden alle meine Bemühungen jäh unterbrochen. Eine unserer jüngeren Schwestern kommt angelaufen – ich soll an den Telefonapparat kommen.
»Oberarzt Thomas von der Frauenklinik will Sie sprechen.«
Ich unterbreche die Arbeit, lege meinen Schraubenzieher weg, folge der Schwester ans Telefon und nehme den Hörer. Gleich erkenne ich die Stimme des Kollegen Thomas von der Frauenklinik.
»Können Sie nicht mal zu uns herüberkommen?« fragt er. »Bei uns wurde eben ein sehr merkwürdiger Fall eingeliefert, den wir Ihnen gern mal zeigen möchten. Es ist ein zwanzigjähriges Mädchen, eine Köchin. Sie wurde bei uns aufgenommen und liegt auf Station A. Das Mädchen sieht im Parterre so komisch aus – wir möchten gern Ihr Urteil einholen. Vermutlich handelt es sich um etwas Chirurgisches.«
Ich kannte den netten blonden Kollegen Thomas gut und antwortete gleich: »Doktor – ist es sehr eilig oder hat es etwas Zeit?«
»Nein«, meint er drüben an der Strippe, »es eilt nicht.«

»Gut – dann bin ich in einer Stunde bei Ihnen, wenn es Ihnen recht ist.«

»Einverstanden.«

Wir legen auf. So kann ich wenigstens die Verbesserung meiner Geräte noch abschließen. Zu einem Tierversuch reicht es allerdings nicht mehr. Die Probekurven fallen nun gestochen scharf aus und bleiben auch bei höherer Geschwindigkeit des Films noch gut als feine dunkle Linien sichtbar.

»Das wär's«, denke ich und mache mich auf den Weg in die unweit gelegene Frauenklinik.

Drüben erwartet mich bereits Oberarzt Thomas und führt mich in ein Untersuchungszimmer. Dort hat man inzwischen das Mädchen hingebracht, ein mittelgroßes, wirklich frauliches und anmutiges Geschöpf, das sich auch entsprechend nett benimmt. Anni heißt sie und ist Köchin in der Gastwirtschaft eines Schwarzwaldortes nahe der Schweizer Grenze.

»Grüß Gott«, spreche ich sie an und frage gleich, warum sie denn die Frauenklinik aufgesucht habe. »Haben Sie denn irgendwo Schmerzen? Ist was passiert?«

»Nein – sell net –«, erklärt sie in reiner alemannischer Mundart. – »Aber, Herr Doktor, ich muß mich doch immer rasieren, sell isch doch gwiss net in Ordnung. Die andere mache sich über mich luschtig. Und deretwege bin i ebe mol in die Frauenklinik gange. Kann ma denn dagege nix mache?« fragt sie schüchtern und ziemlich unglücklich.

»Ha no«, antworte ich gut badisch, »zuerscht müsse mer doch mal wisse, was vorliegt, müsse Sie mal untersuche, bevor mer ebbes unternehme könne.«

Deshalb muß sich Anni nun halb ausziehen, auf den Frauenuntersuchungsstuhl klettern, der so schrecklich unästhetisch ist und den ich deswegen hasse. Wie die übrigen Assistenten und der Oberarzt bin ich nun wirklich auf den Befund gespannt und rechne mit einer schwierigen Diagnose. Aber ein Blick genügt, um sofort zu erkennen, was hier vorliegt.

Zunächst sage ich gar nichts, lasse die Anni wieder von dem Untersuchungsstuhl herunterklettern, ihre Röcke glattstreifen und bitte sie dann:

»Gehe Sie jetzt wieder auf Ihre Station, mir spreche dann mal über das Rasieren.«

Anni verschwindet. Alle warten gespannt auf mein Urteil. Ich grinse und lasse die Herren Kollegen schmoren. Sie werden schon ärgerlich. Schließlich rücke ich damit heraus:
»Ja, ein klarer Fall: Eine schwere Hypospadie – eine Mißbildung. Die Harnröhre ist bis zum Damm weit offen. Anni ist gar keine Frau, sie ist ein Mann. Deshalb muß sie sich rasieren.«
Dann füge ich ernster hinzu:
»Das Leben eines solchen mißgebildeten Geschöpfes ist eine Tragödie. Da gibt es nichts zu lachen. – Anni tut mir leid.«
Die Herren Kollegen sehen mich verblüfft an und wollen nähere Einzelheiten der Mißbildung erklärt haben. Wir sprechen eine Weile darüber. Dann frage ich Dr. Thomas:
»Aber sagen Sie doch mal, wie ist denn dieser Irrtum möglich geworden?«
»Offenbar hat die Hebamme bei der Geburt des Kindes nicht genau hingesehen, und so ist das Unglück geschehen. Die Eltern haben den Säugling als Mädchen in das Taufregister eintragen lassen.«
Schwere Formen dieser Mißbildung des männlichen Genitale können tatsächlich zu Verwechslungen führen. Das läßt sich entwicklungsgeschichtlich ganz gut erklären. Die Anni hat nach dieser Fehldiagnose der Hebamme als Mädchen die Volksschule besucht und wurde schließlich Köchin. Sie nahm ein völlig frauliches Benehmen an. Anni hat schönes blondes Haar, das sie, wie viele Schwarzwaldmädchen, in langen Zöpfen um den Kopf trägt. Sie hat schöne blaue Augen und ein durchaus weiblich anmutendes Gesicht. Ihre Bekannten im Dorf mochten sie gern. Begreiflicherweise ging sie wie andere Mädchen aufs Töpfchen. Nur die Bluse wollte sich nach dem 14. Lebensjahr nicht füllen. Außerdem wuchsen ihr borstige Haare auf der Brust, und es entstand mit der Zeit am Kinn ein Bart. Deshalb mußte sie sich täglich rasieren, was ihr ganz und gar nicht paßte.
Zu meinem Kollegen Thomas sage ich beim Abschied:
»Bitte verlegen Sie die Patientin in die chirurgische Klinik, was anderes bleibt nicht übrig. Wir wollen versuchen, die Fehlentwicklung zu korrigieren, keine einfache Sache. Voraussichtlich werden mehrere plastische Operationen notwendig sein.«

Die Geschichte war wirklich nicht einfach. Viele Kapitel sind in großen Büchern der Chirurgie über solche genitalen Mißbildungen geschrieben worden, unzählige operative Verfahren mit und ohne Plastiken im Laufe der Jahre ersonnen und erprobt worden. Die größten Meister der Chirurgie haben sich schon den Kopf über das notwendige technische Vorgehen zerbrochen, und dennoch bleiben die Resultate oft unbefriedigend. Die Erwartungen, welche die armen, von der Natur benachteiligten Geschöpfe an solche Eingriffe knüpfen, werden leider nur zu häufig bitter enttäuscht.

Verabredungsgemäß verlegte man Anni in die chirurgische Klinik. Als sie eintraf, entstand eine höchst peinliche Frage: Wohin sollten wir denn nun die Anni bringen? Auf die Frauenstation – oder auf die Männerstation? Da Anni sich als Frau fühlte, konnten wir sie doch nicht gut zwischen rauhe Männer legen. Eher paßte sie, zumindest vorerst, auf die Frauenstation, obwohl sie ein Mann war, schließlich war die Anni ja an einen Weiberbetrieb gewöhnt. Unheil konnte sie dort sowieso nicht anrichten.

Also brachten wir die Anni auf der Frauenstation unter. Aus menschlichen Rücksichten sorgte ich jedoch für eine Isolierung.

Damals betreute ein sehr feinsinniger, korrekter Assistent mit hohen Ambitionen diese Frauenabteilung. Er besaß zwar keine besondere chirurgisch-technische Begabung, aber statt dessen eine um so größere chirurgische Begeisterung. Dieser Doktor Forlani entstammte einer alten, überzüchteten Patrizierfamilie. Er schien mir nicht sehr resistent und den Belastungen der Chirurgie kaum gewachsen, sonst aber war er ein Mann von sonnigem Gemüt und steter Heiterkeit.

Er stellte Anni pflichtgemäß dem Chef vor. Der besah sich den Fall peinlich genau und erklärte mit besorgter Miene nach langer Überlegung, er wolle die Patientin selbst operieren. Der technischen Schwierigkeiten, die bevorstanden, war er sich sehr genau bewußt und erklärte uns, man könne ohne eine ausgedehnte Plastik zum Verschließen der weit offenen Harnröhre nicht auskommen. Ein genauer Plan des Vorgehens in Etappen wurde festgelegt.

Anni wurde nun auf den Eingriff vorbereitet, denn sie hatte,

ohne eigentlich zu wissen, um was es ging, in die operative Korrektur eingewilligt, natürlich in der Hoffnung, sich danach wenigstens nicht mehr rasieren zu müssen. Alles andere spielte in ihren Überlegungen keine Rolle.
Die erste Operation überstand sie an sich gut, aber, wie das bei Eingriffen solcher Art zu sein pflegte, gab es hinterher Schwierigkeiten mit der Heilung der Wunden. Mit vieler Mühe und sehr exakt hatte der Chef die Nähte angelegt, aber sie blieben nicht trocken, sondern wurden ständig benäßt. Die Nähte entzündeten sich, schnitten ein und gingen wieder auf. Eine primäre Heilung blieb aus. Man quälte sich mühsam herum, um in einer zweiten, dritten und vierten Sitzung den Schaden endgültig zu beheben. Unendliche Geduld von seiten der tapferen Anni, aber auch von seiten der Chirurgen gehörte dazu, um solche Strapazen durchzustehen.
Schon wochenlang lag nun die Anni in ihrem Isolierzimmer und hatte viele Schmerzen ausgestanden. Es waren nicht die Eingriffe selbst, welche ihr Qualen verursachten. Die brennenden Schmerzen traten stets erst nach dem Erwachen aus der Narkose auf und hielten dann tagelang an. Allzu begreiflich, daß Anni schließlich allen Mut und die Hoffnung verlor. Sie wußte nicht mehr, was aus ihr werden sollte, und fing an, sich gegen die folgenden plastischen Eingriffe zu wehren. Der Chef konnte darauf keine Rücksicht nehmen, schließlich war die Korrektur unfertig. Anni war anoperiert, man konnte sie doch in diesem Zustand nicht vor der Zeit entlassen. Dr. Forlani und andere verschwendeten ein hohes Maß an Überredungskunst an Anni; es half alles nichts, sie wollte sich nicht noch einmal operieren lassen. So entstand eine kritische Situation. Wir waren in eine Art Sackgasse geraten. Man entschloß sich abzuwarten, eine Pause einzulegen, damit sich Anni psychisch und körperlich erholen konnte. Auch wir hatten nun einige Zeit Ruhe.
So kam es, daß ich wieder einmal des Abends mein kleines Laboratorium aufsuchen und an meinen Apparaten herumbasteln konnte. Ich hatte mir diesmal noch viel mehr vorgenommen. Ich wollte das alte optische Kymographion – das erste Modell eines Siemens-Elektrokardiographen – dazu verwenden, um außer den Blutdruck- und Atemkurven noch zwei Pulsableitungen von den Gefäßen zu registrieren, eine von der Hals-, die

andere von der Beinschlagader. Das war gar nicht einfach. Zwei nagelneue Wheatstonsche Brücken hatte ich zur Einregulierung der Stromableitung von den uneröffneten pulsierenden Gefäßen, an welche unpolisierbare Elektroden angelegt waren, eingebaut. Ich wollte die Lungendurchströmungszeiten messen. Zuckerlösungen wurden in die Halsvene gespritzt und an den Widerstandsänderungen des Blutes ihre Ankunft nach Passage der Lungen registriert.

Zum erstenmal lag zur Erprobung der Methode ein Kaninchen im Dämmerschlaf vor mir. Durch kleine Schnitte nach örtlicher Betäubung hatte ich die Halsschlagader und die Beinschlagader aufgesucht, die Elektroden angelegt, dann das Gerät eingeschaltet. Es galt nun, die Lichtpunkte der beiden Pulsschreibungen einzufangen. Die genaue Einregulierung machte keine Schwierigkeiten, sie gelang mir sofort. Überglücklich sah ich, daß die Pulsschreibung glänzend funktionierte. Völlig gefesselt von meiner Arbeit, beobachtete ich dann die Gesamtveränderung der Pulskurven nach Injektionen einer Traubenzuckerlösung in die Halsvene, denn die wollte ich optisch registrieren. Da wurde meine Spannung jäh unterbrochen.

Unsere gute Schwester Pia, eine Vinzentinerin von der Frauenstation, stürmt in den verdunkelten Raum.

»Jesses – jesses – Herr Doktor!« ruft sie verzweifelt und rennt auf mich zu. »Es isch ebbes Furchtbares passiert. Sie isch mir vergloffe – was soll ich nur mache...? Herr Doktor, sie isch weg – einfach vergloffe!« Dabei starrt sie mich aus weit aufgerissenen Augen an.

»Aber Schwester Pia – wer ist denn vergloffe – ich weiß doch gar nicht, von wem Sie reden!«

»Ha – die Anni – wenn ich's Ihne doch sag – sie hat heute morge ganz einfach ihre Sache zusammegepackt und isch vergloffe.«

Dicke Tränen der Verzweiflung laufen der Schwester Pia über die Wangen.

»Kumme Sie mit, Herr Doktor, sehe Sie sich das leere Bett an. Was solle mer den jetzt mache? Jesses, jesses.«

»Beruhigen Sie sich doch, Schwester. Wir werden die Anni schon wiederfinden.«

Ich muß den Versuch stoppen, folge ihr also in das Isolierzimmer und finde ein verknautschtes, leeres Bett vor. Anni ist offenbar in einem Anfall von Verzweiflung auf und davon gegangen.

Großer Schrecken auf der Station und in der ganzen Klinik. Sie ist doch in anoperiertem Zustand und macht sich ständig naß, alle wissen das.

Der Chef ist wenig erfreut und meint:

»Warten wir mal ab. Die Anni wird schon vernünftig werden und wiederkommen.«

Vorsichtig erkundigen wir uns in ihrem Heimatdorf, ob sie denn am Ende bei den Eltern aufgetaucht sei, aber davon ist gar keine Rede – sie bleibt verschwunden. Wir rufen auch andere Krankenhäuser in der Umgebung an und suchen durch Patientinnen herauszubekommen, wo sie eventuell sein könne. Alles ist vergeblich.

Eine höchst unangenehme Geschichte. Jetzt bleibt nichts anderes übrig, als die Polizei zu benachrichtigen. Anni muß gesucht werden.

In der dritten Nacht fand sie sich dann endlich wieder bei uns ein – weinend, verhungert und völlig erschöpft kam sie in die Klinik zurück. Doch dann ging das alte Elend sofort wieder von neuem los.

Länger konnte ich diesen Jammer nicht mit ansehen. Ich hatte nämlich herausbekommen, daß der zartbesaitete Dr. Forlani Anni gegenüber immer noch verschwiegen hatte, in welcher Situation sie sich befand. Deshalb sprach ich mit ihm. Er mußte schließlich lernen, sich auf einen Patienten richtig einzustellen.

»Doktor – so geht das doch nicht weiter mit der Anni, sie muß doch endlich wissen, daß sie ein Mann ist, und verstehen, warum wir uns solche Mühe mit ihr geben. Gehen Sie hin und sprechen Sie mit ihr, das heißt mit ihm.«

Nun ja, das hat Dr. Forlani dann auch getan. Er schlich sich förmlich in das Zimmer der Anni, setzte sich – fröstelnd vor Aufregung – neben das Bett und tröstete das arme Wesen, so gut er eben konnte. Die Sache war ihm höchst peinlich, doch endlich raffte er sich zusammen:

»Anni, hören Sie jetzt mal genau zu. Wir müssen über Ihre Geschichte endlich ganz offen miteinander reden. Schon längst

wollte ich mit Ihnen sprechen. Wissen Sie, so einfach ist das mit Ihnen eben doch nicht...«
Der Doktor genierte sich ja so.
»Wir haben uns alles lange überlegt, das dürfen Sie uns glauben. Natürlich müssen Sie fertig operiert werden. In diesem Zustand können Sie doch nicht herumspringen. Die – die – die Wasserleitung muß doch dicht sein. Sie machen sich ja so ständig naß. Und was ich Ihnen noch sagen wollte ... Sie werden selbst bemerkt haben, daß mit Ihnen was nicht stimmt. – Ich meine – an der Stelle, wo wir operiert haben. Gott – nun ja –, so was kann vorkommen – und auch die Haare auf der Brust und im Gesicht, wissen Sie – Sie sind ja eigentlich gar keine Frau, sondern – sondern – ein Mann!«
»So, so, Herr Doktor. Wissen Se, sell hab i mir eh schon gedenkt«, war die verblüffende Antwort der Anni.
Daraufhin ist der Dr. Forlani seelisch total zusammengebrochen. Er kommt in mein Zimmer gerannt und berichtet mir fassungslos alles. Ich kann mich vor Lachen kaum noch halten und falle fast vom Stuhl, worauf er mich höchst pikiert ansieht und verschwindet.
Und wiederum taucht die Frage auf: Was sollen wir nun mit der Anni machen? Jetzt weiß sie ja, daß sie ein Mann ist. Wir können sie doch unter diesen Umständen nicht länger auf der Frauenstation lassen.
Schwester Pia muß her. Sie kommt. Wir erklären ihr, daß die Anni gleich auf die Männerstation verlegt werden müsse, sie wisse jetzt, daß sie männlich sei.
»Jögerle, jögerle, Herr Doktor – so ebbes ... Aber so könne mir die Anni doch net 'rüberschicke. Sie hat doch Zöpf!«
»Dann müssen wir ihr eben die Zöpfe abschneiden. Aber sie braucht sich nicht zu rasieren.«
Der Anni wurden ihre wunderschönen blonden Zöpfe abgeschert. Sie bekam einen Strubbelkopf, wurde auf die Männerstation verlegt, dort vorerst isoliert untergebracht – und so wurde aus der Köchin Anni über Nacht der Koch Emil.
Mit unsäglicher Mühe wurde dann das begonnene chirurgische Werk schließlich in einigermaßen befriedigender Form vollendet. Anni konnte bald entlassen werden. Ich rief den Bürgermeister des Schwarzwalddorfes, den ich zufällig kannte, an

und berichtete ihm ausführlich die ganze schreckliche Geschichte.

»Herr Bürgermeister, wir können die Anni, das heißt den Emil, unmöglich in das Dorf zurückschicken, das werden Sie verstehen. Schauen Sie doch zu, ob Sie den jetzigen Koch irgendwo anders unterbringen können.«

Und der Bürgermeister – ein prächtiger Mann – hatte Verständnis für die Situation. Als er sich beruhigt hatte, versprach er, für den Koch Emil zu sorgen.

Irgend etwas ist aber doch in dem Heimatdorf der ehemaligen Anni durchgesickert, denn wenige Tage später besuchte mich die Mutter, eine nette alte Bäuerin, die in Tracht in die Klinik kam, um Näheres über ihre Anni beziehungsweise ihren Emil zu erfahren. Ich erklärte ihr den Sachverhalt, aber ich machte ihr auch Vorwürfe:

»Ja – Herrgott noch emal, Mutter, die Hebamme kann sich ja mal irren, obwohl das nicht vorkommen sollte, aber Sie als Mutter hätten doch emal genauer hinschaue sollen!«

»Jo mei, Herr Doktor«, meinte die alte Frau in aller Gemütsruhe: »I hab nix gmerkt. Und wissen Se – bei uns daheim sind die Geschlechter net so verschiede!«

Die Menschen, die wir noch lebend verlieren, machen uns oft größere Schmerzen als jene, die uns sterben.

DIE VERTRETUNG

Im großen Operationssaal wird heute gleichzeitig an drei Tischen operiert. Es herrscht Stille im Raum – kaum ein Wort fällt. Ich selbst arbeite an dem mittleren Tisch. Ein großer Gallenstein ist bei einer jüngeren Frau zu entfernen. Alles läuft wie am Schnürchen. Offensichtlich einer jener seltenen Tage, an denen man zielbewußt und ohne jegliche Hast arbeiten kann. Von Zeit zu Zeit blicke ich zu den Operationsgruppen an den Nebentischen, denn als Oberarzt habe ich auch für diese Eingriffe die Verantwortung. Kein ungewöhnliches Geräusch, kein Stöhnen, kein Klagen ist zu hören. Auch die Narkosen verlaufen also einwandfrei.

Den großen Gallenstein kann ich nach Eröffnung der Bauchhöhle gut durch die Gallenblasenwand tasten und erkenne seinen genauen Sitz auch an einer Schwellung. Jetzt bin ich dabei, die längliche, gelblich schimmernde Blase aus ihrer bindegewebigen Hülle zu schälen und so weit in die Tiefe zu verfolgen, daß ich den Gallengang isolieren und unterbinden kann. Diese Feinarbeit dauert einige Minuten. Dann kann ich die ganze Gallenblase mitsamt ihrem Steininhalt entfernen.

So vertieft bin ich in meine Arbeit, daß ich zunächst gar nicht den Chef bemerkt habe, der leise an meinen Tisch getreten ist. Er sieht mir schon eine ganze Weile wortlos zu. Ich schaue ihn fragend an und er sagt:

»Wenn Sie fertig sind, kommen Sie bitte 'rüber auf die Privatstation. Wir wollen gemeinsam Visite machen. Ich möchte Sie meinen Patienten vorstellen, und wir wollen die einzelnen Fälle durchsprechen. Es geht allen recht ordentlich im Augenblick, ich habe keine besonderen Sorgen. Die Stationsschwester weiß über alles Bescheid.«

»Gerne, Herr Professor. Wann fahren Sie denn in Urlaub? Ab wann muß ich Sie vertreten?«

»Morgen früh. Also bis nachher. Haben Sie noch einen anderen Fall zu operieren?«

»Nein. In etwa zwanzig Minuten kann ich bei Ihnen drüben sein.«
Der Chef zieht befriedigt ab. Er hat einen guten Eindruck bekommen, es klappt ja wirklich in seiner Klinik. Der von unserem Altmeister Erich Lexer übernommene einfache, klare Operationsstil hat sich durchgesetzt und glänzend bewährt.
Unter den Assistenten gibt es vorzügliche Mitarbeiter, fleißige Leute, die auch wissenschaftlich intensiv tätig sind. In unseren Laboratorien herrscht eifriges Leben. In meinem Labor arbeiten wir an Narkoseproblemen, besonders die Druckverhältnisse im Brustraum und die Durchströmung der Lungen interessieren mich.
»Bitte öffnen Sie mir die Gallenblase. Ich muß wissen, ob außer dem großen eingeklemmten Gallenstein noch kleinere Gallensteine oder Gallengrieß in der Blase vorhanden sind.«
Sollte das der Fall sein, müßte ich die Gallenwege kontrollieren, denn solche kleinen Steine können in den Gallenausführungsgang und den Hauptgang gleiten, sich dort einklemmen und schmerzhafte Koliken oder noch Schlimmeres auslösen.
Hier ist das aber zum Glück nicht der Fall. Nur ein großer Stein liegt ganz allein in der geöffneten Gallenblase. Er hat sich im untersten Teil eingeklemmt und dort ein Druckgeschwür der Schleimhaut verursacht. Üble Schmerzen muß die arme Frau ausgestanden haben.
»Bitte einen langen dünnen Drain, Schwester.«
Sie reicht ihn mir, dazu eine fünfzehn Zentimeter lange stumpfe Nadel. Sie kennt meine besondere Technik der Versorgung des Gallengangstumpfes – ein kleiner, harmloser Trick, der sich aber sehr gut bewährt hat. Manche Chirurgen wagen es, bei solch glatten Fällen die Bauchwunde sofort zu verschließen. Das können wir an unserer Klinik nicht riskieren, denn immer wieder einmal kamen örtliche Entzündungen nach Eröffnung der Gallenwege vor. Über das lange Ende des in die Öse der Nadel eingefädelten Unterbindungsfadens aus Catgut lasse ich das Gummirohr bis zum Stumpf vorgleiten und vereinige darüber den Rest der Bindegewebshülle der entfernten Gallenblase. Das obere Ende des Drains ragt zur Ableitung von Sekret aus der Wunde.
Bis zum letzten Stich der Bauchnaht verläuft alles ganz glatt.

Noch ein Blick auf die anderen Operationsgruppen, dann streife ich die Gummihandschuhe ab, ziehe die Gummischuhe, den Operationsmantel und die Gummischürze aus, bekomme einen frischen weißen Mantel und wandere hinüber zur Privatstation.

Der Chef wartet schon auf mich. Wir machen Visite. Allen Patienten geht es recht gut, auch jenen, die der Chef erst vor zwei bis drei Tagen operiert hat. Vorerst liegt auf der Privatstation kein Patient, der noch operiert werden muß, aber der Chef meint, es seien noch zwei Fälle von praktischen Ärzten aus dem Schwarzwald angemeldet, ein Oberschenkelbruch und eine vereiterte Niere.

»Noch etwas zu besprechen?« fragt er.

»Nein, ich glaube nicht. Auch in der Klinik drüben ist im Augenblick alles in Ordnung, kein dramatischer Fall.«

»Und wie ist es mit den Assistenten?«

»Ach – mit denen komme ich gut aus. Nur einer macht mir etwas Sorgen: der Dr. Riebele ... Den werde ich genauer im Auge behalten müssen.«

»Gut. Einverstanden. Wenn es Schwierigkeiten gibt, benachrichtigen Sie mich, Sie werden das schon richtig machen.«

»Wohin gehen Sie denn, Herr Professor?«

»Na, wohin wohl? Natürlich auf die Jagd, dabei erhole ich mich am besten. Meine Adresse und alles Nähere erfahren Sie von meiner Sekretärin. Sie steht Ihnen übrigens für die Arztbriefe usw. zur Verfügung. Also, viel Glück!«

»Gute Erholung und Weidmannsheil, Herr Professor.«

Wir drücken uns die Hand – er geht.

Und dabei denke ich wie alle anderen seiner Mitarbeiter: Hoffentlich schießt der Chef was Anständiges, kommt nicht total vergrämt und ungenießbar aus dem Urlaub zurück und läßt uns sein Pech wochenlang spüren. Natürlich ist diese Vertretung eine Ehre, ein Zeichen des Vertrauens für mich, aber auch im Hinblick auf eine Verbesserung meiner Finanzen sehr angenehm. Denn in einem Anfall von unerhörter Kühnheit habe ich mir vor zwei Wochen trotz des kümmerlichen Assistentengehaltes einen kleinen DKW-Sportwagen zugelegt und hoffe nun, das Loch in meinen Finanzen wieder auffüllen zu können.

Schließlich ist es Sitte, daß der Vertreter das ganze oder wenig-

stens einen Teil der operativen Honorare für die Privatoperationen während der Vertretungszeit bekommt.
Herrliche Spätsommertage tun Patienten und Personal gut. Wir leben hier ja in einem wahren Paradies, inmitten von Gärten und Wäldern, in einer reinen Luft. Das wirkt sich auf die Klinik aus.
Eine Chefvertretung ist stets etwas Besonderes und macht viel Freude. Vor allem stärkt sie das Selbstvertrauen. Seltene Eingriffe, die sich sonst der Chef reserviert, fallen nun mir zu. Niemand redet mir drein, also kann ich auch behutsam versuchen, eigene Ideen zu verwirklichen. Sollte ein geeigneter Fall kommen, will ich mich an die Exstirpation eines Speiseröhrenkrebses nach meinen Vorstellungen wagen, obwohl oder gerade weil ich weiß, daß der Chef, wie viele andere Chirurgen, hieran gescheitert ist. Kaum einem ist bis dahin die Resektion einer krebsig entarteten Speiseröhre gelungen. Alle Patienten starben an schweren Eiterungsprozessen im Brustraum. Von Ehrgeiz beseelt, hoffe ich natürlich auf Erfolge bei Privatoperationen. Ich will zeigen, was ich kann.
Drei Tage vergehen. Keiner der Assistenten versucht, sich Freiheiten herauszunehmen, weil der Chef abwesend ist. Ich lasse allerdings die Zügel auch nicht schleifen. Dienst ist Dienst. In der Chirurgie muß es exakt zugehen. Schlampereien können Menschenleben kosten.
Am vierten Tag fällt mir der hagere, blonde Dr. Riebele unangenehm auf. Riebele ist der Sohn eines Finanzbeamten, der sich bis zum Verwaltungsdirektor eines großen Institutes hinaufgearbeitet hat.
Bei der großen Visite stoße ich auf einen jungen Mann, der einen üblen Drehbruch beider Unterschenkelknochen hat. Wie ich sehe, liegt das gebrochene Bein in Drahtextension nach Kirschner, das heißt, durch den Oberschenkelknochen ist dicht über dem Knie ein Stahldraht gebohrt, der durch einen Bügel in Spannung gehalten wird. Zehn Kilo hängen an der Zugschnur.
»Warum sind keine Grenzplatten auf den Draht aufgeschraubt? So kann der Draht doch seitlich verrutschen, Hautkeime mitreißen und Infektionen des Bohrkanales auslösen.«
»Der Draht hat ganz fest gesessen, Herr Professor.«

»Aber er lockert sich stets nach einigen Tagen. Also schrauben Sie nachher gleich zur Fixation des Drahtes Grenzplatten auf. – Bitte die Röntgenbilder.«

Ich betrachte sie mir und sehe, daß die Abweichung der Achse sehr erheblich ist.

»Nein – Kommando zurück. Es ist besser, wenn Sie diesen Drehbruch operativ richtigstellen. Dann erreichen Sie eine anatomisch exakte Reposition und zuverlässige Fixation. Die Zeit zur Heilung wird verkürzt, und wir können sehr frühzeitig mit den Bewegungen der Gelenke anfangen. Kapiert? – Also, bereiten Sie den Mann für morgen früh vor. Machen Sie einen Längsschnitt dicht neben der Schienbeinkante, lösen den Knochen aus seiner Knochenhauthülle, stellen die Fragmente korrekt ein und fixieren sie mit zwei doppelten Drahtschlingen. Das ist eine ganz einfache Geschichte.«

Jeder andere Assistent hätte sich darüber gefreut, diese Operation selbständig machen zu dürfen, aber Dr. Riebele schaut ziemlich verdrießlich drein. Das setzt mich in Erstaunen.

»Sehen Sie sich vorher noch mal genau die Röntgenbilder an. Am besten lassen Sie den Bügel zur Extension während der Operation noch liegen. Ein Zug daran erleichtert es Ihnen, die Verkürzung auszugleichen und die Achse genau auszurichten. Entfernen Sie den Extensionsdraht erst, nachdem die doppelte Drahtumschlingung vollendet ist.«

»Jawohl, Herr Professor.«

»Legen Sie nur eine leichte Gipsschiene an. Noch eine Frage? Nein?«

Ich wende mich an den Patienten:

»Sind Sie einverstanden, Herr Bauer?«

»Jawohl, Herr Professor. Ich bin froh, wenn der lästige Zug aufhört. Ich kann nachts nicht schlafen damit.«

Am anderen Morgen, zur gleichen Stunde, hatte ich selbst zu operieren: Zuerst einen Zwerchfellriß nach Autounfall. Durch die große Lücke ist Darm in die Brusthöhle gedrungen. Ich gehe transthorakal vor, schiebe den linken unteren Lungenflügel beiseite, betäube den Zwerchfellnerv, so daß sich diese Zwerchfellhälfte völlig entspannt. Danach ist die Rückverlagerung des Darmanteils in die Bauchhöhle und der Verschluß des großen Loches nicht schwer. Eine Plastik ist nicht nötig.

Dann kommen zwei Patienten dran, die inzwischen auf der Privatstation eingetroffen sind. Keine großen Eingriffe, ich kann sie rasch erledigen.
Anschließend gehe ich durch den großen Operationssaal, um die Männer zu kontrollieren, die Befunde anzusehen, dem einen oder anderen nötigenfalls beizustehen. Der Patient Riebeles ist anscheinend schon fertig und in den Vorraum geschoben worden. Dort beschäftigt man sich gerade damit, einen mächtigen Gipsverband anzulegen. Ich trete an die Bahre:
»Nanu, das ging aber schnell. Berichten Sie. Haben Sie die Fragmente gut einstellen und die doppelten Drahtschlingen anlegen können?«
»Jawohl. – Das heißt – nein ... Ich habe – ich konnte den Bruch ganz gut so einstellen. Ich habe keine Drahtumschlingungen gemacht.«
»Herr Doktor, was heißt das? Haben Sie nun operiert oder nicht?«
»Doch – natürlich – ich habe aufgemacht, operiert, die Fragmente freigelegt, die Verkürzung und die seitliche Abknickung ausgeglichen.«
»Und dann haben Sie sich feige davongeschlichen und ohne Drahtfixierung der Fragmente wieder zugemacht, nicht wahr? Herr Dr. Riebele, ich habe Ihnen genaue Anweisungen gegeben. Warum haben Sie sie nicht ausgeführt? Nun bilden Sie sich wohl ein, daß die Bruchenden sich nicht wieder verschieben. Ich sehe, daß auf Sie kein Verlaß ist, daß Sie ungeeignet sind, einen solchen Eingriff durchzuführen. Mann – warum müssen Sie ausgerechnet Chirurg werden?«
Ein mächtiger Zorn stieg in mir auf – weniger, weil meine Anweisungen nicht befolgt worden waren, vielmehr darüber, daß nun eine vollkommen unnötige und sinnlose Operation gemacht worden war. Ich rufe dem Narkotiseur zu:
»Schläft der Patient noch?«
»Jawohl, Herr Professor.«
Und zu den anderen:
»Entfernen Sie sofort die Gipslagen. Bringen Sie den Patienten wieder in den Operationssaal. Ich operiere den Fall selbst. Dr. Riebele, Sie assistieren mir, damit Ihnen zum Bewußtsein kommt, was für einen Mist Sie gemacht haben. Ihr Verhalten

ist mir unverständlich. Macht schnell, damit uns der junge Mann nicht zu lange in Narkose liegt.«
Rasch wasche ich mich wieder und mache mich für den Eingriff zurecht. Das Bein wird inzwischen nochmals korrekt vorbereitet. Die Hautnähte entferne ich selbst und öffne die ganze Wunde.
»Da, sehen Sie sich die Bescherung an. Die Fragmente haben sich wieder verschoben.«
Ohne ein weiteres Wort bringe ich sie in anatomisch exakte Stellung und lege erst oben, dann unten genau an den richtigen Stellen zwei doppelte Stahldrahtschlingen an. Danach sitzt der Bruch so fest, daß kein Gipsverband angelegt werden muß. Das Bein wird nur sorgfältig auf einer Braunschen Schiene fixiert. In wenigen Tagen muß der junge Mann mit Bewegungen der Fuß- und Sprunggelenke sowie des Kniegelenkes beginnen. Auftreten darf er natürlich erst, wenn der Bruch fest ist.
Wiederum reagiert dieser Dr. Riebele anders, als man erwarten konnte. Jeder Assistent hätte sich doch nach dieser Blamage geschämt. Diesen Jüngling aber belastete sein Versagen anscheinend überhaupt nicht. Ein recht seltsames Verhalten, das mir eigentlich mehr auffällt als sein Mangel an Courage. Irgend etwas stimmt mit dem Burschen nicht. Selbständig operieren lasse ich ihn nicht mehr, obwohl ich weiß, daß er aus irgendwelchen unerfindlichen Gründen der Protektion des Chefs sicher ist.
Zum Nachdenken bleibt keine Zeit. Die Privatstation verlangt dringend nach mir. Ein älterer Apotheker, ein netter grauhaariger gepflegter Mann, ist zur Operation eingeliefert worden. Sofort telefoniere ich mit seinem Hausarzt, um näheren Aufschluß zu bekommen. Er hat zwar einen Begleitbrief geschrieben, aber das genügt mir nicht, denn seine Diagnose lautet: Seit drei Tagen unklare abdominelle Beschwerden. Verdacht auf Ileus.
Als er sich am Telefon meldet, bedanke ich mich für die Überweisung, obwohl das eigentlich grotesk erscheint, denn der alte Apotheker befindet sich in miserablem Zustand.
»Herr Kollege, Ihr Patient, der alte Apotheker Baierling, ist eben bei uns eingetroffen. Er gefällt mir gar nicht. Sein Zustand scheint bedrohlich. Können Sie mir etwas Näheres über die Vorgeschichte sagen?«
»Leider nicht, Herr Professor. Auch ich bin überrascht worden.

Zeichen für den Durchbruch eines Magen- oder Darmgeschwüres, einer akuten Gallenblasenerkrankung habe ich nicht finden können. Es ist auch nicht zu einem plötzlichen Darmverschluß gekommen, womit ich sagen möchte, daß alle stürmischen Erscheinungen, Darmsteifungen, Koliken, gefehlt haben. Dennoch ist der Leib hochgradig aufgetrieben, man hört kaum noch Darmgeräusche. Es muß sich also doch um eine Darmlähmung handeln.«

»Sicher haben Sie recht. Das ist auch mein Eindruck, aber woher kommt dieser paralytische Darmverschluß? Das ist die Frage. Kennen Sie den Apotheker Baierling seit längerer Zeit? Haben Sie ihn beobachtet? Liegt irgendeine alte Erkrankung vor?«

»Nein. Ich kenne ihn schon lange Zeit und habe ihn öfters untersucht. Eine besondere Krankheit lag nie vor. Allerdings ist er vorzeitig gealtert. Der Blutdruck ist für sein Alter zu hoch. Ein Diabetes liegt nicht vor. Übrigens – auch Darmblutungen habe ich nicht beobachtet. Werden Sie operieren?«

»Das weiß ich noch nicht. Die Diagnose und Indikation sind noch zu unklar. Wenn ich mich dazu entschließe, werde ich Sie anrufen. Sehen Sie sich die Operation an, dann können wir noch über den Befund reden.«

»Einverstanden. Danke.«

Unklare Bauchfälle sind höchst unangenehm und gefährlich. Stets vergehen sorgenvolle, unruhige Stunden, bis man einigermaßen klar sieht. Deswegen machen wir uns sofort daran, den alten Herrn gründlich zu untersuchen.

Natürlich bewegt sich mein Verdacht in bestimmter Richtung, aber ich äußere mich noch nicht dazu. Wir untersuchen das Blut, den Urin, besonders aber das Herz und den Kreislauf. Es wird sofort ein Elektrokardiogramm gemacht und eine Blutdruckkurve angelegt. Wir kontrollieren die Pulsationen der Arterien am ganzen Körperbereich und machen natürlich Röntgenaufnahmen vom Brust-Bauch-Gebiet. Darauf sieht man einen Hochstand des Zwerchfelles und mächtige, gasgefüllte Darmschlingen. Aber an keiner Stelle sind Flüssigkeitsspiegel, die für einen Ileus so charakteristisch sind, zu erkennen. Sollte es sich nur um eine hartnäckige Verstopfung handeln?

Der alte Apotheker leidet sichtlich unter dem abnorm aufge-

blähten, gespannten Leib, ohne daß er kolikartige Schmerzen hätte. Er bekommt nicht genügend Luft. Schweiß perlt ihm auf der Stirn. Dennoch bemüht er sich, mir relativ genaue Angaben zu machen, als ich ihn ausfrage, ob er vielleicht schlechte Nahrung zu sich genommen habe oder irgendein Medikament. Das verneint er. Er habe nur ein zunehmendes Völlegefühl im Leib verspürt, die Auftreibung sei allmählich innerhalb von zwei Tagen entstanden. Seitdem habe er keinen Stuhl mehr gehabt, auch keine Blähungen. Es gehe nichts mehr durch, meint er.
Damit hat er natürlich recht.
Einer unserer chirurgischen Lehrmeister hat uns Studenten immer gepredigt: »Herrschaften, im Bauch ist es dunkel, seht nach, wenn Zweifel bestehen, dann könnt ihr nicht so leicht etwas versäumen.«
Diese Mahnung ist eine goldene Regel. Aber vorderhand kann ich mich noch nicht dazu entschließen, die Bauchhöhle zu öffnen, um nachzusehen. Weder die klinischen Zeichen noch der Röntgenbefund haben uns eindeutige Hinweise auf eine Darmverschlingung oder ein anderes mechanisches Hindernis – vielleicht durch einen Narbenstrang – gegeben. Eindeutig ist nur, daß der Darm gelähmt ist und mindestens in großen Abschnitten nicht mehr arbeitet, also den Inhalt nicht mehr transportiert. Natürlich legen wir ein Darmrohr ein, so daß die Gase entweichen können. Aber das bleibt nahezu wirkungslos. Die Lage wird immer bedrohlicher. Wir machen neue Röntgenaufnahmen des Leibes. Jetzt erkennt man doch einige Flüssigkeitsspiegel im Darm, damit ist der Ileus bestätigt.
Nun gibt es kein Zögern mehr. Ich setze den Eingriff auf zehn Uhr abends an und lade den Kollegen – den Hausarzt – ein. Er kommt pünktlich. Wir unterhalten uns nochmals kurz über den Fall und gehen dann gemeinsam in den Operationssaal. Er meint:
»Hoffentlich finden Sie die Ursache.«
»Ich möchte es anders formulieren: Hoffentlich kann ich sie nicht nur finden, sondern auch beseitigen. Eine Darmresektion in diesem Zustand ist sehr unangenehm und gefährlich. Nötigenfalls müssen wir uns damit begnügen, erkrankte Darmteile nach außen zu verlagern und später in einem zweiten Eingriff die Resektion und Vereinigung der Därme vorzunehmen. Das

würde uns Zeit ersparen und dürfte besser sein, als einen großen Eingriff zu wagen. Vielleicht müssen wir uns auch auf die Anlage eines künstlichen Darmausganges beschränken. Wir werden ja sehen ...«

Nochmals gehen wir beide zu dem alten Apotheker, um ihn zu beruhigen.

»Herr Apotheker, Ihr Darm arbeitet nicht mehr. Das haben Sie ja selbst gemerkt. Ich muß unbedingt aufmachen und nachsehen, woran das liegt. Einen großen Eingriff werde ich Ihnen nicht zumuten. Seien Sie dessen gewiß. Und nun schlafen Sie gut.«

Die Narkose wird äußerst vorsichtig eingeleitet. Bei alten, beleibten Menschen ist sie immer riskant und schwierig. Aber mein Mann macht das ausgezeichnet. Er hat viel gelernt. Meine Operationsgruppe steht bereit, wir beginnen uns zu waschen. Der Kollege erhält sterile Kleidung.

Dann stehen wir wieder einmal unter dem grellen Licht der Operationslampe, während hinter den großen Fenstern das Dunkel der Nacht liegt.

Alles ist bereit. Die Schwester reicht mir das Skalpell. Ich ziehe einen Schnitt in der Mittellinie des Bauches bis knapp über den Nabel. Das Bauchfell wird geöffnet, die großen Bauchhaken eingesetzt – die Assistenten ziehen an, bis ich die rechte Hand durch die Lücke schieben kann. Wie immer gehe ich systematisch vor. Der erste Griff gilt der Milz, dahinter liegt die Niere. Alles in Ordnung. Es folgt in der Reihe der Kontrollen der Magen vom oberen Pol unter dem Zwerchfell bis hinab zum Ausgang. Irgend etwas Krankhaftes ist nicht zu entdecken. Meine Hand gleitet über die Leber, sie fühlt sich etwas derb an, vielleicht ist sie auch etwas vergrößert. Eine krankhafte Veränderung kann ich sonst nicht feststellen. Wir setzen nun breite Spatel ein, die Gallenblase kommt in das Gesichtsfeld. Sie ist nicht groß und liegt sehr tief: kein Gallenstein, keine entzündlichen Veränderungen, auch die Gallenwege scheinen frei zu sein. Der Apotheker hatte ja auch niemals eine Gelbsucht. Noch ein Griff zur rechten Niere, alles in Ordnung.

Nun wird der Dünndarm geprüft, dann der Dickdarm. Trotz der hochgradigen Blähung verfolge ich den Darmkanal vom Anfang bis zum Ende, soweit das möglich ist. Kein Strang, kei-

ne Darmverschlingung, keine Einschnürung, kein Tumor ist zu finden. Auch die Harnblase ist in Ordnung.
Tief enttäuscht, wende ich mich an den Hausarzt, der gespannt all meinen Aktionen und Erklärungen folgt:
»Sehr unangenehm! Ich kann mit Ausnahme einer starken Blähung der Därme, die natürlich auf einen paralytischen Ileus deuten, nichts Krankhaftes finden. Das einzige, das vielleicht auffällt, ist – Sie werden es ja selbst bemerkt haben – eine leichte Verfärbung der Därme in großen Bereichen. Sie sind irgendwie mißfarben. Das kann mit der Blähung zusammenhängen, oder es deutet auf einen Ernährungsschaden hin ... Herr Kollege, der Apotheker hat doch sicherlich eine Altersarteriosklerose der Brust- und Bauchaorta. Dafür spricht auch der Hochdruck. Was halten Sie von der Möglichkeit, daß die Arteria coeliaca, die ja aus der Aorta entspringt, auch sklerotisch verändert oder gar verschlossen ist? Sehen wir doch mal nach den Arterien des großen Netzes und den arteriellen Gefäßen des Dick- und Dünndarms.«
Ich ziehe eine Dick- und Dünndarmschlinge aus der Bauchhöhle und betrachte sie in leicht durchfallendem Licht. Wiederum fällt uns die bläuliche Verfärbung auf. Die kleinen Darmarterien sind nur ganz schwach gefüllt und pulsieren nicht mehr. Erschreckt starren wir auf diesen Befund, denn nun ist es klar: Die Darmlähmung rührt von einer schweren Störung der Durchblutung her.
»Was nun, Kollege?« Meine böse Ahnung trifft leider zu: Sklerotischer Verschluß der Mesenterialarterien ... »Schlimm – Sie wissen ja, da ist nichts mehr zu machen. Auf jeden Fall lege ich einen künstlichen After im rechten Unterbauchbereich an, den wir dann morgen öffnen können. Die Bauchwand wollen wir gleich wieder verschließen.«
Sorgenvoll beenden wir den Eingriff. Beide wissen wir, daß der alte Herr trotz aller Hilfe, die wir noch geben können, verloren ist. Wir stützen den Kreislauf, sorgen für eine gute Atmung und für Schmerzlinderung. Am frühen Morgen öffne ich mit der elektrischen Schlinge den Anus praeter und schiebe in beide Darmschenkel ein weites, weiches Gummirohr vor, um die Gasblähung zu entlasten. Der Erfolg ist minimal. Der Darm transportiert eben nicht mehr, er ist nun komplett gelähmt, er wird

nicht mehr ernährt. Unweigerlich wandern aus dem absterbenden Darm Keime in die freie Bauchhöhle, es entsteht eine schwere diffuse Bauchfellentzündung, an der unser Apotheker in der zweiten Nacht jämmerlich zugrunde geht.

Natürlich ordne ich eine Sektion an.

Inzwischen läuft die Arbeit in der Klinik auf Hochtouren. Wenigstens auf der Privatstation hoffe ich etwas Ruhe zu bekommen. Weit gefehlt. Am späten Vormittag ruft mich Dr. Alfonsi an, der Privatassistent des Chefs. Da ich gerade steril bin und operiere, lasse ich mir den Hörer ans Ohr halten.

»Was ist denn los?«

»Herr Professor, eben ist ein Lehrer mit einem riesigen Oberlippenkarbunkel – nicht etwa nur einem Furunkel – eingeliefert worden. Es sieht schlimm aus. Die Oberlippe und die Nase mit den Wangen sind hochgradig geschwollen. Der Patient ist leicht benommen.«

Ich frage zurück:

»Doktor, sind die Wangen geschwollen?«

»Ja, auf beiden Seiten, unzweifelhaft. Die Augen sind geschlossen. Er hat erbrochen, über 39 Grad Fieber und fröstelt.«

»Ich komme gleich ’rüber. Ende.«

Ein Danaergeschenk, denke ich.

Nach Beendigung meines Eingriffes laufe ich gleich hinüber, um mir den jungen Lehrer anzusehen.

Schwester Romanis, eine sehr erfahrene Vinzentinerin, empfängt mich mit besorgter Miene. Sie hat den Patienten inzwischen in einem Einzelzimmer untergebracht und führt mich dorthin.

»Es sieht schlimm aus, Herr Professor. Seine Frau ist übrigens bei ihm, sie weint.«

Wir treten ein. Die junge aschblonde Frau sitzt neben dem Bett, ganz in sich zusammengesunken. Sie hält die Hand ihres Mannes, sie ahnt die Gefahr, in der er schwebt. Als sie uns sieht, steht sie auf. Ich reiche ihr die Hand, nenne meinen Namen, wende mich dann aber gleich dem jungen Lehrer zu. Ein flüchtiger Blick auf sein Gesicht genügt, um zu erkennen, in welch hochgefährlichem Zustand er sich befindet. Sein Gesicht ist völlig entstellt – die Oberlippe nur noch ein unförmig aufgequollener bläulicher Wulst, bedeckt mit zahlreichen eitrigen Pusteln.

Der Lehrer kann kaum noch sprechen, vermeidet auch, offenbar wegen hochgradiger Schmerzen, jeden Versuch dazu. Die wenigen undeutlichen Worte, mit denen er meine Fragen beantwortet, sind für ihn offenbar eine Qual, dennoch klagt er nicht. Er ist wirklich etwas benommen. Ein erschreckender Befund.
»Seit wann hat er diesen Lippenkarbunkel?« frage ich Frau Kramer – so heißt sie.
»Seit voriger Woche.«
»Das sind ja fast acht Tage – meine Güte –, wer hat ihn denn behandelt?«
»Ich selbst, wir haben heiße Kamillenumschläge gemacht.«
»Sind Sie denn nicht zum Arzt gegangen?«
»Nein, er wollte keinen Arzt, er meinte, das heile von allein. Erst gestern konnte ich es durchsetzen, ihn in die Klinik zu bringen.«
Was sollte man dazu sagen ... Wortlos wende ich mich wieder dem Patienten zu und untersuche als erstes vorsichtig die Wangenregion, die Partie neben der Nasenwurzel unterhalb des inneren Augenwinkels. Hier drücke ich etwas auf die Schwellung, der Patient reagiert stark abwehrend, es muß ihm sehr weh tun. Kein gutes Zeichen. Hier verläuft nämlich die Hauptabflußvene von der Oberlippe zum Nasen-Augenwinkel und weiter durch die Augenhöhle. Ich befürchte, daß genau diese Venen auf beiden Seiten schon von dem Entzündungsprozeß ergriffen worden sind.
Noch niemals habe ich einen so schlimmen, lebensgefährlichen Oberlippenkarbunkel gesehen. Schon einen einzelnen kleinen Oberlippenfurunkel nehmen wir Chirurgen sehr ernst, denn stets droht die Gefahr einer septischen Thrombose der Vena angularis und damit die Infektion des berüchtigten Sinus venosus an der Schädelbasis innerhalb der Schädelkapsel. Eine septische Sinusthrombose bedeutete damals fast immer den Tod.
Ich beuge mich nochmals über den Lehrer und rufe ihn an:
»Herr Kramer, verstehen Sie mich? Es muß sofort etwas geschehen, ich muß operieren.«
Er vermeidet eine Antwort und nickt nur zustimmend. Ich muß froh sein, daß er mich überhaupt begriffen hat. Die junge Frau schrickt zusammen und jammert:
»Muß das sein? – Wir haben gehofft, daß ... Ich habe meinen

Mann doch nicht zu Ihnen gebracht, damit Sie ihn gleich operieren, er soll doch nur gesund werden!«

»Eben – Frau Kramer, das ist es ja gerade. Ich glaube, Sie sind sich über den Ernst der Lage noch nicht im klaren. Ich muß sofort operieren – leider ist schon zuviel Zeit verlorengegangen.«

Sie fügt sich, was bleibt ihr anders übrig. Ich drehe mich um: »Doktor Alfonsi, lassen Sie den Patienten gleich in den septischen Operationssaal bringen. Ich gehe voraus und werde das Nötige veranlassen.«

Zunächst überlege ich wieder einmal: Wie sollen wir den Patienten betäuben? Eine besonders heikle Frage. Der hochgradigen Schwellung im Wangengebiet wegen, können wir keine Inhalationsnarkose durchführen, nicht einmal einen Ätherrausch. Eine örtliche Betäubung kommt in dem hochinfizierten, verschwollenen Gesicht auch nicht in Frage. Trotz mancher Bedenken müssen wir uns auf eine intravenöse Evipannarkose beschränken. Im septischen Operationssaal ist alles vorbereitet. Wir haben uns auch schon gewaschen, als der Lehrer auf einer Bahre in den Raum geschoben wird. Rasch entnehme ich eine Eiterprobe aus dem Lippenkarbunkel und streiche sie auf einem Objektträger aus. Eine zweite Probe wird für die bakteriologische Reinzüchtung der Erreger verwendet.

»Lassen Sie bitte den Objektträger gleich färben. Ich komme nachher selbst ins Laboratorium, um mir das Präparat anzusehen.«

Der Patient wird abgedeckt, die Evipannarkose beginnt. Er schläft rasch ein und mit minimalen Dosen störungslos weiter. Auf der linken Seite mache ich einen kleinen Schnitt zwischen dem inneren Augenwinkel und der Nasenflanke und präpariere die Vena angularis frei, was nicht schwer ist, weil sie sich wie ein derber Strang anfühlt. Ein neuer Schreck durchfährt mich, sie ist mit eitrigen Thromben gefüllt. Eine rechtzeitige Unterbindung dieser Augenwinkelvene kann manches Mal noch Unheil verhindern. Hier komme ich zu spät. Es ist ein Jammer. Auf der Gegenseite sieht es nicht anders aus. Je ein Stück der thrombosierten Gefäße wird zwischen Ligaturen reseziert. Die Wunden lassen wir offen. Was nun? Erfahrene Chirurgen haben stets davor gewarnt, einen Lippenfurunkel operativ anzuge-

hen, also zu öffnen. Alle behandelten sie konservativ. Das ist der Grund, warum auch ich vermeide, die Oberlippe zu spalten. Antibiotika gab es damals nicht, aber das erste Sulfonamidpräparat, »Prontosil« hieß es, war bekannt. Wir gehen mit der Dosierung bis an die Grenze des Möglichen und kombinieren diese Therapie mit Bluttransfusionen.
Am Abend gehe ich nicht heim, sondern bleibe in der Klinik, denn sicherlich steht uns ein schwerer Kampf bevor. Der Zustand des kranken Lehrers bessert sich nicht – im Gegenteil –, es geht ihm von Stunde zu Stunde schlechter. Gegen 21 Uhr wird er bewußtlos und ist nicht mehr ansprechbar. Weder die Unterbindung der Vena angularis noch der intensive Prontosilstoß haben günstig gewirkt.
Vor Mitternacht besuche ich nochmals gemeinsam mit Dr. Alfonsi unseren Patienten. Vorsichtig heben wir den lockeren Verbandmull von der Oberlippe ab. Die Schwellung an der Lippe und Nase hat weiter zugenommen, die Augen sind etwas geöffnet. An einigen Stellen quillt aus der Oberlippe Eiter. Es haben sich auch neue Furunkel gebildet. Die Temperatur ist unter Schüttelfrösten auf 40 Grad gestiegen. So kann man ihn doch nicht zugrunde gehen lassen. Immer wieder überlege ich – operieren, nicht operieren ... ja, ich erwäge in dieser verzweifelten Lage sogar, die ganze Oberlippe mit allen eitrigen nekrotischen Teilen vollständig zu entfernen, später kann man sie vielleicht durch eine Plastik ersetzen. Vor diesem Gedanken schrecke ich aber doch zurück. Schließlich frage ich Alfonsi:
»Die Lehrbücher sagen, man soll einen Lippenfurunkel nicht operativ angehen, aber gilt das auch noch in diesem Fall?«
»Das ist doch kein Furunkel, sondern ein nekrotisierender hochtoxischer Karbunkel, Herr Professor. Die Lippe wird ja schon nekrotisch. Sehen Sie hier ...« Alfonsi zeigt auf eine schwärzlich verfärbte Partie der Oberlippe.
Schwester Romanis kommt in den Raum. Auch sie ist sehr besorgt. Der junge Lehrer tut ihr leid, ich sehe es ihr an. Wir überlegen noch eine Weile. Da hören wir plötzlich ein Auto vor dem Eingang der Privatstation halten und horchen auf.
»Schwester, sehen Sie bitte mal nach, was da los ist. Und Sie, Alfonsi, lassen den Lehrer auf alle Fälle für einen Eingriff vorbereiten. Ich bin noch nicht ganz entschlossen, aber ich glaube

doch, daß ich eine Operation wagen muß. Alarmieren Sie den septischen Operationssaal.«

Schon kommt Schwester Romanis aufgeregt zurückgelaufen: »Herr Professor, der Dr. Hasenfratz bringt den alten Pastor Grieshaber von Reinlingen. Er will Sie gleich sprechen, hat er gesagt.«

Diesen praktischen Arzt Dr. Hasenfratz kennen wir in der Klinik nur allzugut. Er ist ein Eigenbrötler, der seine Fälle immer erst im letzten Augenblick einliefert. Mir schwant schon wieder Böses. Mit Schwester Romanis gehe ich auf den Gang. Da stürzt der Doktor gleich auf mich zu, ein älterer Mann mit grauen Haaren, ziemlich ungepflegt und mit stets verdrießlicher Miene.

»Guten Abend, Herr Kollege, was bringen Sie uns zu so später Stunde?«

»Den Pastor Grieshaber, einen alten Patienten von mir. Seit Jahren steht er wegen einer chronischen Gallenblasenentzündung in meiner Behandlung. Vor sechs Tagen bekam er hochgradige Schmerzen und starke Spannung in der Gallenblasengegend. Eine Steinkolik hat er nie gehabt. Er hat erbrochen und ziemlich hohes Fieber.«

»Was haben Sie denn mit ihm gemacht, Kollege?«

»Täglich Eigenblutinjektionen, das mache ich immer, wissen Sie. Ich entnehme Blut aus der Vene, lasse es eine Stunde von der Sonne bestrahlen, und dann wird es reinjiziert. Und dem Pastor habe ich das Eigenblut direkt in die Gegend der Gallenblase gespritzt, zur Steigerung der Abwehr – verstehen Sie?«

Ein kalter Schauer durchläuft mich bei dieser Eröffnung. Dr. Hasenfratz redet nervös weiter.

»Ich habe damit schon glänzende Resultate erzielt. Nur bei dem Pastor hat es nicht geholfen. Seit vorgestern sieht man übrigens eine deutliche Gelbfärbung der Haut.«

»Hat er denn vor etwa zwei bis drei Tagen einen stechenden Schmerz in der Gallenblasengegend gespürt?«

»Nein – das heißt doch –, vorgestern morgen. Auch die Spannung im Oberbauch hat danach schnell zugenommen. Herr Professor, Sie müssen ihm helfen, ihn sofort operieren. Ich habe keine Zeit, muß noch Besuche machen. Also, viel Erfolg.«

Er hat es sehr eilig und verschwindet ohne weiteren Abschied. Offenbar ist ihm seiner eigenwilligen Therapie wegen doch nicht ganz geheuer und er ist froh, diesen Patienten los zu sein. Wer weiß schon, wohin der Doktor das Eigenblut durch die Bauchdecke hindurch gespritzt hat. Vielleicht hat er die Gallenblase oder den Darm angestochen. Während mir das durch den Kopf geht, wird der alte Herr auf einer Rollbahre ins Zimmer gefahren. Ich kann nur sein Gesicht sehen. Es ist gelb verfärbt. Seine Augen sind geschlossen, er sieht verfallen aus. Als die Wärter ihn von der Bahre in das Bett heben wollen, stöhnt er laut.

»Halt! Lassen Sie ihn auf der Bahre, ich kann ihn auch so rasch untersuchen ...«

Wir schlagen die Decken zurück. Der alte, sehr dicke Herr hat einen prallen, hoch aufgetriebenen Leib. Die rechte Oberbauchhälfte ist bretthart gespannt und sehr schmerzempfindlich. Am ganzen Körper zeigt sich eine Gelbverfärbung. Die Därme arbeiten nicht mehr. Er hat fast 39 Grad Fieber. Der Blutdruck liegt niedrig, um 110/65, der Puls ist dagegen nur wenig beschleunigt. Im ganzen sieht der Pastor erschöpft und verfallen aus.

Dr. Alfonsi kommt zu uns.

»Da, sehen Sie sich mal den Herrn Pastor an.«

Er betastet den Leib und fährt zurück. Sofort erkennt er den hochgefährlichen, wenn nicht hoffnungslosen Zustand des Patienten und sieht mich entsetzt an. Zu spät, will er wohl sagen, aber er schweigt.

»Was wollen Sie machen, Herr Professor?«

Ich antworte ihm nicht.

»Herr Pastor« – er reagiert matt auf meinen Anruf –, »wir müssen gleich operieren. Ihre Gallenblase ist offenbar vereitert. Bitte geben Sie uns Ihr Einverständnis.«

Der gequälte alte Mann nickt nur und drückt mir so dankbar die Hand, daß ich beiseite schaue. Wie soll ich seine Hoffnungen nur erfüllen? Was muß er in den letzten Tagen für Qualen ausgestanden haben.

»Schwester, lassen Sie den Herrn Pastor gleich in den kleinen Operationssaal bringen und ihn vorbereiten. Wir haben keine Zeit zu verlieren.«

»Aber was soll denn nun mit dem Lippenkarbunkel werden?« wirft Dr. Alfonsi ein.
Er hat recht. Durch diese peinliche Überraschung haben wir nun zwei dringende Noteingriffe vor uns. Ich muß mich entscheiden.
»Doktor, die vereiterte, vermutlich durchgebrochene Gallenblase mit galliger Peritonitis geht vor. Den Pastor will ich zuerst drannehmen. – Ultima ratio. – Alarmieren Sie Doktor Mühling. Er soll für mich eine Operationsgruppe zusammenstellen. Wir können den alten Herrn doch nicht einfach sterben lassen, ohne daß wir das Letzte versucht haben.
Eine dramatische Nacht wird das, Alfonsi . . . Sie kümmern sich bitte um den Lehrer. Ich kann ihn mit seinem hochtoxischen Prozeß unmöglich vor der Galle operieren. Halten Sie oben im septischen Operationssaal alles bereit und warten Sie dort auf mich. Sie erhalten rechtzeitig Nachricht, und ich komme dann gleich zu Ihnen 'rauf. Alles klar?«
Knapp dreiviertel Stunden später stehen wir oben in dem kleinen Operationssaal, die Narkose ist in Gang, der Kreislauf wird durch Infusionen gestützt, alle sonstigen Vorsichtsmaßnahmen sind getroffen. Ich öffne den rechten Oberbauch.
»Da haben wir die Bescherung!«
Eitrige Galle fließt in Strömen aus der freien Bauchhöhle. Die Gedärme sind schmutziggelb verfärbt und hochgradig gebläht. Trotz vieler Verklebungen gelingt es mir, unter dem Leberrand in die Tiefe bis zu der völlig vereiterten, durchgebrochenen Gallenblase vorzudringen.
»Soweit hat es also dieser Dr. Hasenfratz mit seinen Eigenblutinjektionen kommen lassen«, brumme ich wütend und voller Zorn über den Kollegen.
Was nun? Das schon jetzt abgestorbene Organ im Körper zu lassen und nur die Bauchhöhle zu drainieren, scheint mir nicht ratsam. Ich will die Entfernung der faulenden Gallenblase auf einfachste Weise versuchen.
Tatsächlich gelingt es mir überraschend leicht, sie aus dem Leberbett zu lösen und am untersten Ende den Gallengang zu unterbinden. Danach tamponieren und drainieren wir das Leberbett. Die Bauchwunde wird mit einigen durchgreifenden Nähten nur teilweise verschlossen, denn die Gummidrains und

die Gazestreifen ragen nach außen. Mehr können wir dem Pastor keinesfalls zumuten. Wir haben unsere Pflicht getan – aber Hoffnung hat keiner mehr.
»Benachrichtigen Sie den septischen Saal, daß ich jetzt nach oben komme. Man soll mit der Evipannarkose anfangen.«
Rasch lege ich die verschmutzten Sachen ab, überlasse den Verband und alles weitere Doktor Mühling und renne hinauf in den dritten Stock, wo separat unser septischer Operationssaal liegt. Alfonsi steht schon zur Operation bereit da. Er hat das elektrische Schneidegerät neben den Operationstisch stellen lassen. Ich gehe in den Vorraum, wasche mich in aller Eile, ziehe einen neuen sterilen Operationsmantel an, streife die Gummihandschuhe über und trete neben den gut gelagerten und korrekt abgedeckten Patienten. Im grellen Operationslicht sieht man nun in krasser Deutlichkeit den erschreckenden Befund. Was soll geschehen? Soll ich durch mehrere Einschnitte in die Oberlippe den Karbunkel öffnen oder die ganze Lippe mit dem Karbunkel entfernen? Ich entschließe mich für ein anderes Vorgehen.
»Das elektrische Messer, bitte.«
Die ganze Oberlippe spalte ich von einem Mundwinkel bis zum anderen vom Rande des Lippenrot aus in der Mittelebene. Alle nekrotischen Herde werden dadurch geöffnet. In Massen fließt aus den verschiedensten Bereichen dicker Eiter ab. Abgestorbene Gewebsteile werden mit der elektrischen Schlinge entfernt. Die Wunde bleibt ganz offen. Wir legen nur mit Rivanol getränkte Streifen zwischen die Lamellen. Ein lockerer Verband hält das Ganze zusammen.
Fünf Minuten hat der Eingriff gedauert. Ob er noch helfen kann? Niemand weiß es.
Nach diesen nächtlichen Schreckensstunden gehe ich in mein Arbeitszimmer und sinke erschöpft auf das Sofa. Von Schlaf ist keine Rede, voller Unruhe wache ich immer wieder auf. Am frühen Morgen leben beide Patienten noch. Bald muß die Entscheidung fallen.
Auf dem großen Gang vor der Bibliothek treffe ich unsere Oberschwester Maria-Alberta, eine großartige Frau, an der ich sehr hänge. Ein wenig ähnelt sie der Uta von Naumburg.
»Gibt es etwas Besonderes?« frage ich im Vorbeigehen.

»Bei uns nicht, Herr Professor, aber bei Ihnen, wie ich gehört habe.«

»Ja, da haben Sie recht. Drei hoffnungslose Fälle auf einmal, und dazu noch auf der Privatstation.«

»Das tut mir aber leid für Sie.«

»Und dann dazu noch den Ärger mit diesem Dr. Riebele.«

»Was ist mit ihm?«

»Er kneift bei den Operationen, Schwester Maria-Alberta. Er macht nicht, was man ihm sagt, er schwindelt mich an. Offenbar hat er Angst.«

»Soo«, meint die Oberschwester. »Das wundert mich nicht, Herr Professor.«

Ich stutze.

»Wieso ...?«

Ich schaue ihr in die Augen. Sie hält meinem Blick stand.

»Was soll das heißen? Bitte, drücken Sie sich deutlicher aus.«

»Die Stationsschwestern haben den Doktor Riebele schon seit längerer Zeit in Verdacht.«

»Was heißt – Verdacht?«

»Nun, es werden auf seiner Station auffallend viel Opiate angefordert.«

»Schwester Maria-Alberta, Sie jagen mir einen Schreck ein. Sie meinen doch nicht etwa Morphium, Eukodal oder ähnliches?«

»Doch, genau das, Herr Professor.«

Ich bin wie erschlagen.

»Um Himmels willen, Oberschwester, warum höre ich davon erst heute etwas? Ich kann doch einen solchen Mann nicht operieren lassen. Haben Sie denn Beweise?«

Die Oberschwester bleibt ganz ruhig.

»Gehen Sie mal zu unserem Apotheker, Herr Professor. Er wird Ihnen über diesen Herrn näheren Aufschluß geben können.«

»Worauf Sie sich verlassen können. Ich danke Ihnen für diesen Hinweis, aber ihr hättet mich wirklich früher unterrichten müssen.«

»Natürlich haben Sie recht, aber für uns Ordensschwestern ist es schwer, einen Doktor anzuklagen, das müssen Sie verstehen.«

»Gewiß, dafür habe ich Verständnis. Aber haben Sie denn kein Vertrauen mehr zu mir, Schwester Maria-Alberta? Und sind

Sie nicht genauso wie ich den Kranken gegenüber verpflichtet?«

Sie bleibt stumm. Ich will sie nicht peinigen.

»Na, wir werden uns bemühen, mit dieser bösen Geschichte fertig zu werden. – Übrigens eine Frage: Hat der Chef von dieser Situation eine Ahnung?«

»Sicherlich nicht.«

Hastig renne ich sofort hinüber zur Apotheke.

»Ist Herr Apotheker Ahrens da?«

»Jawohl«, sagt eine Laborantin.

»Ich muß ihn sofort sprechen. Wo ist er? Bitte führen Sie mich zu ihm.«

Wir kennen uns schon lange Zeit, eine Vorstellung ist unnötig. Der Apotheker ist im Labor. Wir begrüßen uns.

»Ich muß Sie allein sprechen, es ist vertraulich.«

Wir gehen in sein Zimmer, er verschließt die Tür.

»Wissen Sie, warum ich zu Ihnen komme?«

»Ich kann es mir denken, Herr Professor. Wegen Dr. Riebele.«

»Ganz richtig. Es besteht Verdacht, er sei süchtig. Wissen Sie etwas darüber?«

»Allerdings.«

»Und warum haben Sie uns drüben in der Chirurgischen nicht sofort davon Mitteilung gemacht? Das ist doch unverantwortlich!« brülle ich in der Erregung.

»Sie haben im Grunde recht, Herr Professor. Ich hätte Ihnen schon früher Mitteilung machen sollen. Ich habe gezögert, um Beweise zu erhalten. Dr. Riebele hat nämlich Rezepte für Tierversuche ausgeschrieben und offenbar dann die Morphium-Ampullen für sich selbst verwendet. Er hat auch erstaunlich viele Ärztemuster kommen lassen. Schließlich hat er unzweifelhaft Rezepte für stationäre Patienten ausgeschrieben, das Morphium oder Eukodal aber selbst verbraucht.«

»Das ist ja unerhört. Haben Sie solche Rezepte?«

»Jawohl, einen Moment.«

Der Apotheker verschwindet für einen Augenblick. Ich sehe zornerfüllt aus dem Fenster. Er kommt zurück mit etwa zwanzig bis dreißig Rezepten für Morphium und Eukodal, die alle eine verschwommene, sehr schräg liegende Unterschrift tragen, die des Dr. Riebele.

»Hier, sehen Sie sich diese Sammlung an, Herr Professor.«
Ein Rezept nach dem anderen gleitet durch meine Hand. Ich schüttele nur den Kopf und setze mich erschüttert auf den nächsten Stuhl.
»Das ist ja toll. Ich muß Sie bitten, vorerst zu schweigen und die Rezepte unter Verschluß aufzubewahren. Das Weitere wird sich finden. Besten Dank, Herr Apotheker.«
Ich stehe auf und gehe hinaus.
In meinem Arbeitszimmer sitze ich eine Weile stumm vor Entsetzen da. Was soll, das heißt, was muß geschehen? Ich lasse mir den Doktor kommen. Er steht in meinem Arbeitszimmer und tut, als wenn er von nichts wüßte.
»Herr Dr. Riebele, geben Sie zu, daß Sie sich auf unkorrekte Weise Morphium und Eukodal zum Selbstgebrauch verschafft haben?«
Er wird todesblaß.
»Ich – süchtig?«
»Keine Ausflüchte, ich habe Beweise. Sie sind mit sofortiger Wirkung vom Dienst beurlaubt. Übergeben Sie unverzüglich Ihre Station an Dr. Fiebig. Verstanden?«
Wortlos verschwindet er.
Gegen Mittag, nach Bewältigung unseres operativen Programms, sehe ich nach unserem Lehrer. Die Nase und die Oberlippe sind merklich abgeschwollen, die Augen weiter geöffnet. Ein Hoffnungsstrahl trifft uns. Allerdings bleibt der Patient benommen, und das Fieber ist nicht gefallen. Gegen Abend untersuche ich ihn nochmals und finde zu meinem Schrecken eine Nackenstarre, beobachte auch bald danach einzelne Verkrampfungen der Muskeln – beides Zeichen dafür, daß die Unterbrechung des Venenstromes nichts mehr genützt hat. Eine septische Sinusthrombose ist im Gang. Daran geht der junge Mann zugrunde. Wie soll ich seine Frau trösten?
Unserem Pastor geht es trotz aller nur möglichen Anstrengungen, unter anderem der Anlage eines künstlichen Darmausganges, nicht anders. Sein Kreislauf bricht infolge der galligeitrigen Bauchfellentzündung völlig zusammen. Er stirbt noch in der gleichen Nacht.
Tief deprimiert fahre ich heim und schlafe – schlafe tief und traumlos.

Am nächsten Morgen hellt die Welt sich wieder auf. Ich sitze an meinem Schreibtisch und schreibe dem Chef einen Brief.

Sehr geehrter Herr Professor!

Es tut mir aufrichtig leid, daß ich Ihre Ruhe im Urlaub stören muß. Seien Sie froh, daß Sie die letzten beiden Wochen nicht in der Klinik weilten und Ihre Privatstation zu betreuen hatten. Wir haben innerhalb einer Woche drei hoffnungslose Fälle eingeliefert bekommen, die ich trotz verzweifelter Bemühungen nicht retten konnte. Erstens einen paralytischen Ileus durch sklerotischen Verschluß der Mesenterialarterien, zweitens ein perforiertes Gallenblasenempyem mit eitrig-galliger Peritonitis, die uns der Herr Doktor Hasenfratz viel zu spät in hoffnungslosem Zustand einlieferte, drittens ein Oberlippenkarbunkel – nicht etwa ein Furunkel – mit septischer Thrombose beider angularen Venen und anschließender Sinusthrombose.
Besonders unangenehm ist mir die Mitteilung, daß ich den Assistenten Dr. Riebele dienstlich sofort beurlauben mußte, weil es sich herausgestellt hat, daß der Mann Morphinist ist, uns anlügt, Anordnungen nicht ausführt und bei Operationen kneift. Die Beweise sind in meiner Hand. An die zwanzig bis dreißig Rezepte liegen bei unserem Apotheker unter Verschluß.
Ich glaube, in Ihrem Sinne gehandelt zu haben, denn die Verantwortung für diesen Mann kann man nicht mehr übernehmen.
In der Hoffnung, daß Sie bei der Jagd guten Erfolg hatten, grüße ich Sie mit einem herzlichen Weidmannsheil

Ihr ergebener Schüler
H. K.

Schon drei Tage später kam die Antwort:

Wie ich Ihren Zeilen entnehme, haben Sie schwere Stunden durchgemacht. Ein Chirurg muß Rückschläge hinnehmen können und sich als resistent und stark genug erweisen, bittere Schicksalsschläge zu überwinden. Lassen Sie also den Kopf nicht hängen. Ich bin überzeugt davon, daß Sie in der gleichen Zeit auch eine Reihe schöner Erfolge erzielt haben.
In der peinlichen Angelegenheit des Dr. Riebele bin ich mit

Ihren Maßnahmen vollkommen einverstanden. Lassen Sie ihn vom Dienst suspendiert, bis ich von meinem Urlaub zurückkomme. Dann werde ich selbst die Sache regeln.

Mit den besten Grüßen
Ihr ...

Einige Tage vergehen. Wir erholen uns von dem Schrecken und den Anstrengungen. In der Klinik drüben wird flott operiert, auf der Privatstation geht alles gut, so daß sich die Gemüter wieder beruhigen. Zu Versuchen bleibt mir zwar kaum Zeit, aber ich gehe doch manchmal hinüber in mein Laboratorium, wo zwei Mitarbeiter meine neu begonnene Reihe von Experimenten über die Druckverhältnisse im Thoraxinneren fortführen. Wir besprechen gerade einiges, als das Telefon klingelt. Vom Hochschwarzwald kommt der Anruf eines mir gut bekannten praktischen Arztes, Dr. von Quanten, dessen Diagnosen zu stimmen pflegen.

»Professor, ich schicke Ihnen gleich ein vierzehnjähriges Mädchen herunter. Sie hat eine hochakute Blinddarmentzündung. Ich fürchte, der Wurmfortsatz ist schon durchgebrochen und es hat sich ein Abszeß gebildet. Die Kleine ist seit zwei Tagen krank, hat erbrochen, Temperatur 38,5, hochempfindlicher Unterbauch rechts. An der Diagnose besteht wohl kein Zweifel. Leider ist die Mutter sehr unvernünftig. Sie hat mich erst vor zwei Stunden zu dem Kind gerufen, sonst hätte ich Ihnen die kleine Patientin viel früher überwiesen.«

»Um wen handelt es sich denn?«

»Das Mädchen ist die Tochter eines Generaldirektors riesiger chemischer Werke in Norddeutschland. Der Vater ist nicht hier oben zur Erholung, nur die Gattin, eine schwierige Dame.«

»Ich danke Ihnen für den Hinweis. Wir werden gleich alles vorbereiten, Doktor. Kommen Sie mit 'runter?«

»Nein, ich habe leider keine Zeit. Es liegen dringende Fälle vor. Viel Erfolg.«

»Danke und auf baldiges Wiedersehen.«

Sofort rufe ich die Privatstation an, lasse ein Zimmer für die Mutter und die Tochter reservieren und den Operationssaal benachrichtigen.

Der Transport dauert etwas länger, als wir erwartet haben. Offenbar fuhr der Fahrer des Sanitätswagens sehr langsam und vorsichtig, um der Kleinen keine unnötigen Schmerzen zu bereiten. Die Mutter steigt als erste aus dem Wagen, eine sehr gut gekleidete Dame von etwa 35 Jahren, die mir vorzeitig gealtert und vergrämt scheint. Ich begrüße sie gleich.
»Gnädige Frau, Dr. von Quanten hat uns von der Erkrankung Ihrer Tochter schon unterrichtet. Offenbar handelt es sich um eine akute Blinddarmentzündung. Ich will mir die kleine Patientin erst ansehen und werde Ihnen danach gleich berichten.«
Das Mädelchen, ein entzückendes kleines blondes Geschöpf mit großen dunklen Augen, wird ins Bett gebracht. Sie sieht sehr blaß aus und hat einen heißen Kopf.
»Wie heißt du denn?«
»Maria.«
»Na gut, Maria, dann müssen wir eben mal dein Bäuchlein ansehen. Zeige mir bitte ganz genau, wo es dir weh tut.«
Sie macht selbst ihren Leib frei und deutet genau auf die Blinddarmregion. Ich taste ganz vorsichtig systematisch den kleinen Bauch ab und komme schließlich an die rechte Unterbauchregion.
»Ah – da haben wir die Geschichte. Es ist der böse Blindwurm, der dir solche Schmerzen macht. Den müssen wir gleich herausnehmen. Du bist doch schon groß genug und weißt, was ich meine?« – Sie nickt. – »Ich werde jetzt mit deiner Mutter sprechen.«
In meinem Arbeitszimmer wartet die Frau Generaldirektor schon ungeduldig auf mich.
»Klarer Fall, gnädige Frau, es handelt sich um eine hochakute Blinddarmentzündung, wahrscheinlich ist der Blinddarm sogar schon durchgebrochen. Manches spricht dafür. Wir müssen sofort operieren. Ich hoffe, Sie sind einverstanden.«
»So rasch?«
»Es ist leider schon viel Zeit verloren gegangen. Das Kind hätte schon längst operiert werden müssen. Wir dürfen keine einzige Stunde mehr verlieren, sonst wird die Sache sehr gefährlich. Also bitte, geben Sie mir die Erlaubnis.«
Mit Widerstreben und etwas pikiert erklärt sie:

»Wenn es denn sein muß, Herr Professor ... Und wenn Sie glauben, die Verantwortung übernehmen zu können.«
»Es muß sein. Ich lasse Sie jetzt allein. Der Eingriff dauert nicht lange. Ich komme danach sofort zu Ihnen und berichte, was wir gefunden haben.«
Dann verabschiede ich mich abrupt, um jede weitere Auseinandersetzung mit dieser Dame zu vermeiden. Ich habe sie richtiggehend überrumpelt, immer noch die beste Methode, solche Schwierigkeiten zu überwinden.
Eine halbe Stunde später bin ich im Operationssaal und streichle der Kleinen über den Kopf.
»Mariechen, du kannst ganz ruhig sein. Schlaf schön ein, du wirst überhaupt nichts spüren. In zehn Minuten ist alles vorbei. Später werde ich dir ganz genau erzählen, was wir gefunden haben.«
Das Mädchen bleibt ganz ruhig, und alles verläuft glatt. Die Diagnose stimmt haargenau. Wir finden einen hochentzündeten und schon perforierten Wurmfortsatz, der in einer Abszeßhöhle liegt, die wir drainieren müssen, um weiteres Unheil zu vermeiden.
Die gnädige Frau empfängt mich voller Mißtrauen.
»Lebt mein Kind noch?« zischt sie mir ängstlich entgegen.
»Aber, aber, gnädige Frau, warum so wenig Zuversicht und Vertrauen?« Ich bin leicht konsterniert, schildere ihr dann aber den Befund so deutlich wie nur möglich.
»Bitte lassen Sie die kleine Maria jetzt vollkommen in Ruhe. Sie soll ausschlafen und muß fasten.«
»Darf ich ihr nicht einmal eine Kleinigkeit mitbringen?«
»Nein, bitte tun Sie das nicht, gnädige Frau. Die Ernährung und Flüssigkeitszufuhr müssen wir allein bestimmen. Später ist das etwas anderes.«
»Aber ich kenne Maria doch besser als Sie, Herr Professor, und weiß doch, was ihr bekommt.«
»Das gilt für gesunde Tage, aber nicht für die jetzige Situation, gnädige Frau. Sie müssen mir schon folgen, sonst kann ich die Verantwortung für die weitere Behandlung nicht tragen. Ich muß Sie davor warnen, dem Kind heimlich zu trinken oder zu essen zu geben, bevor der Darm nicht wieder richtig arbeitet und die Gefahr vorüber ist.«

Sie fügt sich, obschon ihr das gar nicht zu passen scheint. Eben wird das frisch operierte Mariechen in das Krankenzimmer gefahren. Die Mutter stürzt sich auf das Kind und schluchzt. Auf dem Gang draußen flüstere ich der Schwester Romanis zu:
»Passen Sie ja auf die Gnädigste auf – am besten mehr noch als auf das Kind. Sie darf mir die Kleine nicht heimlich füttern. Wenn sie irgend etwas herbringt, nehmen Sie es ihr bitte ab.«
Die ersten beiden Tage blieben noch kritisch, aber nicht weiter aufregend. Dann ging es so rasch voran, daß wir sehr frühzeitig den Drain entfernen konnten. Als die Mutter sieht, daß es ihrer Tochter viel besser geht, taut sie auf, wird sogar freundlich und recht umgänglich.
»Sehen Sie, gnädige Frau, es ist alles gut gegangen. Weiß Ihr Herr Gemahl übrigens Bescheid?«
»Natürlich. Er kommt uns morgen besuchen.«
Am nächsten Nachmittag fährt der Herr Generaldirektor in einem riesigen Maybach vor. Er besucht erst seine kleine Tochter und seine Frau, und dann will er mit mir sprechen. Lächelnd kommt er in mein Arbeitszimmer, stellt sich vor, reicht mir die Hand. Er ist noch relativ jung, elastisch, gut durchtrainiert, sehr sympathisch. Nach meinem kurzen sachlichen Bericht erklärt er mir schmunzelnd:
»Daß Sie als Oberarzt und Professor einen entzündeten Wurmfortsatz operieren können, habe ich Ihnen ohne weiteres zugetraut, daß Sie aber mit meiner Frau fertiggeworden sind, ist beachtlich und bewundernswert.«
Wir lachen beide. Er meint weiter:
»Nun schreiben Sie mir mal eine ordentliche Rechnung. Ich bin ja schließlich Generaldirektor eines großen chemischen Werkes.«
»Das kann ich nicht. Mit den Honoraren habe ich nichts zu tun. Ich vertrete nur meinen Chef. Er stellt die Rechnungen aus.«
»Aber das ist ja unglaublich. Ihr Chef hat doch mein Kind gar nicht gesehen oder operiert.«
»Gewiß, aber das ist eben so bei uns Klinikern.«
»Merkwürdige Sitten. – Und was bekommen Sie?«
»Das weiß ich nicht. Im allgemeinen ist es üblich, daß ein Vertreter das Honorar für die behandelten Fälle zum Teil oder

ganz bekommt. Aber das kann ein Chef machen, wie er will. Eine offizielle Verpflichtung besteht nicht.«

Der Generaldirektor schüttelt nur den Kopf.

»Zustände sind das. In der Industrie denken wir anders. Auf alle Fälle bin ich Ihnen sehr dankbar und hoffe, das auch zum Ausdruck bringen zu können.«

Damit verabschieden wir uns.

Als er wieder abgefahren ist, überreicht mir seine Frau bei der nächsten Visite ein Kuvert mit Bezugsscheinen über zweihundert Liter Benzin. Eine größere Freude hätte mir der Generaldirektor nicht machen können. Aber vierzehn Tage später trifft in meiner kleinen Wohnung auch noch eine Kiste mit zwanzig Flaschen edelsten Bassermann-Jordan Gutedel-Spätlese ein, ein wahrlich köstlicher Tropfen.

Plötzlich habe ich auffallend viele Freunde. Sie erscheinen unter den nichtigsten Vorwänden und fragen dann nebenbei harmlos, ob ich nicht doch noch eine von den herrlichen Flaschen hätte.

Immerhin hatte meine Vertretungszeit so wenigstens noch ein glückliches Ende. Doch verdunkelt bleibt sie – vom Schatten des schwarzen Engels am Krankenbett, der dreimal gesiegt hatte.

Königskinder sind ärmer als andere Menschen. Zwar wird im Falle einer Erkrankung alles Erdenkliche für sie getan, aber der Respekt vor der hochgestellten Persönlichkeit – ein Erbteil vergangener Jahrhunderte – beeinträchtigt oftmals aus Gründen abnormer Vorsicht und Schonung die erforderliche Sorgfalt der Untersuchung und auch die Verantwortungsfreudigkeit des Chirurgen, radikal vorzugehen. Irgendwelche Unterschiede indessen zwischen einem königlichen Leib und den Eingeweiden gewöhnlicher Sterblicher habe ich nie entdecken können.

EINE KÖNIGIN

Längst ist die Dunkelheit über die Weite des russischen Landes hereingebrochen, der Schrei der Krähenvölker rings um unsere Datscha verstummt. Ich sitze in meiner kümmerlichen Bude beim rhythmisch flackernden, nur rötlich glimmenden Licht einer Glühbirne und versuche, einen Bericht für die Sanitätsinspektion abzufassen. Das notdürftig reparierte Elektrizitätswerk der kleinen Provinzstadt an der Nordfront ist völlig überlastet. Zu viele Einheiten hängen am Netz. Von Zeit zu Zeit erlischt das Licht sogar ganz und ich sitze im Finstern. Schließlich schalte ich ärgerlich die Lampe aus und zünde eine Kerze an.

Schritte tappen draußen umher. Die Haustür wird geöffnet. Ich höre jemand eintreten und die schmale Holztreppe hinaufsteigen. Dann klopft es, und ich öffne. Ein Oberstabsarzt – ein kleiner Mann mit angegrautem Haar – steht vor mir, er schmunzelt, macht eine knappe Verbeugung und stellt sich vor:

»Franz Sturm – ich bin der neue beratende Internist der Armee«, sagt er liebenswürdig und reicht mir die Hand.

»Franz Sturm? Nicht möglich. Sie sind wirklich Franz Sturm? Mein Gott – welch eine Überraschung! Hier also im finstersten Rußland lernen wir uns endlich kennen. Kommen Sie herein, bitte.«

Ich klopfe ihm auf die Schulter, packe ihn am Arm und ziehe

ihn durch die Kammertür in das kleine Zimmerchen, in dem sein Vorgänger gewohnt hat.
»Hier werden Sie hausen, Professor. Und ich sage Ihnen gleich, daß das nach hiesigen Vorstellungen ein fürstlicher Salon ist.«
Er legt ab. Wir setzen uns an den wackeligen runden Tisch mitten im Zimmer. Zu seinen Ehren hole ich eine zweite Kerze, so daß der Raum in geradezu festlichem Lichterglanz erstrahlt. Dann kommen wir ins Gespräch, natürlich zunächst über dienstliche Dinge.
»Es sieht nicht gerade rosig bei uns aus – übrigens weder hüben noch drüben. Die Frontlage ist einigermaßen grotesk, das werden Sie ja wohl schon gehört haben.«
Ich erkläre ihm die großen Schwierigkeiten, welche uns der Kessel von Demjansk und die Landbrücke dorthin – der berüchtigte Schlauch –, sowie die Einschließung von Cholm bereitet haben und noch bereiten. Auf der Karte zeige ich ihm die vordersten Linien, die Hauptsanitätsstützpunkte, die Lage der wichtigsten Feld- und Kriegslazarette.
»Sie müssen sich zunächst einmal im Gelände orientieren und die maßgebenden Männer kennenlernen. Begleiten Sie mich doch einfach auf meinen Fahrten an die Front, dann bekommen Sie rasch Kontakt mit den Kollegen dort vorn.«
Er stimmt sofort zu, dann aber verstummt unser Gespräch, denn unser beider Gedanken gleiten unwillkürlich zu jenem tragischen Ereignis, das uns einmal tief bewegt und – wenn auch nur per distance – eng miteinander verbunden hat: Das Schicksal einer Königin.
Ich hatte sie ärztlich beraten und anschließend an Franz Sturm, damals Chefarzt eines berühmten Sanatoriums, überwiesen. Wir wechselten über die medizinischen Belange des Falls viele Briefe miteinander, hatten aber niemals Gelegenheit, uns persönlich zu unterhalten und einander in vertraulichem Gespräch die Entwicklung der Dinge zu erzählen. So kam es, daß Franz Sturm meine Erlebnisse mit der Königin ebenso unbekannt blieben, wie mir die seinigen.
Plötzlich bricht er das Schweigen und will wissen, wie ich damals zu meiner Diagnose gekommen bin. Nur zögernd und mit kurzen Unterbrechungen beginne ich zu reden.

»Kennen Sie das kleine rosafarbene Schlößchen am Oberrhein mit den vier hohen weißen Portalsäulen? Nein? Sie waren nie dort? Schade. Ein zauberhafter Familienbesitz. Es liegt mitten in einem herrlichen Park mit uralten Baumriesen. Ein kleiner Bach fließt hindurch und weitet sich zu einem See. An der schmalsten Stelle schwingt sich in steilem Bogen eine Brücke zum anderen Ufer. Als Kinder standen wir oft dort oben und sahen den Fischen im seichten Wasser zu oder lauschten dem Gurren der Wildtauben hoch oben in den Baumkronen.

Dieses Schlößchen gehörte vor 150 Jahren der berühmten Stefanie von Baden – einer Komtesse de Beauharnais, Nichte und Adoptivtochter, aber wohl auch einmal Geliebte Napoleons I. Man hatte es von einer alteingesessenen südbadischen Adelsfamilie erworben. Napoleon verheiratete Stefanie mit dem Erbprinzen Karl, der später als Großherzog Karl-Friedrich von Baden den Thron bestieg. Es gibt Leute, die sagen, daß der französische Kaiser das Land Baden eigentlich für seine liebreizende Stefanie geschaffen hat! Baden wurde auf jeden Fall Symbol einer heimlichen Liebe, und irgend etwas von diesem Zauber ist ihm erhalten geblieben.«

Es macht mir Freude – gerade wegen des Kontrastes zu unserer kümmerlichen Gegenwart – von all diesen schönen Dingen zu plaudern. Eine gedankenverlorene Pause entsteht, denn so weit entfernt von der Heimat, spürt man ihre Wirklichkeit und Nähe besonders stark und verliert sich nur allzugern in einem sehnsuchtsvollen Traum.

Draußen dröhnt das Donnern schwerer Motoren – offensichtlich passieren Panzer die Brücke über den Shellon. Der Lärm verhallt allmählich, und ich nehme den Faden meiner Erzählung wieder auf.

»Schon als Kinder durften wir mit den Eltern in jedem Frühjahr in der Pferdekutsche zu diesem Park fahren – ockergelbe Sumpfdotterblumen oder violettrote Orchideen pflücken und unter den hohen Bäumen spielen. Die Läden des rosafarbenen Schlößchens waren immer geschlossen. Das ist mir gut in der Erinnerung haften geblieben, weil es unsere Neugier und Phantasie mächtig anregte. Allzugern wären wir doch einmal in das Innere eingedrungen.

Erst nach dem Ersten Weltkrieg erwachte das Schlößchen wenigstens während der Winter- und Frühjahrsmonate zu neuem Leben. Dann tobten im Park die vielen Kinder des Fürstenpaares herum, und Einladungen und Empfänge brachten Leben in unsere stille Gegend.

Die Fürstin selbst war übrigens eine vorzügliche Cembalospielerin. Ich habe ihr oft zugehört und dabei ihr feines Profil, ihr blondes, mattglänzendes Haar mit dem eigenartig seidigen Glanz bewundert. Nun – Sie kennen sie ja selbst – ich brauche sie Ihnen nicht näher zu beschreiben.

Der Musiksalon des Schlößchens wurde bald zu einem Treffpunkt musikalischer Menschen. Bekannte Komponisten, namhafte Künstler gingen dort ein und aus. Oft machten wir Hausmusik – wir spielten Klassiker wie Vivaldi, Corelli, Bach, Händel, Mozart und andere.

Eines Tages lud mich der Fürst zu einer Jagd mit anschließendem Abendessen ein; der zweite Sohn der Königin war gerade zu Besuch bei seinen Verwandten. Ich erinnere mich noch gut an diesen schönen Jagdtag mit einem Jagdfrühstück im Wald im Schein lodernder Feuer nach alter Weidmannssitte. Die Strecke wurde bei Einbruch der Dunkelheit vor dem Schloß ausgelegt und von den Förstern verblasen. Dann zog man sich zurück, kleidete sich um und versammelte sich schließlich im Salon. Die Herren erschienen im Frack oder der eleganten grünen Jagdkleidung – die Damen im großen Abendkleid. Die Prinzessinnen trugen entzückende duftige Kleidchen, und die Fürstin selbst erschien in großer Toilette aus zartem blaugrünem Velourschiffon. Sie hatte uns zuliebe ausnahmsweise den großen Familienschmuck angelegt. Wahrhaft königlich sah sie aus. Zu Ehren des hohen Besuches hatte der Fürst seine Diener in den alten prächtigen historischen Hoflivreen erscheinen lassen. Der Mundschenk und der Büchsenspanner trugen ihre breiten goldenen Bandeliers – ein Bild längst vergangener Pracht, wie man es heute nur noch in Bilderbüchern sieht. Wundervolle Blumen schmückten die Tafel, unzählige Kerzen in großen Silberleuchtern verbreiteten warmes Licht. Man aß erlesene Speisen und trank herrliche Weine. Der Mundschenk – ein stämmiger Mann, der mir besonders zugetan war, weil ich ihm einmal chirurgisch hatte helfen können, neigte sich jedesmal beim Einschenken zu

mir herab und flüsterte mir Namen und Jahrgang ins Ohr. Heiter und zwanglos war die Stimmung.
Schließlich erhob sich die Fürstin, alle standen auf, die Stühle wurden fortgezogen, und man schlenderte plaudernd in dem geschmackvoll neu hergerichteten kleinen Salon, wälzte ernste Probleme oder flirtete ein bißchen.
Da kommt plötzlich der Prinz – der Ehrengast – auf mich zu und fragt mich, ob er mich einen Augenblick allein sprechen könne. Offenbar ahnt die Fürstin, um was es geht – sie nickt mir zu. Ich gehe also mit dem Prinzen in eine Ecke des Salons, wir setzen uns und ich warte nun gespannt darauf, was er von mir will. Zunächst hält er den Kopf gesenkt – offensichtlich überlegt er und versucht sich zu sammeln, dann schaut er mich an und beginnt zögernd zu sprechen.
›Ich hänge sehr an meiner Mutter – der Königin, ich liebe sie und mache mir große Sorge über ihren Gesundheitszustand. Niemand weiß, was ihr fehlt.‹
Man merkt ihm die innere Erregung an, während er spricht.
›Darf ich Näheres über den Zustand der Königin erfahren?‹
Da beginnt er von seiner Mutter zu erzählen, zuerst nur Allgemeines, aber schließlich wird er auch konkret:
›In größeren Zwischenräumen leidet sie unter heftigen Darmblutungen mir schweren Kollapserscheinungen, ohne daß dabei irgendwelche Schmerzen auftreten.‹ Das war eine erschreckende Mitteilung, die düstere Möglichkeiten eröffnete. ›Die Königin hat sich bisher zwar immer wieder von den schweren Blutverlusten erholt, aber so kann es nicht weitergehen. Viele Ärzte – österreichische, französische, italienische, rumänische – wurden schon konsultiert, aber sie sind sich offensichtlich über die Art der Erkrankung nicht im klaren. Ich fürchte mich vor der nächsten schweren Darmblutung, denn man weiß ja nie ...‹
Er kann nicht weitersprechen, so erregt ist er. Deshalb unterbreche ich ihn und frage, um ihn von seinem Kummer etwas abzulenken:
›Wo befindet sich Ihre Majestät zur Zeit?‹
›In Südtirol im Sanatorium des alten Sanitätsrates Dr. Carisius.‹
Der Prinz schaut mich plötzlich durchdringend an und sagt:
›Wir müssen uns Gewißheit verschaffen, Doktor. Bitte fahren

Sie nach Tirol, untersuchen Sie meine liebe Mutter – ich habe solche Angst um sie. Vielleicht können Sie ihr Hilfe bringen, ich vertraue Ihnen.‹
Während der letzten Worte kommt der Fürst, mein alter Kriegskamerad aus dem Ersten Weltkrieg, unbemerkt näher. Er weiß offenbar Bescheid.
›Auch mir würdest du damit einen großen Gefallen erweisen – uns allen. Fahr doch bitte in unserem Auftrag nach Südtirol und stelle einmal fest, was der Königin fehlt.‹
Ich schaue den Fürsten an, dann auch den Prinzen und überlege einen Augenblick.
›Natürlich bin ich gern bereit, die Königin zu besuchen – aber unter einer einzigen Bedingung. Ich möchte nicht als bestellter chirurgischer Konsiliarius bei ihr auftauchen. Es kommt mir darauf an, in völlig zwanglosem Rahmen die Bekanntschaft Ihrer Majestät zu machen, damit sie keinerlei Hemmungen hat. Sie muß ganz von selbst auf den Gedanken kommen, von ihrem Zustand zu sprechen. Das wird sie sicherlich erst tun, wenn sie Vertrauen zu mir gewonnen hat. Dann – und eben nur dann – haben wir die Chance, die Wahrheit zu erfahren. Erst danach will ich sie untersuchen. Manchmal habe ich mit der Diagnose Glück, aber versprechen kann ich nichts, das ist ja selbstverständlich.‹
Beide begreifen sofort, um was es mir geht. Der Prinz drückt mir dankbar die Hand:
›Wir fahren sowieso in drei Wochen dorthin‹, fährt der Fürst fort. ›Begleite uns doch einfach als unser Gast. Wir bringen dich dann zur Königin und stellen dich als unseren Freund vor, der eben zufälligerweise Chirurg ist. Einverstanden? Laß dir rechtzeitig Urlaub geben.‹
Die Spannung löste sich nach diesem Gespräch. Wir tranken uns zu, die Fürstin kam zu uns. Sie hatte sofort gemerkt, daß etwas Besonderes geschehen war. Mit wenigen Worten teilte ihr der Fürst unseren Plan mit. Offensichtlich war sie glücklich über diese Lösung, denn ihre blauen, wunderschönen Augen leuchteten auf. Wortlos zog sie mich in den kleinen Salon und spielte mir jene wunderbare Komposition aus dem Notenbuch der Maria Magdalena Bach vor, die mir so viel bedeutet. Sie spielte auswendig und schaute von Zeit zu Zeit zu mir auf.«

Ich kann nicht weitersprechen, so lebendig steht die Szene in der Erinnerung vor meinen Augen. In diesem Augenblick werden wir auch gestört. Ein Sanitäter kommt herein und bringt mir die Abschriften des letzten Monatsberichts an die Sanitätsinspektion.

»Das – mein lieber Sturm – müssen Sie nun auch monatlich fabrizieren. Die Sanitätsinspektion in Berlin sammelt alle Berichte der beratenden Ärzte. Manche machen es kurz – ich ausführlicher zur Stützung meines Gedächtnisses. Man vergißt so rasch.«

Die Unterbrechung benütze ich, um eine Flasche guten alten französischen Rotweins – es ist meine letzte – aus ihrem Versteck zu holen, dazu zwei Gläser. Ich schenke ein, wir trinken uns zu, schweigen noch eine Weile, und dann fahre ich fort:

»Nach ein paar Wochen fuhren wir also mit dem Wagen nach Tirol und genossen zunächst einmal die Schönheit dieser paradiesischen Gegend. Drei Tage vergingen, ehe die Fürstin ihren ersten Besuch bei der Königin im Sanatorium machen konnte. Das nächstemal sollte ich mitkommen, so war es verabredet. Einen Kontakt mit dem alten Sanitätsrat hatte ich mit Absicht noch nicht aufgenommen. Ich wollte nämlich jede Voreingenommenheit vermeiden – das werden Sie verstehen. Anscheinend wurde aber mein Auftauchen doch bekannt. Der Flügeladjutant, ein General – Sie haben ihn sicherlich kennengelernt – war bereits orientiert, als ich die Fürstin in das Sanatorium begleitete. Sie ging zuerst allein in das Krankenzimmer, während ich draußen mit dem General, der so allerhand von mir wissen wollte, wartete. Auch aus seinen Worten klang die große Sorge um die Königin durch. Wir blieben nicht allein, es gesellte sich Lord Benfield, Mitglied des Parlamentes, zu uns – ein überaus sympathischer weißhaariger älterer Herr, der schon längere Zeit der Königin Gesellschaft leistete. Er hat offenbar in ihrem Leben einmal eine besondere Rolle gespielt. Beide wollten viel von Deutschland wissen.

Schließlich öffnete sich die Tür des Krankenzimmers, eine Schwester kam heraus und bat mich einzutreten.

Es wird Ihnen, lieber Sturm, nicht anders ergangen sein als mir damals ... Der Eindruck beim Betreten des Krankenzimmers war überwältigend. Die noch immer sehr schöne Königin – sie

war damals schon 63 Jahre alt – lag in hochanämischem Zustand in ihren Kissen – umrahmt von herrlichen Ikonen und Orchideen.
Die Fürstin stellte mich vor und sagte ein paar nette Worte über mich. Die Königin schaute mich kurz an, dann reichte sie mir völlig unbefangen ihre Hand.
Ihr Wesen ist wirklich von königlicher Art – nicht anerzogen, sondern angeboren. Ihre Anmut, ihre Sicherheit und Ruhe wirken wohltuend.
Zwanglos entwickelte sich ein Gespräch über die herrlichen Ikonen im Stil der Schule von Nowgorod, die byzantinische frühromanische Kunst, über die wunderbaren Fresken und Mosaiken von Ravenna. Wir kamen auch auf die berühmte Kapelle der Galla Placidia zu sprechen, diesen einzigartigen bunten Schrein. Das konnte mir nur recht sein. Mit voller Absicht gab ich dem Gespräch keine medizinische Wendung. Die Patientin sollte selbst damit anfangen. Bald darauf verabschiedete sich die Fürstin, die merkte, daß alles gut lief, unter einem Vorwand. Sie wollte mich mit der Königin allein lassen.
Ob es bewußt oder unbewußt geschah, lieber Sturm, ich weiß es nicht mehr. Allmählich wurde das Gespräch vertraulicher. Die Königin fragte mich, bei welcher Gelegenheit ich ihre Nichte, die Fürstin, kennengelernt hätte. Und ich erzählte von unserer ersten Bekanntschaft in der chirurgischen Klinik, als die Fürstin einmal dort zur Behandlung lag.
Die Königin wurde immer stiller. Ich merkte es wohl, wußte aber noch nicht, worauf sie hinauswollte. Da überraschte sie mich plötzlich mit den Worten:
›Ich mache mir Sorgen um meine Nichte. Menschliche – meine ich. Mich beängstigt die innere Unruhe ihres Herzens, ihre Hast, ihr unstetes Dahintreiben in unablässigem Suchen nach einem imaginären, unbekannten Ziel.‹
Dabei sah sie mich so durchdringend mit ihren klaren Augen an, daß es mich geradezu erschreckte. Mir lag schon eine Antwort auf der Zunge, kannte ich doch die Probleme und Sorgen der Fürstin gut genug, aber ich schwieg. Das war nicht der richtige Zeitpunkt für ein solches Gespräch. Sie spürte sehr wohl, daß ich sie verstanden hatte, aber auch, daß mich dieses Thema bedrückte. Sofort lenkte sie ab.

Vielleicht erwartete sie, daß ich mich nach ihrer Krankheit erkundigte, aber gerade das vermied ich. Sie sollte spontan den Wunsch verspüren, selbst davon zu erzählen. Soweit waren wir aber noch nicht. Sie sprach über ihr Land, die Menschen, den König, und es überraschte mich, mit welch erstaunlicher Offenheit sie sich äußerte. Ihre Worte bekamen einen bitteren Beiklang:

›Mein Sohn ist ein sehr fleißiger Mann, aber ein schlechter König. Er wird sein Land ins Unglück führen.‹

Voller Bewunderung sah ich ihr in die Augen und dachte: Diese Frau macht sich nichts vor.

Endlich – ich wollte mich schon verabschieden – begann sie leise von ihrem Zustand zu berichten. Sie können sich denken, lieber Sturm, wie genau ich zuhörte. Jedes Wort, jeden Satz, alle Zwischentöne registrierte ich. Die Königin sollte reden, reden, reden.

Erst nach langer Zeit unterbrach ich sie einige Male und stellte präzise Fragen, um mir ein Bild von der Entwicklung ihrer Krankheit machen zu können.

›Majestät, bitte, wann genau haben die merkwürdigen Darmblutungen zum erstenmal eingesetzt?‹

Sie überlegt und antwortet:

›Vor etwa sechs Jahren – ja, genau vor sechs Jahren. Unsere Leibärzte haben sie zunächst für harmlos gehalten. Erst als von Zeit zu Zeit weitere und schwerere Blutungen auftraten, wurden die Herren unruhig. Sie haben gelehrte Professoren zugezogen – alle haben viel geredet und wenig getan.‹

Das also war die erste Spur, der ich natürlich nachging. Ich versuchte, Aufschluß über die Vorperiode zu bekommen. Sie verstehen, Kollege Sturm, warum. Allmählich gelang es mir, Einzelheiten herauszubekommen und das Mosaik zu einer Diagnose zusammenzufügen.

Die Geschichte fing mit einer schweren Gelbsucht vor sieben Jahren an. Entweder hatte die Königin eine Hepatitis, eine Leberentzündung auf infektiöser Basis, oder eine Vergiftung. Erst nach einer längeren Pause relativen Wohlbefindens sind dann, wie Sie wissen, überraschend Darmblutungen aufgetreten. Und ganz allmählich bekam ich damals eine Ahnung, um was es sich handeln könne.

Daher unterbrach ich die Unterredung:
›Bitte, Majestät, darf ich mir einmal den Leib ansehen und abtasten? Ich möchte wissen, ob die Leber vergrößert ist, ob Flüssigkeit in der Bauchhöhle vorhanden ist.‹
Keine Abwehr, kein Zeichen irgendwelcher Scham. Mit natürlicher Selbstverständlichkeit schlägt sie die Decken zurück. In aller Ruhe kann ich den Leib abtasten. Er ist ein wenig schwammig aufgetrieben. Ich taste nach der Milz, der Magenregion, prüfe die Nierenlager, kann aber nichts finden. Dann kontrolliere ich die Leber. Sie ist recht hart, vergrößert und der Rand steht einige Zentimeter zu tief. Die Oberfläche ist aber glatt, nicht knollig.
Noch etwas finde ich: einen Aszites – einen Flüssigkeitserguß in der Leibeshöhle.
Die Königin beobachtet mich ganz genau und meint dann plötzlich:
›Wissen Sie, daß Sie der erste Arzt sind, der mich eigentlich richtig untersucht? Die anderen haben nur Diagnosen gestellt. Wahrscheinlich haben sie sich geniert, den Leib einer Königin zu berühren – so ein Unsinn!‹
Ich schlage die Bettdecke wieder zurück, denke einen Augenblick nach und stelle mir dabei die entscheidende Frage: Gibt es Beziehungen zwischen dieser Lebervergrößerung, dem Aszites und den Darmblutungen?
Das mußte ich, wie Sie wissen, bejahen. Wenn die Königin eine Leberzirrhose hatte, dann konnte oder mußte es zu Stauungen im Pfortadergebiet kommen. Nun ja, und wenn das der Fall war – fiel mir blitzartig ein –, dann bilden sich in etwa zwölf Prozent der Fälle Varizzen in der Speiseröhre. Wird der Druck zu hoch, platzt eine solche erweiterte Vene und es kommt zu Blutungen in der Speiseröhre, wie wir sie alle gut genug kennen.
Sehen Sie – so entstand meine damalige Diagnose auf Verdacht: Leberzirrhose mit Varizzen der Speiseröhre.
Die Königin hat nie Blut erbrochen. Es fehlen in ihrem Bericht auch Beschwerden, die auf eine Erkrankung des Magens – vielleicht ein Geschwür, einen Magen- oder Leberkrebs – hindeuten. Sie hat aber jedesmal tagelang lebensgefährlich geblutet. Wie leicht hätte sie verbluten können.
Aber natürlich – das alles war zunächst nur eine diagnostische

Vorstellung, deren Richtigkeit erst bewiesen werden mußte. Also fragte ich weiter:
›Majestät, kündigen sich die Darmblutungen durch irgendwelche Erscheinungen oder Beschwerden vorher an – zum Beispiel durch ein unangenehmes Völlegefühl im Leib? Merken Sie, wenn wieder eine Darmblutung bevorsteht?‹
Sie sinnt nach und meint dann:
›Ja – Sie haben ganz recht. Jetzt entsinne ich mich genau. Es kommt zu einem Spannungs- und Völlegefühl im Leib. Er schwillt jeweils vor dem Einsetzen der Blutungen an. Hinterher spüre ich eine Erleichterung.‹
Das war ein sehr wertvoller Hinweis, der Fall klärte sich allmählich. Eine erhöhte Stauung im Pfortadergebiet ging also offensichtlich jeder Blutung voraus und führte schließlich zur Ruptur einer solchen Speiseröhrenkrampfader.
›Für heute soll dies genug sein. Ich weiß ja nun einiges und muß darüber nachdenken.‹
Unmittelbar und absichtlich gehe ich auf andere Dinge über. Erstaunlich, mit welch überlegener Ruhe die Königin mir folgt. Nichts von ängstlichen Klagen, von Ungeduld, von gespannter Erwartung, kein Drängen, kein banges Wort, keine Neugier – welch eine Frau!
Nur einmal noch kommen wir auf ihre Erkrankung zu sprechen, denn ich bitte um die Erlaubnis, mir die Krankenblätter und Protokolle, alle Untersuchungsergebnisse, die Sanitätsrat Carisius aufbewahrt, ansehen zu dürfen. Dann verabschiede ich mich und gehe nachdenklich zum Portal.
Schon am nächsten Tag bekam ich Gelegenheit, mit Sanitätsrat Carisius zusammenzutreffen und meinen Wunsch vorzutragen. Sie haben diesen feinsinnigen, erfahrenen Internisten alter Schule ja selbst kennengelernt. Hinsichtlich der Diagnose hatte er sich bisher offenbar auf keine eigene Meinung festgelegt. Er schien die Blutungen der Königin eher auf ein Magengeschwür oder einen Magenkrebs zu beziehen. Ob er an eine chronische Lebererkrankung gedacht hat, weiß ich nicht. Aus seinen Andeutungen ging jedoch hervor, daß er sich nicht nur um die Königin Sorgen machte, sondern daß auch die Betreuung der Begleitpersonen, die alle im Sanatorium wohnten, nicht gerade einfach war.

Die Königin hatte inzwischen Anweisung gegeben, man solle mir alle Krankenpapiere aushändigen. Unaufgefordert ging daher der Kollege Carisius, der ständig eine graue Mütze auf dem Kopf trug, an seinen Schrank und holte eine dicke Mappe voller Dokumente und Berichte in den verschiedensten Sprachen heraus. Die rumänischen und tschechischen Schriftstücke konnte ich nicht lesen, dagegen aber die vielen deutschen und französischen Berichte. Der alte Herr gab einige erläuternde Erklärungen, wies mir einen stillen Platz in seinem Arbeitszimmer an, und ich vertiefte mich sogleich in dieses wertvolle und in mancher Hinsicht aufschlußreiche Material. Es ergab sich daraus etwa folgendes Bild:
Ungefähr zwanzig österreichische, tschechische, rumänische, jugoslawische und französische Ärzte hatten sich mit dem Leidenszustand der Königin befaßt. Viele verschiedene Meinungen wurden vertreten. Ein einziger Mann nur hatte meines Erachtens sofort die richtige Diagnose gestellt, und das war ein berühmter Internist der Wiener medizinischen Fakultät, Prof. Erlenbecker, Sie kennen ihn sicherlich. Diesen bedeutenden Professor hatte der Hof zugezogen. Er ist ja eine der größten Autoritäten auf dem Gebiet der Lebererkrankungen. Ihm kann es nicht schwergefallen sein, die Krankheitserscheinungen der Königin als eine Leberzirrhose mit okkulten Blutungen aus Oesophagusvarizzen zu deuten. Sie werden mir nachfühlen können, welche Genugtuung ich empfand, daß durch ihn meine eigene Diagnose bestätigt wurde. Aber den exakten Beweis solcher Venenerweiterungen der Speiseröhre hatte auch er nicht erbracht. Kaum zu glauben – keiner hatte bisher den Mut gehabt, der Königin eine Röntgenuntersuchung vorzuschlagen. Man scheute sich davor, weil die Patientin eben eine Königin war.
Einmal fand ein großes Konsilium statt, ein ganzes Konsortium bekannter Mediziner verhandelte darüber, wie die chronische Blutarmut der Königin gebessert werden könne. Arsen wurde vorgeschlagen, aber da sprangen die Franzosen auf und brachten mit großem rhetorischem Aufwand ihre ernstesten Bedenken vor. Dann schlug einer eine Eisentherapie vor. Wieder gab es mit Rücksicht auf die hochgestellte Kranke lebhafte Auseinandersetzungen und Widerstand. Also auch ein Eisenpräparat wollten die ängstlichen Männer nicht verordnen. Da stand

– wie ich den Akten entnahm – der Wiener Internist auf, überreichte dem Hofarzt ein Rezept, erklärte: ›Hob i eh schon aufgschrieben!‹ und ging. Für ihn war der Fall erledigt. An dem Hauptleiden, der fortgeschrittenen Leberzirrhose, konnte er ja auch nichts ändern.

Die Königin wurde natürlich nach den mehrfachen schweren Blutungen schwächer und blutärmer. Die Blutneubildung nahm ab. Sie erholte sich schlecht. Auch mir ist, obwohl damals längere Zeit keine Blutung aufgetreten war, die fatale Blässe in ihrem Gesicht aufgefallen. Sie wirkte erschreckend. Auf jeden Fall: Ein Krebs lag nicht vor – das war meine Überzeugung.

Ich wußte nun genug, um Vorschläge machen zu können. Am wichtigsten erschien natürlich eine sorgfältige Röntgenuntersuchung. Im Sanatorium Carisius stand kein Röntgengerät zur Verfügung. Die Italiener wollten für unsinnige Summen eine solche Anlage extra für die Königin einbauen – dabei spielten sicherlich diplomatische Gründe eine Rolle. Aber das kam nicht in Frage. Wir mußten also die Königin in eine Klinik bringen, die entsprechend eingerichtet war und in der man über genügend Erfahrungen verfügte.«

Franz Sturm unterbricht mich plötzlich:

»Und wie sind Sie nun gerade auf mich und unser Sanatorium gekommen?«

»Das kann ich Ihnen ganz genau sagen. Hervorragende Spezialisten haben wir in Deutschland genug, auch Leberspezialisten. Wir suchten und brauchten aber einen respektlosen Mann, der mit Fürstlichkeiten umzugehen verstand, und das waren Sie, lieber Sturm. Außerdem besaß Ihr Haus die notwendigen Räume, um das zahlreiche Gefolge der Königin unterzubringen.

Also sprach ich sofort nach der Rückkehr aus dem Sanatorium mit der Fürstin – dann auch mit dem Fürsten selbst, lehnte die Diagnose Krebs ab, nannte meine Diagnose und erklärte die Ursache der gefährlichen Darmblutungen. Dann machte ich den Vorschlag, die Königinmutter in Ihre Klinik zu verlegen. Dort sollte zuerst die Richtigkeit unserer Diagnose exakt bewiesen werden und dann – soweit möglich – eine Behandlung einsetzen.

Die beiden stimmten meinem Vorschlag sofort zu. Ich verfaßte einen kurzen Bericht über alle meine Ansichten und Vorschläge

und gab ihn dem Fürsten zur Weitergabe an den regierenden König. Nicht nur er, sondern auch die Königin selbst gaben kurz danach ihre Zustimmung zur Verlegung in Ihr Sanatorium. So kam es, mein lieber Sturm, daß ich mich damals an Sie wandte. Ich machte der Königin noch einen Abschiedsbesuch und versuchte ihr klarzumachen, daß man ohne exakte Diagnose nicht behandeln könne. Die Unannehmlichkeit einer Röntgenuntersuchung müsse sie eben hinnehmen. Den Blick, mit dem mich diese wunderbare Frau noch einmal ansah, werde ich nie vergessen ...
So – jetzt sind Sie an der Reihe zu erzählen, denn alles Weitere kenne ich nur aus Ihren kurzen medizinischen Berichten. Was haben Sie nun anschließend wirklich erlebt?«
Wir trinken erst die Gläser leer, ich fülle nach, so hat Sturm Zeit, sich zu erinnern.
»Na ja – nachdem Ihr Brief und ein Schreiben der Hofkanzlei eingetroffen waren, haben wir uns natürlich bemüht, die Räume zum Empfang der Königin und ihrer Begleitung vorzubereiten. Dann fuhr ich, wie Sie wissen, selbst nach Südtirol. Es ging mir genauso wie Ihnen – als ich die Königin zum erstenmal sah. Sie machte auf mich einen tiefen Eindruck. Ich untersuchte sie eingehend, soweit man das eben bei solcher Gelegenheit kann. Über die Vorgeschichte war ich ja durch Ihren Bericht einigermaßen im Bild. Ich kam zu genau denselben Überlegungen und derselben Diagnose wie Sie: Verdacht auf Leberzirrhose, Hochdruck im Pfortaderbereich, anfallsweise blutende Varizzen der Speiseröhre. Bei der Untersuchung habe ich wirklich keinerlei Rücksicht auf die hohe Stellung der Patientin genommen – und gewann gerade dadurch ihr Vertrauen. Wir planten die Abreise, bereiteten sie vor. Dann geschah das Unheil. Einen Tag vor dem festgesetzten Reisetermin bekam die Königin eine neue, schwere Blutung. Sie hätte tödlich enden können, so schwer war sie. Ich wich nicht von ihrer Seite, kümmerte mich nicht mehr um meine Klinik, sondern blieb im Sanatorium. Sie können sich denken, wie nervenaufreibend diese Tage waren. Schließlich hörte die Blutung auf, aber die Königin war für eine Reise viel zu schwach. Einige Wochen blieb ich bei ihr. Gern gestehe ich, daß ich ganz in den Bann dieser bemerkenswerten Frau geriet und daß sich eine innige menschliche Bezie-

hung zwischen uns einstellte, die ich niemals in meinem Leben missen möchte.

Dann endlich schafften wir es doch. Die Königin erholte sich, und die Reise nach Deutschland konnte gewagt werden. Die Übersiedlung in mein Sanatorium vollzog sich glatt und ohne jede Störung.«

»Und ich saß unterdessen daheim voller Unruhe, mein Lieber, und wartete ungeduldig auf Ihre Nachricht, ob alles gut gegangen sei und ob Sie unsere Vermutung auf Speiseröhrenvarizzen bestätigen konnten.

Die Königin schrieb mir damals ein paar Zeilen, sandte mir ihr Bild mit einer persönlichen Widmung als kleines Zeichen der Dankbarkeit, aber sie erwähnte nichts von einer Röntgenuntersuchung.«

»Die Röntgenuntersuchung verzögerte sich. Wir wollten die Königin nicht gleich belasten, sie sollte sich erst eingewöhnen. Nach etwa drei gut verlaufenen Wochen haben wir es dann gewagt. Die Untersuchung ergab einwandfrei das typische Bild von Varizzen in der Speiseröhre – Aussparungen zwischen den Falten der Schleimhaut in der typischen Kleeblattform. Ich habe Ihnen ja Abzüge der Bilder geschickt ... An der Richtigkeit unserer Diagnose war nun kein Zweifel mehr.«

»Genauso war es. Als ich auf meinem Schreibtisch Ihre Röntgenbilder fand und sie betrachtete, empfand ich zwar große Genugtuung, aber im gleichen Augenblick kam mir auch die ganze Tragik der Situation zu Bewußtsein. Schließlich ist ein solcher Befund fast ebenso deprimierend wie ein Krebs des Magens oder der Speiseröhre. Sie konnten den Zustand vielleicht hinhalten, das allgemeine Befinden der Königin bessern – aber niemand konnte sie mehr heilen.

Wie oft habe ich dann über operative Möglichkeiten zur Entlastung des Pfortaderkreislaufes bei Hochdruck und zur Verhinderung der Blutverluste aus den Oesophagusvarizzen nachgedacht. Alles Mögliche – die Ventilbildung mit einer frei transplantierten Venenklappe habe ich erwogen, aber wieder verworfen. Erinnern Sie sich, daß ich damals die Unterbindung der erweiterten zuführenden Venen am Mageneingang dicht unter dem Zwerchfell, die der Basler Ordinarius der Chirurgie angegeben und versucht hatte, in Vorschlag brachte? Die Idee ist

einleuchtend. Der Erfinder selbst sollte die Operation ausführen, denn er war der einzige, der sie schon gemacht hatte.
Ich weiß nicht, ob Sie meinen Bericht an den Fürsten und den König zu sehen bekamen. Bald danach erreichte mich eine völlig ablehnende Antwort. Soviel ich weiß, hat nicht nur der König, sondern auch seine Mutter jeden Eingriff abgelehnt. Nun aber erzählen Sie bitte weiter.«

»Ihren Bericht habe ich im Original nicht zu sehen bekommen, nur davon gehört. Nun ja, uns blieb nichts anderes übrig, als eine rein konservative Behandlung. Wir haben uns die größte Mühe gegeben, den Pfortaderdruck niedrig zu halten. Die Königin lag mir wirklich sehr am Herzen ... Übrigens, das will ich Sie doch nachträglich noch fragen: Warum sind Sie niemals zu uns gekommen? Wir haben oft von Ihnen gesprochen.«

»Diese Frage bedeutet für mich keine Überraschung, ich will sie Ihnen ganz klar beantworten. Wer jemals in die Strahlen des Rampenlichts geraten ist, hat darunter zu leiden. Ein solcher Mensch steht unter ständiger Beobachtung, ist neugierigen Blikken ausgesetzt, von leisem Geflüster umgeben, er wird gepeinigt. Viele Menschen werden durch ihre Neugier zu einer Art ›roten Hunden‹, die herumschnüffeln und ihre Opfer verfolgen. Ein so Exponierter empfindet es als eine Wohltat, wenn ausnahmsweise einer nicht versucht, sich in Erinnerung zu bringen, sich interessant zu machen oder etwas zu fordern. Ein Thron hat für viele eine magische Anziehungskraft. Die meisten Bürger, die ihn umdrängen, wollen etwas gewinnen, sei es auch nur einen Strahl des Nimbus, der eine goldene Krone umgibt.
Sehen Sie, das wollte ich der Königin ersparen und trat deshalb in den Schatten zurück. Meine Mission war ja erfüllt. Ich hatte die Patientin in die besten Hände gegeben. Übrigens, die Königin hat mich vollkommen verstanden, ich weiß das mit aller Bestimmtheit, denn sie hat es einmal direkt ausgesprochen. Daß ich darüber sehr glücklich war, werden Sie mir nachempfinden können.«

»Mein Gott, jetzt begreife ich Sie erst. Sie hatten unzweifelhaft recht.«

Sehr nachdenklich fährt er in seiner Erzählung fort:

»Der Königin ging es von Tag zu Tag besser. Sie erholte sich sichtlich, bekam wieder rosige Farbe. Sie konnte sogar kleine

Spaziergänge in die Umgebung machen. Manchmal gingen wir auch in das Museum. Aber dann« – er stockt, gepackt von der Erinnerung –, »dann allerdings erlebten wir bittere Stunden, die ich niemals vergessen kann.
Es fing damit an, daß die Königin immer weniger sprach. Sie zog sich von ihrer Umgebung zurück und verschloß sich auch vor mir immer mehr. Eines Tages erklärte sie mir dann plötzlich:
›Doktor, es ist an der Zeit, ich möchte heimkehren.‹
Natürlich wehrte ich mich energisch dagegen. Die Übersiedlung schien mir noch viel zu früh, aber sie blieb hartnäckig bei ihrem Entschluß. Von allen Seiten, von ihrem Sohn, dem König, von den Verwandten kamen warnende Briefe und Telegramme mit der flehentlichen Bitte, auszuharren und die Heimreise noch nicht anzutreten. Ich fühlte genau, daß eine entscheidende Wandlung in der Königin vor sich gegangen war, doch konnte ich sie nicht deuten. Was sollte ich tun? Damals schrieb ich an Sie und bat um Ihre Hilfe. Die Königin überreichte mir wenige Tage darauf Ihre Antwort. Ich erinnere mich gut an Ihre dringende Mahnung, die Behandlung nicht vorzeitig abzubrechen und lieber die Reise zu verschieben – aber es half alles nichts.
Eines Abends ließ die Königin mich rufen – wir blieben ganz allein. Ich saß wie so oft an ihrem Bett, da weiteten sich plötzlich ihre Augen, sie blickte mich mit dem Ausdruck tiefster Verzweiflung an und sagte unter Tränen:
›Lieber Freund, ich weiß doch, daß Sie mir nicht mehr helfen können. Geben Sie sich keine Mühe, das zu verbergen. Lassen Sie mich in der Heimat sterben.‹
Mich trafen diese Worte wie ein Keulenschlag. Ich gab nach – ich konnte nicht anders. Es war eine jener Stunden, in denen man das Menschliche über das Medizinische stellen muß.«
»Ich kann Sie gut verstehen, lieber Sturm. Gerade dieser Einstellung wegen habe ich Sie immer als einen wirklichen Arzt betrachtet – lassen Sie mich das ruhig einmal sagen.«
Sturm greift nach der Flasche. Er schenkt sich selber ein und trinkt das Glas in einem Zug leer, um sich zu beruhigen.
»Nun war also die Entscheidung gefallen, die Abreise wurde gegen den Willen aller vorbereitet. Nur die Königin blühte wieder auf! Erinnern Sie sich noch – Sie schrieben mir damals,

nachdem Sie erfahren hatten, was bevorstand, eine dringende Warnung:
›Ich bin fast gewiß‹ – stand in Ihrem Schreiben –, ›daß die Königin auf der Fahrt in die Heimat eine neue, vielleicht die letzte Blutung bekommen wird. Sehen Sie sich vor.‹
Wie recht sollten Sie behalten.
Die Königin verabschiedete sich, man bestieg den Hofzug, ich blieb an ihrer Seite – die Räder rollten, wir fuhren gen Osten.
Da – nach zehnstündiger Fahrt – beginnt die Königin zu bluten. Sie liegt todesmatt in ihren Kissen, wird immer bleicher und bleicher. Wiederum kämpfen wir mit allen Mitteln gegen den Blutverlust und um ihr Leben. Ich will den Zug anhalten lassen, die Königin in das nächste Krankenhaus bringen, aber sie flehte mich an und bestand darauf, bis in die Heimat durchzufahren. Ich mußte nachgeben. Ich konnte es einfach nicht übers Herz bringen, ihr diesen Wunsch abzuschlagen.
Dort war man schon alarmiert. Der gesamte Hof, viele Minister erschienen an der Bahn, an der Spitze der regierende König selbst in großer Gala. Er liebte ja den Glanz und die prunkvollen Uniformen. Man hob die arme, ausgeblutete Königin auf eine Bahre und schob sie durch die Tür des Wagens. Die Umstehenden griffen zu, um zu helfen – darunter auch der König selbst, aber natürlich tat man nur so. Keiner hielt wirklich die Holme der Bahre fest. Und so ließen sie die Königin auf den steinharten Bahnsteig fallen. Ich stand noch in der Tür des Waggons und konnte das Unglück nicht verhindern.
Die Königin wandte sich nach diesem Sturz nur stumm zur Seite. Während ich neben ihr kniete, blickte sie mich an und flüsterte mir leise in deutscher Sprache zu:
›Sehen Sie, lieber Freund, so ist das eben hier – alles Theater.‹
Wenige Stunden danach starb sie in ihrer Heimat.
Niemals im Leben bin ich als Arzt so verzweifelt gewesen – glauben Sie mir. Lange Zeit konnte ich mich nicht beruhigen und nicht mehr arbeiten. Die Wunde saß zu tief.«
Das Licht der letzten noch brennenden Kerze vor uns flackert einmal auf und erlischt dann. Der Raum füllt sich mit gespenstischer Dunkelheit.
Nur in der Ferne hört man das Brummen eines Motors – dann einige dumpfe Detonationen. Die Erde erzittert, die Scheiben

klirren. Eine »Nähmaschine«, wie die Landser das primitive Nachtflugzeug der Russen nennen, ist wieder unterwegs.
Die Einschläge schrecken uns jäh aus unseren traurigen Gedanken hoch. Wir lauschen, bis die Maschine wieder in der Ferne verschwindet. Schweigend sitzen wir noch lange beisammen, dann aber wird es für mich Zeit, nach den Frischoperierten zu sehen. Ich lasse Franz Sturm allein mit seinen Erinnerungen an unsere gemeinsame Patientin: die Königin.

Die großen Meister des Mittelalters besaßen noch ein echtes Gefühl für Engel. Sie malten sie in Andacht. Man denke nur an die Engel in der Kuppel des Aachener Domes, an die Engelchöre in Lorch oder St. Peter und Paul auf der Reichenau. Man denke an die Engel des Stephan Lochner, des Michael Pacher, Bernhard Strigel, an diejenigen des Martin Schongauer, Albrecht Dürer und die der beiden Holbein. Die Innigkeit ihres Glaubens strahlt noch immer aus ihren Werken auf uns herab. Obwohl sich die Welt so sehr verändert hat, kehren die weißen und schwarzen Engel in unseren Träumen wieder, begleiten uns in frohen und schlimmen Tagen. Wenn schwarze Engel über unserem Haus schweben, naht Unheil.

DER SCHWARZE ENGEL

Das Kolleg über die »Allgemeine Chirurgie« machte mir von allen Vorlesungen stets die größte Freude. In diesem Bereich fühlte ich mich so richtig zu Hause, hier konnte ich, entsprechend meiner bakteriologisch-serologischen und pharmakologischen Vorbildung, ohne Mühe aus dem vollen schöpfen und meinen Hörern viele Dinge erklären, die nicht in den Lehrbüchern stehen. Das Kolleg war deshalb besonders beliebt, und sogar die Schar der Assistenten – für mich der beste Gradmesser – erschien fast regelmäßig, um sich über Neues zu informieren und von dem unorthodoxen Wissen zu profitieren, das sich nun einmal im Laufe der Jahre praktischer Erfahrung ansammelt.
Heute hatte ich begonnen, die Probleme der »Allgemeininfektion« zu erörtern, also über das zu reden, was der Laie »Blutvergiftung« nennt. Viele Ärzte bezeichnen diesen lebensgefährlichen Zustand als »Sepsis«, ein Ausdruck, von dem unser Altmeister der Chirurgie, Erich Lexer, nichts wissen wollte, denn Sepsis bedeutet eigentlich Fäulnis, und das ist etwas ganz anderes. Lexer war immer ein Meister präziser Definitionen. Er verwandte die Worte in ihrer eigentlichen Bedeutung, und nicht zuletzt darauf gründete sich die viel bewunderte Klarheit seiner Sprache.

Mein Interesse an den Allgemeininfektionen verschiedenster Art war stets sehr groß gewesen. Schließlich hatte ich nicht nur meinem faszinierenden Lehrer mit Spannung zugehört, wenn er über dieses Thema sprach, sondern mich auch selbst zweieinhalb Jahre lang ausschließlich mit den septikämischen Erregerarten befaßt, besonders jenen, die Sauerstoff zu ihrem Leben benötigen, und mit anderen, noch gefährlicheren, die nur unter Sauerstoffabschluß gedeihen. Zu den letzteren gehören Erreger, welche schwerste Blutzersetzung und Blutvergiftung, das Absterben der Gewebe und dadurch den Tod herbeiführen können. Der Gasbrand zum Beispiel zählt dazu.

Offenbar habe ich heute einen guten Tag. Die Studenten und meine anderen Zuhörer sind gefesselt, und als ich den Schlußpunkt gesetzt habe, kommt mein Oberarzt Frerichs, ein gewissenhafter, gescheiter Mann – ein wenig füllig ist er –, umgeben von einigen älteren Assistenten, zu mir und bedrängt mich wieder einmal.

»Herr Professor, was Sie uns heute erzählt haben, ist uns nahezu unbekannt. Sie sollten das alles in einem neuartigen Lehrbuch der Allgemeinen Chirurgie zusammenfassen. Das müßte ein großer Erfolg werden!«

Und die Assistenten stimmen lebhaft zu. Einer meint: »Es gibt doch keins. Das Lexersche Buch ist doch schon längst veraltet.«

»Du meine Güte, Herrschaften, was soll ich denn noch alles machen? Andere Aufgaben sind doch viel dringlicher. Denkt doch an die Gefäßchirurgie, die plastische Chirurgie, um deren Weiterentwicklung wir uns so sehr bemühen. Nein – das kann ich nicht.«

Ich schüttle resigniert den Kopf, denn im Grunde genommen haben die Männer ja recht. Längst hätte ich mich an ein solches Werk wagen sollen. Aber das ist keine Kleinigkeit – eine Arbeit von immerhin acht bis zehn Jahren. Man könnte sich vielleicht auf die Infektionslehre beschränken, überlege ich, aber das erscheint mir nicht günstig, denn klinisch greift doch alles ineinander. Es gibt keinen Infekt, der sich nicht auf die Atmung, den Gasstoffwechsel, das Herz, den gesamten Kreislauf, den Säure-Basen-Haushalt und vieles andere auswirkt. Man darf nicht einseitig bakteriologisch bleiben, sondern muß eine lebendige klinische Gesamtdarstellung geben ... Ich weiß, mich hat der Krieg daran gehindert, ein solches Werk zu schaffen. Wie bei so vielen anderen hat er jede wissenschaftliche Arbeit jäh unterbrochen, hat mich zwar reicher an Kenntnissen, aber auch physisch und psychisch erschöpft entlassen.

Aber so ist das eben. Viele Wünsche im Leben werden zunichte gemacht von dem, was wir Schicksal nennen oder Weltgeschichte oder Torheiten der Politiker – und was man vielleicht selbst hätte beeinflussen können, wenn, ja wenn man vorher schon so klug wäre wie hinterher.

Die Anregung meiner Mitarbeiter hat mich beunruhigt. Auf dem Weg in mein Arbeitszimmer beschäftigt mich der Vorschlag, kreisen meine Gedanken um jene Fälle von Allgemeininfektion, die ich selbst erlebt habe – und oft genug als Besiegter erleben mußte. Als ich am Schreibtisch sitze, tauchen Erinnerungen auf, ich greife schließlich nach meiner Mappe mit Befunden und Operationsskizzen.

»Lassen Sie sich ja nicht als Zeichner und Maler mißbrauchen«, hatte mir Walter Straub, der berühmte Pharmakologe, beim Ausscheiden aus seinem Institut zum Abschied warnend nachgerufen. Er hatte gar nicht so unrecht, denn schon in den ersten Tagen meiner chirurgischen Ausbildung bat mich der Chef darum, ihm Operationsskizzen spezieller Art zu machen.

Ein Bild nach dem anderen gleitet durch meine Hand. Schließlich stoße ich auf das Aquarell eines Noma – eines Wasserkrebses, wie die Leute das nennen. Genau dieses Bild suche ich. Jedesmal, wenn ich es betrachte, jagt es mir einen Schrecken ein, und ich erlebe noch einmal, was dieser Skizze vorausging:

Eine ältere jüdische Assistentin betreute damals die Infektionsabteilung der Kinderklinik unserer medizinischen Akademie. Selma nannten wir sie alle. Sie war eine gute Ärztin, nicht gerade hübsch, ziemlich dick, aber mit schönem schwarzen Haar und lebhaften dunklen Augen. Selma war überaus fleißig und an den akuten Infektionen, besonders am Scharlach, sehr interessiert. Daher stammten unsere Berührungspunkte, denn auf dem Robert-Koch-Institut hatte ich umfangreiche Tierversuche zur aktiven Immunisierung gegen hochtoxische Streptokokken und Pneumokokken mit überraschend gutem Erfolg durchgeführt. Diese Arbeiten haben in bakteriologischen Kreisen ziemliches Aufsehen erregt, was ich erst viele Jahre später erfuhr. Der Scharlach wird, genau wie die akute Wundrose, das Erysipel, als Form einer hochakuten Streptokokkeninfektion angesehen. Die Gelehrten stritten sich damals heftig über die Frage, ob es spezifische Scharlachstreptokokken und ob es einen spezifischen Streptokokkus erysipelatos gibt.

Selma hatte es mit dem gewöhnlichen Scharlach der Kinder zu tun, der in der Regel von einer Halsentzündung auszugehen pflegt. Wir dagegen erleben in der Chirurgie gelegentlich einen Wundscharlach. Dabei entwickelt sich genau dasselbe Krankheitsbild, nur eben im Anschluß an eine Streptokokkeninfektion irgendeiner Wunde. Da meine Versuche die Bildung von Antikörpern im Organismus gegen das Streptokokkengift bewiesen hatten, kam man auf den Gedanken, das Serum jener Patienten, die einen Scharlach überstanden hatten, das also vermutlich Antikörper, das heißt Antitoxine enthielt, gegen den akuten Scharlach einzusetzen, um damit die gefährliche Giftwirkung zu mildern oder zu neutralisieren.

Genau das tat Selma, und anscheinend mit Erfolg. Ich selbst versuchte zur gleichen Zeit ein Scharlach-Streptokokken-Tierserum der Behringwerke gegen den Wundscharlach und schwere Formen der Wundrose anzuwenden, meist – aber leider nicht immer – mit gutem Erfolg.

Spät an einem Nachmittag, der sich durch nichts von vielen anderen unterschieden hatte, gehe ich ermüdet von der experimentellen Arbeit im Pharmakologischen Institut in unsere chirurgische Klinik zurück. Unterwegs treffe ich Selma. Sie hält einen Glaskolben mit Serum in der Hand und geht damit langsam zur Kinderbaracke, in der die schweren Infektionsfälle betreut werden. Wir begrüßen uns kurz, und ich frage sie ganz harmlos:

»Warum so nachdenklich, Selma? Was ist das für ein Giftgemisch in Ihrem Kolben? Wer wird damit traktiert?«

Selma aber bleibt ernst, sie scheint sehr bedrückt zu sein.

»Bin heute nicht zu Späßen aufgelegt ... Das ist Scharlach-Rekonvaleszentenserum. Ich will es einem kleinen zweijährigen Mädchen mit einem Noma im Bereich des linken Auges geben. Der Wasserkrebs hat schon weit auf die linke Wange übergegriffen, und der Infekt schreitet jetzt mit unheimlicher Geschwindigkeit voran. Das Gewebe zerfällt geradezu vor unseren Augen. Alles mögliche habe ich schon gegen diese furchtbare Infektion versucht, ohne den geringsten Erfolg. Dieses Serum ist meine letzte Hoffnung.«

Ein Noma, hatte sie gesagt. So etwas kannte ich nur aus den Lehrbüchern.

»Darf ich mitkommen, Selma? Ich habe noch nie ein Noma zu sehen bekommen. Kennen Sie übrigens den Erreger?«

»Natürlich: hochtoxische hämolytische Streptokokken.«

»Ah – ich verstehe. Deshalb wollen Sie dem Kind Scharlachserum geben. Das ist ja eigentlich ein Antistreptokokkenserum.«

»Ja – kommen Sie mit, sehen Sie sich das Kind selbst an.«

Wortlos erreichen wir die Holzbaracke mit den Isolierzimmern, die von der alten erfahrenen Rotkreuzschwester Erna betreut wird. Wir gehen den dunklen Gang entlang und treten in ein halbverdunkeltes Zimmer. Dort liegt in einem Bettchen, das mitten im Raum steht, die kleine zweijährige Ursula. Das Gesicht des Kindes ist mit dünner Gaze halb verdeckt, so daß die Kleine noch gut atmen kann. Doktor Selma stellt den Serumkolben auf einen Tisch, läßt mehr Licht in den Raum und zieht danach langsam, sehr vorsichtig die Gaze von dem Gesichtchen ab.

Entsetzt fahre ich zusammen. Sofort habe ich das Gefühl, vor einem sterbenden Kind zu stehen.

Das blondlockige Mädchen liegt in den Kissen, das Köpfchen zur Seite gedreht, die Ärmchen nach oben geschlagen. Die gelbliche Blässe der zarten Haut und die viel zu schnelle, jagende Atmung verraten den schweren Vergiftungszustand der Kleinen. Sie hat über vierzig Grad Fieber septischen Charakters, wie die Kurve zeigt. Das linke Auge ist hochgradig verschwollen, die Lider geschlossen, Eiter tropft aus beiden Augenwinkeln. Ein Teil des Unterlides ist schon abgestorben und schwärzlich verfärbt. Daran schließt sich ein weit in das Wangengebiet reichender tiefer Geschwürskrater in aufgedunsenem Gewebe an. Trübes Sekret fließt über die untere Wangenpartie und den Kieferrand zum Hals.

So also sieht ein Noma aus. Schaudernd starre ich auf diese schweren Entstellungen. Selma beobachtet mich gespannt. Sie wartet ab.

»Sagen Sie mal, wie kann denn in so kurzer Zeit ein solch

schwerer Gewebszerfall eintreten? Das ist mir rätselhaft. War das Kind denn vorher krank? Hatte es irgendeine eitrige Wunde am Augenwinkel?«
Selma antwortet leise:
»Ihre Frage ist sehr berechtigt. Das Kind hat vor fünf Wochen Masern gehabt und befindet sich seither in jenem schutzlosen Zustand gegen Infektionen, der ja bekannt ist. Ob die Kleine irgendeine Verletzung an der Wange oder am Augenwinkel gehabt hat, wissen wir nicht. Die Mutter konnte sich an nichts erinnern.«
»Wo ist denn die Mutter? Warum ist sie nicht hier bei ihrer kleinen Ursula?«
»Wir wissen es nicht. Sie hat das Kind hergebracht und uns einfach alles Weitere überlassen. Noch nicht einmal angerufen hat die Frau. Wir haben versucht, den Vater zu erreichen, aber der ist auf Montage im Ausland.«
»Frauen gibt es . . .«
Selma sagt kein Wort. Sie bereitet die Serumgabe vor.
»Wollen Sie es wagen, das Serum intravenös zu geben?«
»Ja. Bei der Situation müssen wir alles riskieren, um wenigstens den Intoxikationszustand zu mildern. Hoffen wir, daß uns das noch gelingt.«
Ich helfe ihr bei der Infusion, weil Schwester Erna gerade abwesend ist. Als Selma mit der Serumgabe schließlich fertig ist, richtet sie sich auf, sieht mich verzweifelt an und sagt:
»Vielleicht wissen Sie noch irgend etwas, was man machen könnte, um dem Kind zu helfen?«
»Nein – ein anderes zuverlässiges Mittel weiß ich auch nicht. Viel Sauerstoff sollten wir dem Kind geben. Es hat ja eine schwere Allgemeinintoxikation, der Stoffwechsel und Sauerstoffbedarf sind sicher stark erhöht.«
Wir spüren beide wieder einmal die ganze Trostlosigkeit und Machtlosigkeit, in die ein Arzt geraten kann.
»Eine Bitte, Selma, haben Sie etwas dagegen, wenn ich mir rasch von diesem seltenen Befund eine Skizze mache? Für die Studenten, für das Kolleg?«
Sie hat nichts dagegen. Daher renne ich schnell hinüber in unsere Klinik, um mir den Malblock und den Farbkasten zu holen. Als ich wiederkomme, sitzt Selma still auf einem Stuhl neben

dem Bett und gibt der Kleinen von Zeit zu Zeit Sauerstoff. Eine Maske konnten wir dem Kind wegen der Zerstörungen in der Wangenregion nicht aufsetzen, wir mußten das Gas in schwachem Strom in das kleine Näschen leiten. Ich habe den Eindruck, daß sich danach wenigstens die Hetzatmung etwas mildert.

»Sie können ruhig gehen, Selma, ich bleibe bei dem Kind, bis Schwester Erna zurückkommt. Ich werde ihm weiter Sauerstoff geben.«

Selma geht leise aus dem Raum. Ich darf jetzt nicht nachdenken, nicht grübeln. Rasch greife ich zu meiner Zeichenmappe, hole mir ein Glas Wasser, setze mich auf den Stuhl neben dem Bett und skizziere das tief benommene Kind. Ich zeichne den großen Wundkrater mit allen Einzelheiten und töne das Bild mit Aquarellfarben. In kaum zwanzig Minuten ist meine Skizze fertig. Es ist mir nicht nur gelungen, das Noma plastisch darzustellen, sondern auch die trostlose Stimmung, die Todesblässe des Gesichtes, die tödliche Gefahr mit einzufangen.

Draußen wird es immer dunkler. Außer der stoßweisen Hetzatmung des kleinen Mädchens hört man nichts. Da Schwester Erna immer noch nicht zurückkommt, bleibe ich lange Zeit ganz allein bei dem sterbenden Kind sitzen. Immer noch hoffe ich, daß das Serum zu wirken beginnt. Aber das ist ein bitterer Irrtum, denn der Zustand verschlechtert sich zusehends. Die Haut am ganzen Körper ist durch den Zerfall der roten Blutkörperchen gelblich geworden, es sind auch kleine Blutungsherde aufgetreten. Ständig fließt der Sauerstoff in schwachem Strom in das Näschen, aber die vorübergehende Beruhigung der Atmung ist längst abgeklungen, im Gegenteil, die Hetzatmung hat zugenommen, ein übles Zeichen. Stumm verharre ich bei dem Kind und halte sein kleines, fieberheißes Händchen. Nach einer Weile seufzt die kleine Ursula einige Male tief auf, dann wird sie plötzlich ganz still. Die Atmung hat ausgesetzt, der Herzschlag ist erloschen. Ich kann mich von dem Kind nicht trennen und bleibe in der Dunkelheit neben ihm sitzen.

Da wird die Tür plötzlich geöffnet und das Licht eingeschaltet. Selma starrt mich an:

»Sie sind ja immer noch da!«

Sie tritt neben mich.

»Wie geht es der Kleinen?«
Ich antworte ihr nicht, sondern blicke sie nur traurig an. Da weiß sie, daß das Kind inzwischen gestorben ist. Sie geht zum Fenster und bleibt dort wie erstarrt stehen. Inzwischen nehme ich meine Skizze, auf die sie einen flüchtig-erstaunten Blick geworfen hat, und gehe leise aus dem Raum.
Zu Hause kommt mir meine junge Frau entgegen. Sie schaut mich erschreckt an:
»Wie siehst du denn aus. Was ist los?«
Ich schweige, ich kann es nicht über das Herz bringen, ihr zu sagen, was ich eben erlebt habe. Sie ahnt es auch so. Ihre wunderschönen blauen Augen werden feucht, einige Tränen laufen über ihre Wangen. Und mich befällt die schwere Sorge, ob sie auf die Dauer den Belastungen, denen auch sie durch meinen Beruf ausgesetzt ist, gewachsen sein wird.

Noch ganz erfüllt von dieser Erinnerung halte ich das Aquarell immer noch in der Hand, als meine Sekretärin hastig in das Arbeitszimmer stolpert.
»Herr Professor, ich soll Ihnen von Oberarzt Frerich ausrichten, daß eben eine junge Frau in die Poliklinik eingeliefert worden ist, die nach einem Stich in den Finger einen hochgradig geschwollenen Arm hat. Er läßt Sie bitten, sich diesen Fall gleich anzusehen. Er hat mir am Telefon gesagt, es sei sehr wichtig, die Frau sei in großer Gefahr.«
Merkwürdige Gesetzmäßigkeiten walten an den Krankenhäusern. Wenn man an einen seltsamen Fall gerät, dauert es gewöhnlich nicht lange, und es taucht wieder eine solche Rarität auf. Duplizität der Fälle ... Man mag darüber denken, wie man will. Diese merkwürdige Regel sollte sich auch diesmal bewahrheiten, aber davon ahnte ich noch nichts.
Meine Bilder lege ich wieder in die Mappe zurück und mache mich dann sofort auf den Weg in die Poliklinik. Als ich ins Behandlungszimmer komme, löst sich Oberarzt Frerich aus einer Gruppe von Assistenten und Schwestern, welche eine junge Frau, die auf einem Stuhl sitzt und ihren linken Arm hält, umstehen.
»Was ist los?« frage ich Frerich. »Berichten Sie bitte.«
»Herr Professor, Frau Salcho arbeitet in einem Rüstungsbetrieb

für Elektrogeräte. Sie hat sich heute morgen, wie sie sagt, gegen sechs Uhr mit einem feinen Kupferdraht in den linken Zeigefinger gestochen. Jetzt ist es achtzehn Uhr. Es sind also zwölf Stunden seit der kleinen Verletzung verflossen. Nun bitte – sehen Sie sich mal diesen Arm an.«

Die kräftig entwickelte Frau von etwa fünfundzwanzig Jahren hat ihre Strickjacke nur um die Schultern gelegt. Sie nimmt sie nun mit dem rechten Arm ab, und ich sehe, daß der ganze linke Arm hochgradig gerötet und prall ödematös geschwollen ist. Auf der Innenseite ziehen dunkelrote Streifen zur Achselhöhle. Eine wüste Infektion muß im Gang sein.

»Erzählen Sie mal, wie das gekommen ist.«

Sie antwortet mühsam, offenbar hat sie große Schmerzen: »Ich habe mich eben bei der Arbeit mit einem kleinen Kupferdraht in den Finger gestochen. Das kommt bei uns im Betrieb alle Augenblicke vor. Im allgemeinen macht das nichts, diesmal aber habe ich nach zwei Stunden klopfende Schmerzen im Finger bekommen und er schwoll an. Die Schmerzen zogen hinauf bis in die Achselhöhle. Gegen zehn Uhr bekam ich Schüttelfrost und hohes Fieber, ich fühlte mich sehr elend, mir wurde übel. Mit der Arbeit mußte ich aufhören und ging nach Hause. Dort wäre ich beinahe ohnmächtig geworden. Wir haben dann den Hausarzt gerufen, der kam aber nicht gleich, er hat mich erst vor einer Stunde zu Hause aufgesucht. Das Fieber wurde immer schlimmer, und die Schmerzen sind jetzt unerträglich, Herr Professor. Ich halte das nicht mehr aus. Ich friere schrecklich, alle Augenblicke kommt ein Schüttelfrost, ich zittere dann am ganzen Leib. Der Doktor hat gesagt, ich hätte eine Blutvergiftung und müßte sofort in die chirurgische Klinik.«

»Damit hat Ihr Doktor aber sehr recht gehabt. Der Arm sieht bös aus ... Da hilft alles nichts, wir müssen sofort operieren. In die kleine Stichwunde sind sehr gefährliche Keime geraten. Davon geht alles aus.«

Dann wende ich mich an den Oberarzt:

»Frerich, bitte lassen Sie die Patientin sofort in den septischen Operationssaal hinüberbringen und ein Bett vorbereiten.«

Unser septischer Operationssaal liegt nicht im Haupthaus, sondern in einem Nebengebäude, in welchem mein Vorgänger die aufgegebenen Fälle, zumeist Geschwulstkranke, die nicht geret-

tet werden konnten, behandelte. Deshalb nannten die Assistenten diese Station den »Orkus«. Ich habe das sofort geändert und wieder eine separate septische Station mit einem septischen Operationssaal daraus gemacht. Der Gedanke stammte übrigens durchaus nicht von mir, sondern von dem Erbauer der Klinik, der diesen vom Haupthaus getrennten Teil der Klinik für die septischen Fälle geschaffen hatte – mit der richtigen Absicht, gefährliche Keime von den übrigen sauberen Stationen im Hauptgebäude fernzuhalten. Unsere junge Frau wurde gleich auf einer Bahre hinübergetragen. Sie fügte sich willig in alle unsere Maßnahmen. Ich wandte mich nochmals an den Oberarzt:
»Das ist aber ein ganz gefährlicher, übler Prozeß, wahrscheinlich durch Infektion mit einem hochtoxischen hämolytischen Streptokokkus. Bei einer so stürmischen Entwicklung müssen wir auf alles gefaßt sein und rücksichtslos vorgehen. Vielleicht gelingt es uns, die Infektion noch abzufangen. Wir wollen ihr nur eine leichte Narkose zumuten, die eben ausreicht, um die Stichwunde auszuschneiden, den Arm breit zu eröffnen und zu drainieren. Die Frau darf mir nicht zu lange schlafen.«
Alles ging sehr schnell. Die Operationsschwester arbeitete fieberhaft. Wir begannen uns zu waschen. Frerich bat mich, assistieren zu dürfen. Als zweiter Mann half der Assistent, der die septische Abteilung betreute. Vor der Narkose sprach ich noch einige Worte mit Frau Salcho.
»Wir können leider keine Rücksicht auf die Schönheit Ihres linken Armes nehmen. Wir müssen breit aufmachen, damit die Infektion zum Stillstand kommt.«
Sie begriff das sehr gut.
»Herr Professor, machen Sie's gut, ich habe drei Kinder. Mein Mann ist im Feld.«
Während der Einleitung der Narkose, die unser bester Mann ausführte, leistete sie nicht den geringsten Widerstand.
Einen Erregungszustand wollten wir unbedingt vermeiden und wandten deshalb eine intravenöse Narkose bis zur Entspannung an. Der narkotische Schlaf wurde dann mit Lachgas und Spuren von Äther fortgesetzt.
Von der Operation selbst ist wenig zu berichten. Ich exzidierte die Stichwunde, ließ sie offen. Dann machte ich am ganzen Unterarm und am Oberarm bis weit in die Achselhöhle hinauf

lange Einschnitte, öffnete die Bindegewebshüllen und die zwischen den Muskeln liegenden Nischen. Es blutete, des prallen Ödems wegen, nur wenig, um so mehr floß sulzige Gewebsflüssigkeit aus allen Einschnitten ab. Die entstandenen Höhlen wurden drainiert und alle Wunden offengelassen. Der Arm wurde dann auf einer Schiene fixiert. Eine massive Bluttransfusion folgte. Ferner führten wir einen gewaltigen Stoß mit Marbadal durch, dem einzigen wirksamen Sulfonamid, das uns zur Verfügung stand.

»Im Augenblick können wir wohl nicht mehr tun. Ob es noch reicht, weiß ich nicht. Haben Sie das mißfarbene Fettgewebe, die trübe Muskulatur gesehen? Alles sehr üble Zeichen. Der Erreger muß ein unheimlich wirksames Gift entwickeln. Außerdem bin ich davon überzeugt, daß die Erreger längst in den allgemeinen Blutkreislauf eingedrungen sind. Damit erklären sich die Schüttelfröste. Lassen Sie bitte die Frau ins Bett bringen. Eine Wache soll ständig Sauerstoff geben.«

Der Zustand der jungen Frau gefällt mir wirklich gar nicht. In großer Sorge gehe ich in mein Arbeitszimmer zurück; ich habe noch nicht meinen Schreibtisch erreicht, da rasselt das Telefon. Ich nehme den Hörer ab – meine Sekretärin:

»Bitte einen Augenblick, ich verbinde weiter.«

Ich warte. Es meldet sich ein Kollege, ein bekannter Chirurg, den ich sehr gut kenne. Er scheint Probleme zu haben.

»Hören Sie mich, Herr Professor? – Gut. Ich wäre Ihnen dankbar, wenn Sie so bald wie möglich als Konsiliarius zu uns in die Klinik kommen könnten. Es handelt sich um einen älteren Oberst, der seit längerer Zeit wegen eines großen chronischen Magenulkus bei uns in Behandlung ist. Vor drei Tagen habe ich die Magenresektion nach Billroth II ausgeführt. Er befindet sich jetzt in einem hochbedrohlichen septischen Zustand. Er hat riesige blutunterlaufene Hautstellen am ganzen Körper, also eine Purpura hämorrhagica mit septischen Thromben und hohen Temperaturen. Er ist benommen.«

»Natürlich komme ich 'rüber, aber mein Wagen ist im Augenblick in Reparatur. Können Sie mich nicht abholen lassen?«

»Selbstverständlich gern. Ich schicke Ihnen sofort meinen Dienstwagen.«

Das ist also der zweite Fall einer dramatischen Infektion inner-

halb von 24 Stunden. Das Gesetz der Duplizität der Fälle hat sich erfüllt.
Der Wagen fährt vor, ich steige ein und rufe noch einmal dem Oberarzt, der mich begleitet hat, zu:
»Passen Sie mir gut auf die junge Frau auf. Hoffentlich können wir sie retten. Ich fahre jetzt in das Sophien-Krankenhaus. Die Prognose des Patienten, den ich mir ansehen soll, scheint auch düster zu sein.«
Das Hospital liegt in der Altstadt. Eine Viertelstunde ist vergangen, als wir durch den hohen Torbogen fahren.
Dr. Kalkhoff, ein schlanker, sehr eleganter Mann, kommt mir entgegen. Er begrüßt mich freundlich, man spürt aber gleich, wie erregt und unruhig er ist. Sofort kommt er zur Sache: Er hat also dem Oberst den Magen reseziert und einen neuen Magenausgang hergestellt. Das vorhandene riesige alte Geschwür wurde ganz entfernt. Die Operation selbst sei nicht gerade einfach, aber auch nicht besonders schwer gewesen. Zunächst sei alles glatt verlaufen, erst am zweiten Tag kam es zu einer Komplikation.
»Ich kann mir absolut nicht erklären, wieso es plötzlich zu diesen Erscheinungen einer septischen Allgemeininfektion mit Purpura kommen konnte.«
»Herr Kollege, eine septische Purpura nach einer Magenoperation ist ein sehr seltenes Vorkommnis. Vielleicht handelt es sich um eine anaerobe Infektion, vielleicht einen Gasbrand?«
»Nein – nein, es ist kein Gasbrand. Nirgends kann man eine Auftreibung durch Gasblasen mit dem typischen Schneeballknirschen bei Druck feststellen. Nein – ein Gasbrand kann es nicht sein.«
Im Krieg hatte ich einige Male schwerste Infektionen durch hämolytische anaerobe Streptokokken ohne Gasbildung, aber mit Blutzerfall und Purpura erlebt. Die meisten Patienten gingen an einer Allgemeininfektion jämmerlich zugrunde. Da wir kein Gas finden konnten, die Krankheitserscheinungen aber durchaus jenen glichen, die bei einem echten Gasbrand auftreten, habe ich diese Form als »Braunen Brand« bezeichnet. Möglicherweise litt der Oberst an einem solchen, nicht minder gefährlichen »Braunen Brand«.
»Gehen wir mal zu ihm, ich möchte mir den Befund ansehen.

Ihrer Schilderung nach scheint der Fall tatsächlich sehr bedrohlich zu sein.«

»Professor, ich bin Ihnen sehr dankbar, daß Sie trotz Ihrer vielen Arbeit überhaupt gekommen sind, um mir zu helfen.«

»Aber das ist doch selbstverständlich. Ich stehe Ihnen immer zur Verfügung, das wissen Sie doch.«

Wir waren vor der Tür des Krankenzimmers angekommen. Als wir eintraten, erhob sich die Frau des Oberst, die an seinem Bett saß. Ich wurde vorgestellt, begrüßte sie und bat sie, das Zimmer einen Augenblick zu verlassen, damit ich ihren Mann in Ruhe untersuchen könne. Man merkte ihr die gespannte Erregung an. Mit aller Macht schien sie sich gegen das Schicksal aufzubäumen, beherrschte sich aber gleichzeitig mit einer unglaublichen Willenskraft. Sehr aufrecht verließ sie das Krankenzimmer.

Der alte Oberst liegt flach auf dem Rücken in seinem Bett, die Atmung ist beschleunigt, aber noch durchaus regelmäßig. Kalter Schweiß perlt auf seiner Stirn, eine seltsame bräunliche Verfärbung seiner Gesichtshaut fällt auf. Seine Züge sind erschlafft, die Augen liegen tief im Schatten ihrer Höhlen, die Skleren zeigen eine gelbe Tönung. Als ich ihn anrufe, gibt er keine Antwort, er reagiert kaum.

Dr. Kalkhoff zögert nicht. Er schlägt die Decke zurück und schiebt das Hemd hoch. Die ganze Haut ist gelblichbraun verfärbt. Verteilt über den Körper sieht man große dunkelrote Flecken, das Kennzeichen der Purpura hämorrhagica als Folge der Giftwirkung. Auch septische Thrombosen treten an verschiedenen Stellen des Körpers auf. Am schrecklichsten ist die Region des Genitale verunstaltet. Eine septische Thrombose der Schwellkörper hat eine unförmige Schwellung und Schwarzfärbung hervorgerufen. Das Gewebe stirbt bereits ab. Erschrocken wende ich mich ab.

»Sagen Sie, Kollege, kann ich die Operationswunde sehen?«

»Aber bitte.«

Er öffnet selbst, natürlich in Gummihandschuhen, den Verband. Man sieht einen gut vernähten Mittelschnitt, aber keinerlei Zeichen eines akuten Infektes. Der septische Zustand ist keinesfalls von hier ausgegangen, er muß sich vom Magenulkus beziehungsweise dem Magenstumpf aus entwickelt haben.

»Sehen Sie, die Operationswunde ist einwandfrei. Allerdings ist der Leib jetzt aufgetrieben, er hat unzweifelhaft eine Oberbauchperitonitis.«

»Ja, ja. Seltsam, ich meine, wenn der Mann ein chronisches Magenulkus hatte, müßten doch hohe Säurewerte gefunden worden sein?«

»Das stimmt. Die hatte er – in letzter Zeit allerdings lagen sie viel zu niedrig.«

»Die Salzsäure im Magen tötet die Bakterienflora ab, darunter auch alle Streptokokken. Das ist der Grund, warum wir nach der Perforation eines Magengeschwüres mit Abfluß von Mageninhalt in die freie Bauchhöhle durch frühzeitige Übernähung des Loches Unheil vermeiden können.«

»Das ist es ja eben, Herr Professor, wie soll man sich denn diesen schweren Infekt bei einer glatten Magenresektion wegen eines alten Ulkus erklären?«

»Hören Sie mal, ist nicht doch am Ende ein Karzinom mit im Spiel? Haben Sie das Magenpräparat zur histologischen Untersuchung gegeben?«

»Natürlich, das Präparat ist beim Pathologen, das Ergebnis liegt noch nicht vor. Bei der Resektion selbst habe ich durchaus nicht den Eindruck einer malignen Entartung des Geschwürs gehabt.«

»Nun, Sie wissen ja, da kann man böse Überraschungen erleben. Sollte sich nämlich aus dem Ulkus ein Karzinom entwikkelt haben, muß mit einer Senkung oder gar einem Versiegen der Säureproduktion gerechnet werden. Damit geht der Säureschutz gegen septische Erreger verloren. Sobald der Magensaft neutral oder gar alkalisch wird, wie das meistens bei den Magenkarzinomkranken der Fall ist, besteht erhöhte Infektionsgefahr der Bauchhöhle. Warten wir doch die Diagnose des Pathologen ab.«

»Das wäre in der Tat eine Erklärung. Sie könnten recht haben. – Eigentlich müßte das Resultat vom pathologischen Institut schon da sein. Ich will doch gleich mal anrufen.«

»Halt – bitte noch einen Augenblick. Was sollen wir denn der Frau des Patienten sagen, Kollege? Sie wissen doch selbst, hier ist nichts mehr zu retten. Der Mann ist verloren. Nur noch wenige Stunden, dann ist es vorbei . . .«

»Ja, ich weiß. Seine Frau ist eine sehr energische und aggressive

Dame. Sie hat mir schon die ganze Zeit schwere Vorwürfe gemacht.«

»So? Na, dann lassen Sie mich mal mit ihr sprechen. Vielleicht gelingt es mir, sie zu beruhigen. Inzwischen telefonieren Sie mit dem pathologischen Institut.«

Dr. Kalkhoff geht hinaus. Ich begleite ihn, denn ich will mit der Frau Oberst nicht gern im Krankenzimmer sprechen. Und das ist weiß Gott gut so – ihr tiefer Schmerz hat sie außer Fassung gebracht.

Wie gut verständlich ist es uns, daß Angehörige von Patienten in ihrer Verzweiflung bei dem unglücklichen Ausgang einer Operation dazu neigen, alle Schuld auf den ausübenden Chirurgen zu schieben, von Fahrlässigkeit und Kunstfehlern zu sprechen . . . Nun, hier kann davon keine Rede sein. Ich kenne die elegante, sichere Technik meines Kollegen und seine oft erprobte Zuverlässigkeit. Da ist kein Fehler gemacht worden. Die tragische Situation, die sich entwickelt hat, konnte er nicht verhindern.

Die Frau steht wartend am Fenster. Sofort fragt sie mich:

»Warum hat Dr. Kalkhoff Sie zugezogen? Was hat das zu bedeuten, Herr Professor? Will er sich decken?«

»Er hat mich als Konsiliarius zu Ihrem Mann gebeten, das heißt als Berater, denn der Zustand Ihres Mannes ist besorgniserregend. Aber das wissen Sie doch selbst, gnädige Frau. Das kann Ihnen doch nicht entgangen sein. Es ist eine sehr gefährliche septische Komplikation eingetreten. Die merkwürdige braungelbliche Verfärbung der Haut, die dunklen Blutflecken, die septischen Thrombosen, die Benommenheit, das hohe Fieber, all das hängt damit zusammen.«

»Ich verstehe das nicht. Ist etwas falsch gemacht worden?«

»Aber nein, gnädige Frau. Dr. Kalkhoff hat mir die Operation eingehend geschildert. Ich weiß, daß er ein ausgezeichneter und gewissenhafter Operateur ist.«

»Das sagen Sie so einfach. Sie wollen Ihren Kollegen schützen, Herr Professor.«

»Davon ist keine Rede, das heißt, natürlich will ich das, wenn gegen ihn ungerechtfertigte Vorwürfe erhoben werden.«

»Aber ich bitte Sie, Herr Professor. Ich habe mir sagen lassen, daß eine Magenresektion ein alltäglicher Eingriff ist und heutzutage ohne besondere Gefahren verläuft. Sonst hätte ich nie meine Einwilligung zu dieser Operation gegeben.«

»Gnädige Frau, Ihr Mann, der Herr Oberst, muß Tag und Nacht unter großen Schmerzen durch das alte Magengeschwür gelitten und deshalb die Operation gefordert haben. Er hat allein das Recht, über sich und seinen Körper zu entscheiden. Aber darum handelt es sich jetzt doch gar nicht. Es geht Ihrem Mann sehr schlecht. Wir können die Herkunft dieser schrecklichen Infektion, einer allgemeinen Blutvergiftung, nicht, das heißt noch nicht erklären. Nach einer gewöhnlichen Magenresektion wegen Geschwüren tritt so etwas nicht ein.«

»Na also, damit geben Sie doch zu, daß etwas falsch gemacht worden ist.«

Die Frau tat mir von Herzen leid. Sie wurde immer erregter, ihre Stimme immer schriller.

»Wenn mein Mann stirbt, werde ich Dr. Kalkhoff zur Rechenschaft ziehen.«

»Gnädige Frau, Sie befinden sich in einem Irrtum. Es liegt kein Verschulden von Dr. Kalkhoff vor. Eine solche Komplikation durch eine septische Allgemeininfektion ist Schicksal, sie kann jedem von uns passieren.«

»Ist das alles, was Sie mir zu sagen haben, Herr Professor?«

»Nein – nicht alles. Ich vermute nämlich, daß es sich bei Ihrem Mann nicht nur um ein gewöhnliches Magengeschwür gehandelt hat, sondern daß dieses Geschwür bösartig ist, wie das leider vorkommen kann.«

»Was heißt bösartig?«

»Wenn Sie mich so direkt fragen, muß ich Ihnen die Wahrheit sagen: Es bedeutet dies den Übergang in einen Krebs. Das Resektionspräparat wird eben im pathologischen Institut auf Veranlassung von Dr. Kalkhoff untersucht. Er fragt gerade dort an, ob das Ergebnis schon bekannt ist.«

»Ein Magenkrebs?«

»Ganz richtig, ein Magenkrebs. Das würde uns die Entwicklung dieses schrecklichen ›Braunen Brandes‹, wie ich das Krankheitsbild genannt habe, sehr wohl erklären können. Im Gegensatz zu einem Magengeschwür ist die Keimflora im Magen dann nämlich hochgradig gefährlich.«

»Und warum tun Sie nichts dagegen?«

»Gnädige Frau, dazu ist es doch viel zu spät. Die Infektion ist so weit fortgeschritten, daß nichts und niemand mehr helfen kann. Wir besitzen auch kein einziges wirksames Mittel, um diese Keime im Blut, in den Organen und Geweben zu vernichten. Das ist die Wahrheit, mit der Sie sich abfinden müssen – ich kann Ihnen nichts Besseres sagen ...«

Sie brach nicht zusammen, sie weinte nicht. Ihre Augen funkelten feindselig – sie schrie mir geradezu ins Gesicht:

»Warum sind Sie dann überhaupt hierhergekommen?«

Was sollte ich sagen, wer konnte ihr ihre Aufregung verdenken? Traurig schüttelte ich den Kopf.

In diesem Augenblick haßte sie Dr. Kalkhoff, haßte sie auch mich. Ihr starker Wille forderte einen Schuldigen, der verantwortlich war für die nahende Katastrophe.

Glücklicherweise kommt in diesem Augenblick mein Kollege und ruft mir schon von weitem zu:

»Sie haben recht, Herr Professor. Das Ulkus ist schon entartet.«

»Sie können der Frau Oberst ruhig die Diagnose ›Krebs‹ bestätigen. Ich habe schon auf diese Möglichkeit zur Erklärung des ›Braunen Brandes‹ hingewiesen.«

»Es tut mir sehr leid, gnädige Frau. Ein Unglück, daß Ihr Mann nicht früher zu uns kam.«

Ich weiß nicht, ob die Worte ganz in ihr Bewußtsein dringen, aber langsam löst sie sich aus ihrer Abwehrverkrampfung.

»Bleiben Sie jetzt bei Ihrem Mann, auch wenn er sich dessen nicht mehr bewußt werden kann. Es ist das letzte, was Sie für ihn tun können ...«

Ich will ihr die Hand reichen, aber sie dreht sich abrupt um. Jetzt erst treten Tränen in ihre Augen, sie weint bitterlich.

Zu Dr. Kalkhoff sage ich noch beim Hinausgehen:

»Schade, daß ich Ihnen nicht helfen, Ihnen nicht einmal mehr einen guten Rat geben konnte, Herr Kollege.«

»Trotzdem – danke! Ich lasse Sie zu Ihrer Klinik fahren.«

Er bringt mich noch bis zum Wagen, wir drücken uns stumm die Hand.

Schon bei der Rückfahrt spüre ich das Unheil, das mich erwartete. Der schwarze Engel schwebt über dem Haus, das ich verlassen habe. Folgt er mir auf dem Weg in meine Klinik ...?

Sofort gehe ich zu unserer Infektionsstation, um nach der operierten jungen Frau Salcho zu sehen. Eine Überraschung – unzweifelhaft geht es ihr besser. Sie hat zwar starke Schmerzen und sieht blaß, aber nicht verfallen aus. Das Fieber ist gesunken, die Atmung hat sich etwas beruhigt. Der Blutdruck hält sich auf ausreichender Höhe. Nur die Pulsfrequenz liegt immer noch zu hoch, etwa 120 Schläge in der Minute.

Natürlich haben wir, wie immer, unmittelbar nach der Operation Proben der Gewebsflüssigkeit in das nahe gelegene Städtische Untersuchungsamt gesandt. Professor Kreiselmann, den Leiter, hatte ich angerufen und ihn extra gebeten, nicht nur eine Züchtung in normaler Atmosphäre, sondern auch eine anaerobe Züchtung vorzunehmen. Ich hatte ihm erklärt, daß wahrscheinlich ein »Brauner Brand«, ausgelöst durch einen hochtoxischen anaeroben Streptokokkenstamm, vorläge. Ich hatte ihn auch gebeten, Tierversuche anzusetzen, denn wir wollten den Stamm rein isolieren und später auf seine bakteriologischen und serologischen Eigenschaften untersuchen. Mit dem Bakteriologen drüben stand ich in reger Verbindung. Er kannte mein Interesse an den Eitererregern und half uns stets, wo er nur konnte.

Ein Resultat vom Untersuchungsamt konnten wir aber jetzt noch nicht erwarten. Die Anzüchtung der Keimarten dauert günstigenfalls 24 Stunden, meistens jedoch, und gerade bei den anaeroben Streptokokken, etwa drei bis vier Tage. Dennoch rief ich Professor Kreiselmann nochmals an.

»Bitte, Herr Kollege – haben Sie zufällig Scharlach-Streptokokkenserum der Behringwerke in Ihrem Institut?«

»Wohl für Ihre Patientin? – Ich will gleich nachsehen. Wenn welches da ist, schicke ich es Ihnen sofort hinüber.«

»Danke sehr.«

Dann rufe ich auch die Infektionsstation der Medizinischen Klinik an und lasse mich mit dem leitenden Internisten, einem sehr klugen Mann, verbinden.

»Doktor, sagen Sie mal, haben Sie zur Zeit einen älteren Scharlachfall drüben? Keinen frischen, sondern einen Scharlachrekonvaleszenten? Wir benötigen dringend Rekonvaleszentenserum von einem solchen Fall.«

»Einen akuten Scharlach haben wir auf der Station, aber einen älteren Fall, dem man Blut entnehmen könnte, müßte ich erst suchen.«

»Sehen Sie doch mal nach, ob Sie in der Liste Ihrer Fälle aus der letzten Zeit einen Scharlachrekonvaleszenten finden können, der in der Stadt oder der näheren Umgebung wohnt, so daß wir ihn rasch erreichen können.«
»Das will ich gern versuchen.«
»Doktor, sollten Sie einen solchen Patienten finden, bitte tun Sie mir den Gefallen und bestellen Sie ihn sofort herein, entnehmen Sie ihm 200–300 ccm Blut zur Gewinnung von Serum. Wir brauchen dringend für einen hochtoxischen septischen Fall etwa 200 ccm Serum! Bitte, so rasch wie irgend möglich! In 24 Stunden kann es schon zu spät sein! Wenn es klappt, geben Sie uns bitte Nachricht, am besten an meine Sekretärin, die immer weiß, wo ich zu erreichen bin.«
Leider mißlang diese Aktion, aber Professor Kreiselmann konnte wenigstens noch etwas Scharlach-Tierserum der Behringwerke auftreiben, das wir der Frau sofort intravenös nach einer Testdosis sehr langsam verabfolgten. Da sie den ersten Sulfonamidstoß gut vertragen hatte, steigerten wir die Dosierung und wiederholten auch in Abständen Bluttransfusionen. Sie erhielt fast 600 ccm gruppengleiches Blut und vertrug es gut. Ein Assistent blieb ständig am Bett, kontrollierte laufend die Werte und regulierte die Sauerstoffgabe.
Gerade will ich die Klinik verlassen, da ruft mich Dr. Kalkhoff an.
»Herr Professor, es ist zu Ende. Der Oberst hat nur noch vier Stunden nach Ihrem Besuch gelebt.«
»Nun, wir wußten es ja – dennoch bedaure ich es sehr. Und was macht seine Frau?«
»Sie hat sich gefangen, ist sehr gefaßt und ruhig. Ich glaube, sie hat sich damit abgefunden.«
»Bitte sagen Sie ihr, wie leid es mir tut, daß wir ihrem Mann nicht helfen konnten ... Aber noch etwas anderes, Herr Kollege. Wir müssen unbedingt den Erreger herausfinden. Veranlassen Sie nicht nur eine Sektion, sondern entnehmen Sie bitte selbst gleich eine Blutprobe und senden Sie sie an das Untersuchungsamt zu Professor Kreiselmann. Er bearbeitet gerade einen ähnlichen Fall, der in meiner Klinik liegt – eine junge Frau in hochseptischem Zustand mit Gelbsucht durch Hämolyse der roten Blutkörperchen. Wir kämpfen um ihr Leben. Es ist

für uns alle unbedingt notwendig, solche anaeroben Streptokokkenstämme zu sammeln, um sie näher analysieren zu können. Ich habe vor, die Reinkulturen einem Spezialisten vom Robert-Koch-Institut zu senden, um sie prüfen zu lassen ... Irgendwann einmal müssen wir doch ein Mittel gegen diese schrecklichen Erreger finden!«
Es läßt mir keine Ruhe. Um Mitternacht laufe ich nochmals auf unsere Infektionsstation zu der jungen Frau Salcho – ich gerate mitten hinein in eine Katastrophensituation.
»Was ist los?« frage ich den Stationsarzt, der gerade versucht hatte, mich telefonisch zu erreichen.
»Herr Professor, es ging der Patientin gar nicht so schlecht, sie war wach und redete viel, vielleicht zu viel in der Erregung. Dann setzte plötzlich ein schwerer Schüttelfrost ein, sie zitterte am ganzen Leib. Das Fieber stieg steil an, sie wurde aschfahl, lag in Schweiß gebadet da und erbrach sich. Der Blutdruck sank rapide ab, der Puls stieg auf 180 in der Minute.«
»Bitte mal Licht!«
Trotz der ungünstigen Beleuchtung stellen wir zu unserem Entsetzen fest, daß sich eine erhebliche Gelbsucht entwickelt hat. Das Streptokokkengift hat also die roten Blutkörperchen und den Blutfarbstoff zersetzt, wahrscheinlich nicht nur das eigene Blut der Frau, sondern auch dasjenige, welches wir übertragen haben. Nun hat sie einen hochgradigen septischen Schock. Der schwarze Engel – er schwebt über unserer Klinik.
Wir geben den Kampf noch nicht auf, versuchen verbissen mit Herz- und Kreislaufmitteln, mit Transfusionen das Leben dieser jungen Frau zu retten. Schließlich wage ich noch, eine Dosis Salvarsan intravenös zu verabfolgen ... Dennoch steht ihr Herz in den Morgenstunden, knapp 28 Stunden, nachdem sie sich mit dem kleinen Kupferdraht in den Finger gestochen hat, still. Der schwarze Engel hat sie davongetragen. Sein Schatten verdunkelt unsere Klinik.
Professor Kreiselmann bestätigte uns unsere Vermutung. In beiden Fällen war die Todesursache ein stürmisch verlaufender hochtoxischer Allgemeininfekt durch einen berüchtigten anaeroben hämolytischen Streptokokkus.

Damals wußte niemand von uns, daß Sir Alexander Flemings zehn Jahre alte Entdeckung des Penicillins von einer Oxforder Arbeitsgruppe aufgegriffen worden war und sowohl in England als auch in den Vereinigten Staaten die Penicillinproduktion in Gang gebracht wurde.
Eine Sternstunde der Menschheit.
Eine Entdeckung, die den ganzen Bereich der septischen Chirurgie von Grund auf veränderte.

Eine schwere Last ist das Gute, das die Menschen von uns denken, und das Vertrauen, das sie uns entgegenbringen, wenn wir es nicht erfüllen können.

(Frei nach E. Gött)

DIE RARITÄT

Die Klinik des Ordinarius für Kinderheilkunde, Professor Meinardi, lag unweit meiner eigenen. Ab und zu begegneten wir uns beim Morgengang in die Klinik – so auch heute. Er ging vor mir, ich beschleunigte meine Schritte und rief ihm nach:
»Hallo – Kollege Meinardi, darf ich Sie begleiten?«
»Aber natürlich, gern, kommen Sie.«
Er drehte sich um, und die Sonne blitzte in den Gläsern seiner goldgefaßten Brille. Meinardi war ein schwerer, weißhaariger Mann mit einer Herzensgüte, einem Verständnis für seine kleinen Patienten, wie man sie heute kaum noch erlebt. Er war nicht nur ihr Arzt, sondern er liebte diese Kinder so, als wäre er ihr eigener Vater. Jedesmal, wenn er einen besonderen Fall hatte, den er uns zur Operation anvertrauen wollte, schickte er das Kind nicht etwa durch einen Assistenten oder eine Schwester mit allen Unterlagen zu uns herüber, sondern er brachte es mir persönlich, um mit mir über den Fall zu sprechen. Nicht nur das – er bemühte sich jedesmal offensichtlich darum, den Kontakt des Kindes mit dem unbekannten Onkel im weißen Mantel herzustellen und ein Vertrauensverhältnis anzubahnen.
Wir schritten im Schatten hoher Lindenbäume, deren Blätter schon zu vergilben anfingen, nebeneinander her.
»Es hat mir übrigens sehr leid getan«, begann Meinardi, »daß ich vorgestern bei der Operation des kleinen Jungen mit dem Panzerherzen nicht dabei sein konnte. Wie geht es dem Kind? Wie ist Ihr Eingriff verlaufen? Er muß sehr schwierig gewesen sein – wenn ich an diese Kalkschale um das Herz denke!«
»Das kann man wohl sagen – es war nicht nur schwierig, es war lebensgefährlich.«
Der vierjährige Junge, um den es sich handelte, hatte nach einer Angina eine akute Herzbeutelentzündung mit einem starken Erguß bekommen. Der Prozeß heilte zwar allmählich aus, aber

es kam zu einer totalen Verklebung oder Verlötung der Herzoberfläche im Bereich der Vorhöfe und Kammern mit der entzündeten, schwieligen Herzbeutelwand. Dadurch wurde das kleine Herz immer mehr in seiner Bewegungsfähigkeit und Pumpleistung eingeschränkt. Es entwickelte sich der Zustand einer chronischen Herztamponade. Der Hausarzt hatte zunächst den Jungen behandelt, als sein Leiden aber immer schlimmer wurde, schickte er ihn zu Meinardi in die Klinik. Dort wurden Röntgenaufnahmen des Herzens gemacht. Mit Schrecken stellte man fest, daß der ganze chronisch entzündete Herzbeutel verkalkt war, das heißt, daß sich um das Herz eine ein bis zwei Millimeter starke Kalkschale gebildet hatte, und das sah aus, als sei das Herz in ein Straußenei eingebettet. Dadurch wurden natürlich die Rückfüllung des Herzens und der Blutausstoß aus den Herzkammern so stark behindert, daß es kaum noch für die Ernährung der Organe ausreichte. Mit konservativen Mitteln war da nichts mehr zu machen – vielleicht ließ sich chirurgisch noch etwas erreichen. Der Junge konnte nicht mehr gehen – er war schon viel zu schwach geworden. Professor Meinardi kam deshalb mit seinem kleinen Patienten in unsere Klinik. Zwei Wärter trugen ihn auf einer Bahre – ich wurde gerufen.

Wir begrüßten uns kurz, Meinardi zog eine Reihe von Röntgenaufnahmen aus einem großen Umschlag.

»Schauen Sie das mal an, Herr Kollege – ich bin überzeugt, daß Sie so etwas noch nie gesehen haben.«

Er hob die Bilder ans Licht.

»Allerdings – da haben Sie recht. Eine ganze Anzahl schwerer Fälle einer Concretio pericardii – der Einmauerung des Herzens nach Herzbeutelentzündungen – habe ich zwar erlebt und auch operiert, aber eine so hochgradige, man kann sagen totale Verkalkung des ganzen Herzbeutels, nein, die habe ich noch nie gesehen. Unglaublich, hier kann man wirklich mit Recht von einem Panzerherzen sprechen. Da bürden Sie uns wieder mal eine schwere Last der Verantwortung auf.«

»Ich weiß, ich weiß, Herr Kollege, aber Sie werden das schon schaffen. Ohne Ihre Hilfe ist dieses kleine Kinderherz verloren.«

»Natürlich will ich helfen, aber wie – darüber bin ich mir noch

gar nicht im klaren. Vermutlich ist diese Kalkschale mit der Oberfläche der Vorhöfe und Kammern fest verwachsen. Alles wird davon abhängen, ob es mir gelingt, das Herz und den Lungensack beiderseits von der Kalkschale abzulösen. Das Gebiet der Kammern mit der starken Muskulatur macht mir dabei weniger Sorge, als der Bereich der dünnen Vorhöfe.«
»Was sollen wir denn anderes machen als operieren? Die Indikation ist absolut zwingend. Das Kind geht sonst an seinem Panzerherzen in wenigen Wochen zugrunde. Die Durchblutung der Gewebe ist schlecht, der Blutdruck viel zu niedrig geworden.«
»Natürlich müssen wir operieren. Ich möchte den Kleinen aber vorher noch selber gründlich untersuchen – das werden Sie verstehen. Sie sind natürlich herzlich zu der Operation eingeladen. Noch eines – bitte geben Sie uns genaue Behandlungsvorschriften. Wir wollen Ihre Behandlung fortsetzen. Ich bitte Sie auch besonders darum, den Jungen nach der Operation mit zu kontrollieren. Wir werden Ihre pädiatrische Beratung in diesem schweren Fall dringend benötigen.«
So etwa verlief damals unser Gespräch. Meinardi schien sehr zuversichtlich – ich war es nicht.
Wir bogen zum Kanal ab, denn dieser Weg war besonders schön. Eine Schar Wildenten fiel gerade ein und tummelte sich auf dem dunklen Wasser zwischen herabgefallenen Blättern.
»Erzählen Sie doch bitte – ich bin sehr gespannt auf Ihren Bericht.«
»Zunächst einmal haben wir bei dem kleinen Jungen eine Herz- und Kreislaufanalyse nach Franke-Brömser gemacht. Sie kennen ja das Verfahren. Bei gefährlichen Fällen machen wir das jetzt immer so. Die Minderung der Herzarbeit und -leistung war sehr erheblich – um nicht zu sagen erschreckend, die Herztamponade wirkte sich aus. Also waren wir gezwungen, die Belastung durch die Narkose während des ganzen Eingriffs auf ein Minimum einzustellen. Aus dem gleichen Grund vermied ich es, einen Zugang zum Herzbeutel von der Seite her durch eine oder beide Brusthöhlen zu suchen, sondern ging von vorn durch einen langen Schnitt über dem Brustbein nach dem linken Rippenbogen ausbiegend ein. Dabei werden weder die Bauchhöhle noch die beiden Brusthöhlen geöffnet – ein großer Vorteil. Das

Brustbein selbst wird in der Mitte von unten her kommend bis über die Hälfte gespalten. Bei kleinen Kindern ist der Brustkorb noch so elastisch, daß man nach Einsetzen von stumpfen Haken den Spalt so weit auseinanderziehen kann, daß sich der ganze vordere Teil des Herzbeutels leicht übersehen läßt. Bis zu diesem Punkt machte die Operation keinerlei Schwierigkeiten.«
»Was war nun mit dem Herzbeutel – stimmten unsere Vorstellungen?«
»Und ob sie stimmten, Kollege Meinardi. Der verkalkte Herzbeutel wirkte wirklich wie ein großes Straußenei. Die Hülle war steinhart, man konnte daran klopfen. Und damit begannen meine Schwierigkeiten. An irgendeiner Stelle mußte ich schließlich anfangen, die Kalkschale einzubrechen, Sie verstehen, und Teile davon zu entfernen, um zunächst einmal die vordere Herzwand – das Gebiet der linken Herzkammer – von seinem Panzer zu befreien. Leicht gesagt – aber schwer getan. Im Bereich der muskelstarken linken Kammer erschien mir dies Vorgehen am ungefährlichsten. Also fing ich dort an.
Nach sorgfältigem Abtasten des harten Herzbeutels fand ich nahe der Herzspitze eine kleine Zone mit dünnerer Kalkschicht, von der aus sich vielleicht der Panzer öffnen ließ – und hier drückte ich ihn auch ein. Da zeigte sich gleich, daß meine Befürchtung zutraf – die Kalkschale war tatsächlich mit dem Herzen fest verwachsen. Eine böse Überraschung – trotz aller Befürchtungen. Vielleicht können Sie die Sorge nachempfinden, die mich in diesem Augenblick befiel. Der Erfolg unserer ganzen Bemühungen wurde plötzlich in Frage gestellt.«
Meinardi hatte mir gespannt zugehört – er war so erregt, daß er stehenblieb. Auch ich verharrte einen Augenblick.
»Ich muß gestehen – man stellt sich all diese Dinge als Internist viel einfacher vor, als sie dann in Wirklichkeit sind. Na und – wie ging es dann weiter?«
»Aufgeben kam nicht in Frage. Also riskierte ich es, eine kleine Kalkplatte von der linken Kammer abzulösen, teils scharf mit dem Messer – nicht angenehm –, teils mit einem feinen, scharfen Raspatorium – einem schmalen Schaber mit abgerundeter Spitze –, einer Sonderanfertigung. Sie wissen ja – ich arbeite gern mit eleganten, zierlichen Instrumenten, die nach meinen eigenen Angaben angefertigt werden. Es gelang, diese erste Kalkplatte

ohne unangenehme Blutungen aus den Verwachsungen zu befreien – ein Hoffnungsschimmer. So knabberte ich eben weiter und entfernte in mühevoller Kleinarbeit den ganzen vorderen Teil des kalkigen Herzbeutels vor den Vorhöfen und Kammern. Leider dauerte das ziemlich lange. Das kleine Herz drängte sich aus der Lücke uns entgegen, es zappelte förmlich – es hatte jetzt eben mehr Bewegungsfreiheit und nahm an Volumen zu.«
»Großartig. Wie schade, daß ich diese Entfaltung des Herzens nicht miterlebt – nicht gesehen habe. Aber was machten Sie nun mit den Herzflanken und der verkalkten Hinterwand des Herzbeutels? Den Röntgenbildern nach hatte sich ja rings um das ganze Herz ein Panzer gebildet.«
»Ganz recht – diese Teile durften keinesfalls stehenbleiben. Sie zu entfernen, wurde aber zu einem heiklen Problem. Bisher war eigentlich alles nur Kleinarbeit gewesen, jetzt erst begann die Operation überaus riskant zu werden, denn schon bei meinem ersten Versuch, die Flanke des Herzens zu befreien, stellte sich heraus, daß der Panzer nicht nur mit der Oberfläche des Herzens innen verlötet war, sondern auch außen mit dem anliegenden Lungenfell, der Pleura. Und Sie wissen ja, wie dünn die ist – wie leicht sie einreißen kann. Jeden Augenblick konnte ein kleines Loch in der Pleura entstehen, Luft in den Brustraum zischen und die Lunge zum Zusammenfalten bringen – und das nicht nur auf einer, sondern eventuell auf beiden Seiten. Es drohte uns ein einseitiger oder gar doppelseitiger Pneumothorax – und das bei diesem so geschwächten kleinen Herzen!«
»Meine Güte – an diese Gefahr habe ich offen gestanden gar nicht gedacht.«
»So ist das eben in der Chirurgie. Wie leicht gerät man in solch gefährliche Situationen – trotz all unserer Voraussicht und Erfahrung. Nun, ich gab nicht nach, machte trotz allem weiter, rief aber vorher meinem Narkosemann zu, er solle ein bis zwei Zentimeter Überdruck einstellen und das Kreisatmungssystem ja dicht halten, damit im Fall eines Pleurarisses kein Lungenkollaps eintreten konnte.
Danach begann ich zunächst einmal links auf der Innenseite die ganze linke Kammer von der Kalkschale zu lösen – bis weit hinauf zum linken Vorhof, dann kam die Außenseite dran. Nur millimeterweise konnte ich vorankommen. In stummer Verbis-

senheit vollzog sich diese subtile Arbeit. Allmählich gelang mir bis weit nach hinten die Isolierung der Kalkschale, so daß ich sie schließlich in Stücken abtragen konnte. Durch den chronischen Entzündungsprozeß hatte sich die Pleura verdickt – das war mein Glück. Sie riß nicht ein.

Nun ging es an die rechte Herzseite – mir graute allmählich. Die Ablösung der rechten Kammer ging noch an, sie gelang mir ganz gut, aber im Bereich des rechten dünnen Vorhofes wurde die Geschichte äußerst kritisch. Der Panzer haftete so fest am Vorhof, die Verwachsungen waren so derb, daß ich mit dem Raspatorium nicht mehr durchkam und gezwungen war, mit dem Messer zu arbeiten – ausgerechnet in diesem Bereich. Es gibt da so einen Sicherheitstrick – ich stellte die Schneide etwas nach außen – dennoch konnte jeden Augenblick der rechte Vorhof einreißen oder ich konnte mit dem Skalpell durch die Wand geraten. Das hätte – wie Sie sich denken können – zu einer enormen Blutung geführt, und niemand kann sagen, wie solch eine Sache dann ausgeht.

Aber auch so wurde mein Vorgehen immer mühsamer, denn die schwieligen Verwachsungen waren hier mit kleinen Gefäßen durchsetzt und bluteten bei meinen Versuchen, sie zu durchtrennen, stärker und stärker. Die Sicht in die Tiefe der Wunde wurde immer wieder gestört. Trotz all dieser Schwierigkeiten arbeitete ich mich immer höher hinauf, um den Vorhof aus seiner Umklammerung zu befreien. Ich ging soweit, wie es irgend zu verantworten war. Dann mußte ich abbrechen. Irgendwann einmal sind uns Chirurgen Grenzen gesetzt.

Die Blutstillung machte uns längere Zeit zu schaffen. Erst als sie einigermaßen gelang, konnte ich damit beginnen, die rechte Pleura von dem Kalkpanzer bis in den hinteren Bereich außen abzulösen und die frei gewordene gekrümmte Kalkschale stückweise abzukneifen und zu entfernen.

Das Herz des kleinen Jungen schlug kräftig, aber zum Teil unregelmäßig und zu schnell. Zwei Drittel der Herzwand waren befreit. Weiter wollte ich nicht gehen.

Natürlich fehlte dem Herzen nun vorn und auf beiden Seiten eine beutelartige Hülle, ein Zwischenpolster zwischen Herzwand und Brustbein. Deswegen habe ich aus dem Oberschenkel des kleinen Mannes einen großen Fettbindegewebslappen ent-

nommen und ihn dazu benützt, die Zwischenräume damit auszufüllen. In ähnlichen Fällen hatte sich das bewährt. Danach konnten wir das Brustbein wieder zusammenfügen und die Wunde verschließen.
Das wär's! Übrigens – am Ende der Operation schlug das kleine Herz ganz regelmäßig, der Blutdruck hatte fast die normale Höhe erreicht, die Lippen waren rot gefärbt.«
Meinardi hatte mich ausreden lassen und kein Wort gesagt – er war sichtlich tief beeindruckt. Wie ich ihn kannte, hatte er den ganzen Eingriff im Geist miterlebt.
Wir gingen weiter. Erst kurz vor dem Portal meiner Klinik sagte er:
»So schwierig habe ich mir diese Operation allerdings nicht vorgestellt. Ich gratuliere und danke Ihnen!«
»Kommen Sie doch einen Augenblick zu mir 'rauf – ich habe Röntgenbilder machen lassen, die ersten Kontrollen des Thorax in zwei Ebenen. Dann können wir sie gleich zusammen ansehen.«
»Gern. So viel Zeit habe ich noch.«
Wir gingen in mein Arbeitszimmer. Ich forderte die Röntgenbilder des Jungen an, und ein Assistent brachte die Aufnahmen.
»Was macht der Kleine?«
»Es geht ihm ganz ordentlich. Er ist munter – der Kreislauf ist stabil. Der Blutdruck war zuletzt 120/70 mm/Hg.«
Er hält als erste die Frontalaufnahme hoch.
Da bekommen wir beide einen mächtigen Schreck – der Kalkschatten über der Herzregion hat nämlich fast die gleiche Ausdehnung wie vor der Operation.
Meinardi ist konsterniert.
»Ja, aber – das sieht ja aus, als hätten Sie gar nichts gemacht, Kollege!«
Er schaut mich entsetzt an.
»Bitte nicht aufregen. – Der Kalkschatten rührt von der stehengebliebenen Hinterwand des Herzbeutels her – die konnte ich ja nicht entfernen. Dazu wäre ein Zugang durch beide Brusthöhlen notwendig gewesen – eine viel zu große Belastung für das Kind in diesem Zustand, und meines Erachtens auch gar nicht notwendig.«
»Nun, Doktor, zeigen Sie uns mal die Profilaufnahmen.«

»Sehen Sie – hier erkennt man sehr schön, daß die beiden Seiten und der vordere Teil des alten Kalkschattens, das Straußenei, nun fehlen und hinten nur noch eine schmale Kalksichel stehengeblieben ist. Die schadet meiner Meinung nach nicht. Es ist jetzt genügend Platz für die Herzaktionen vorhanden.«
»Ja, Sie haben recht, das sehe ich auch. Sie meinen also, ein zweiter Eingriff zur Entfernung der Kalkreste hinten sei nicht mehr notwendig?«
»Genau das. Wozu dieses erneute Risiko eingehen? Außerdem meine ich, wir sollten dem Herzen nun Zeit gönnen, sich den neuen Verhältnissen anzupassen, sich zu kräftigen. Warten wir doch mal ab, wie der Junge sich erholt. Später wird man dann weitersehen.«
»Das leuchtet mir ein.«
Meinardi hatte sich nach diesem Schrecken wieder beruhigt und verabschiedete sich herzlich. So kräftig gebaut dieser Mann war, so sensibel schien er mir – Chirurg hätte er nie werden können. Nun, dafür war er ein glänzender Pädiater geworden. Wie sehr schätzte ich ihn, weil er nicht »Fälle« behandelte, sondern kranke Menschen – seine Kinder.
Der Junge mit dem Panzerherzen erholte sich prächtig. Wir konnten ihn sehr bald in die Kinderklinik zurückschicken. Eine Nachoperation erübrigte sich.

Einige Monate später kam Meinardi nachmittags in mein Arbeitszimmer. Es regnete draußen, und sein schwarzer Mantel ließ sein Gesicht noch viel blasser erscheinen, als es schon immer war. Diesmal hielt er – heiter gestimmt – ein kleines, goldiges Mädchen von etwa vier bis fünf Jahren an der Hand.
»Nanu – welch reizende Dame bringen Sie mir heute, Kollege Meinardi? Das ist ja eine Schönheit.«
Lächelnd gibt er mir die Hand – dann aber wird er ernst. Das mußte einen besonderen Grund haben. Dem Kind sah man nämlich äußerlich nicht an, daß es irgendwie krank war. Es hielt sich aufrecht, hatte eine blühende Gesichtsfarbe und schien kerngesund zu sein.
»Zunächst möchte ich Ihnen unsere kleine Heidi vorstellen und zur Betreuung übergeben. Sie hat im oberen Mittelfellraum eine merkwürdige halbkugelige Verschattung rechts neben der Wir-

belsäule. Man kann sie auf dem Röntgenbild der Brust recht gut erkennen. Da – schauen Sie mal her.«

Aus einem großen braunen Kuvert zieht er eine Brustaufnahme des Kindes und hält sie gegen das Fenster.

»Sehen Sie dieses seltsame Gebilde? Eine Zufallsentdeckung. Was ist das? Das Ding macht mir schwere Sorgen – das können Sie sich wohl denken. In diesem Alter denkt man eben am ehesten an eine bösartige lymphatische oder bindegewebige Geschwulst.«

»Dieser Schatten kann einem auch wirklich Sorge bereiten. Es gibt ja so allerhand Tumoren in dieser Gegend. Ich weiß nicht, Herr Kollege Meinardi, ob Sie meine Monographie über das Mediastinum kennen? Darin sind viele eindrucksvolle Röntgenbilder solcher Fälle enthalten, Beispiele gutartiger, aber auch bösartiger Geschwülste. Es könnte sich sehr wohl um eine Nervengeschwulst, ein Neurinom, handeln, aber auch ein Lymphom oder Sarkom kommt in Frage – wenn keine Tuberkulose vorliegt. Aber ich möchte nur dem Röntgenbild nach nicht gleich von einer so ungünstigen Prognose sprechen. Schließlich gibt es auch banale Flüssigkeitszysten im Mittelfellraum.«

Professor Meinardi hatte unzweifelhaft recht. Der Röntgenbefund war sehr beunruhigend. Es konnte sich in der Tat um eine Geschwulst im Mittelfellraum handeln, die dem Sitz nach entweder vom sympathischen Grenzstrang oder von einer Lymphdrüse ausging. Auch eine angeborene, tumorartige Mißbildung kam in Frage.

Wir unterhielten uns noch eine Weile über diesen eigenartigen Befund. Schließlich meinte ich:

»Vom chirurgischen Standpunkt aus möchte ich doch raten, dieses geschwulstartige Gebilde zu entfernen. Es kann gutartig sein, aber es kann eben auch bösartig sein – und die letztere Möglichkeit zwingt zur Aktion. Wenigstens ist das meine Meinung.«

»Auch die meine. Deshalb komme ich ja mit dem Kind zu Ihnen.«

»Kann ich die Adresse der Eltern haben, bitte? Ich möchte gern selbst mit der Mutter sprechen. Wie wäre es, wenn Sie zu diesem Gespräch auch kommen würden?«

»Gern. Benachrichtigen Sie mich – dann komme ich 'rüber.«

Am folgenden Abend schon kam die Mutter zu uns in die Klinik, um ihr Kind zu besuchen. Wir hatten inzwischen Schichtaufnahmen gemacht. Meinardi wurde verständigt – er wollte gleich kommen. Eine sehr sympathische, blonde junge Frau trat in mein Arbeitszimmer.

»Sie sind also Frau Enders, die Mutter unserer kleinen Heidi – ein süßes Kind. Bitte, nehmen Sie doch Platz. Warum ich Sie herbitten ließ, wissen Sie ja. Professor Meinardi wird auch gleich hier sein. Ihre kleine Heidi hat im oberen Mittelfellraum eine kugelige Verschattung – neben der Wirbelsäule und außerhalb der rechten Lunge – ein geschwulstartiges Gebilde, das uns viel Sorgen macht. Um es offen zu sagen – das Ding ist unheimlich ... Es könnte bösartig sein, und, Frau Enders, deshalb sollte man es durch einen Eingriff entfernen. Wir wissen noch nicht genau, ob es eine Geschwulst ist oder etwas anderes – vielleicht eine Zyste, also eine Flüssigkeitsblase.«

Die junge Frau wurde blaß – sie erschrak, obwohl Meinardi ihr schon einige Andeutungen gemacht hatte.

»Ich begreife das alles nicht, Herr Professor. Meine Heidi ist doch vollkommen gesund, sie springt wie andere Kinder herum, sie hat Appetit, ist fröhlich – ihr fehlt doch gar nichts. Sie hat keine Schmerzen, sie hat nie geklagt.«

»Aber Sie haben doch Ihre Heidi in die Kinderklinik gebracht, warum denn?«

»Das stimmt. Sie hatte Husten – deshalb wollte ich sie untersuchen lassen.«

»Klar – und deshalb hat man die Heidi drüben durchleuchtet und dabei zufällig die merkwürdige Geschwulst entdeckt. Man hat auch Röntgenaufnahmen von der Brust gemacht – da liegen sie.«

Ich nahm eines der Bilder hoch und zeigte es ihr.

»Da, Frau Enders, sehen Sie dieses halbkugelige Gebilde an, das gehört nicht dahin. Vergleichen Sie mal dieselbe Gegend auf der anderen Brustseite – nicht wahr, da fehlt so was. Auf unseren neuen Schichtaufnahmen können Sie das gleiche, aber noch viel besser, erkennen. Hier« – wiederum wies ich mit dem Finger auf die Geschwulst, die durch die Schicht-Röntgentechnik in der Mitte durchschnitten war. In diesem Augenblick kam Meinardi zur Tür herein.

»Ah, Herr Kollege, Sie können gleich die neuesten Schichtaufnahmen mit ansehen. Nicht war, Frau Enders, Sie sehen nun selbst auf den Röntgenbildern, was los ist. Es fällt uns durchaus nicht leicht, Ihnen raten zu müssen, die Heidi operieren zu lassen, aber der Zustand ist uns eben unheimlich – er kann gefährlich sein. Deshalb müssen wir Ihnen das sagen, das ist unsere ärztliche Pflicht, Frau Enders. Wir beide, Professor Meinardi und ich, sind der Meinung, Sie sollten uns die Operationserlaubnis geben.«

In ihrer Verzweiflung fing die junge Frau an zu weinen.

»Die Heidi ist unser einziges Kind – ich kann keine Kinder mehr bekommen, haben die Ärzte gesagt. Warum soll ich die Einwilligung zu einer Operation geben – die Heidi hat doch gar keine Schmerzen.«

»Das ist ja gerade das Unheimliche, liebe Frau Enders! Solche Gebilde – was es nun auch sein mag, gutartig oder bösartig – machen lange keine Beschwerden, verursachen keine Schmerzen, bis es dann eines Tages losgeht – und dann ist es oft zu spät. Frau Enders, ohne Ihren Willen wird keinesfalls operiert, das ist ganz klar. Und wenn ich operiere, dann nur, wenn Sie als Mutter mir dazu die Erlaubnis geben. Wenn Sie uns beiden nicht glauben können oder wenn Sie zu mir kein Vertrauen haben, werde ich Ihre Heidi auf keinen Fall anrühren. Auch steht es Ihnen natürlich frei, zu anderen Ärzten zu gehen.«

»Selbstverständlich können Sie das tun«, wirft Meinardi ein, »aber auch ich bin der Meinung, daß Sie sich zu dem Entschluß durchringen sollten, den Professor nachsehen zu lassen. Vielleicht ist die Geschichte gar nicht so schlimm. Außerdem, er hat uns schon viele schwerkranke Kinder wieder vollkommen gesund gemacht. Warum also sollte er der Heidi nicht auch helfen können?«

Frau Enders wischt sich die Tränen ab – sie ringt mit sich.

»Aber sie hat doch gar keine Schmerzen.«

Ich hielt ihr nur die Röntgenbilder hin, auf denen die unheimliche Verschattung zu sehen war, und sagte kein Wort, legte aber sanft meine Hand auf ihre Schulter, um sie zu trösten. Sie lehnte sich an mich und weinte bitterlich.

Meinardi stand stumm vor uns, die Sache ging ihm nahe. Schließlich meinte er:

»Sie sind doch eine tapfere Frau. Wollen Sie uns wirklich nicht erlauben, Ihrer kleinen Heidi zu helfen?«
Das warf die junge Mutter um. Endlich gab sie ihre Zustimmung zu der Operation. Wie leid sie mir tat! Meinardi warf mir einen Blick zu und begleitete sie dann zur Tür.
Da bedrängten wir also einen Menschen – diese junge Mutter – ihr Kind operieren zu lassen. Sicherlich mit bestem Wissen und Gewissen, doch – geht es gut, ist alles in Ordnung, geht es aber nicht gut – und es geht eben nicht immer gut –, wie schlimm ist einem dann zumute.
Als Meinardi zurückkam, bat ich ihn, uns einen Zeitpunkt für die Operation anzugeben.
»Wir können uns ganz nach Ihnen richten, Kollege Meinardi. Ich lege großen Wert darauf, daß Sie bei diesem Eingriff persönlich dabei sind. Das letztemal, bei dem Panzerherzen, hat es ja leider nicht geklappt.«
Wir einigten uns und Meinardi verabschiedete sich.
Am Mittwoch der folgenden Woche wollte ich den Eingriff wagen. Bis dahin besuchte ich die kleine Heidi täglich, um in Kontakt mit dem Kind zu kommen. Sie sollte Vertrauen zu mir fassen, und ich wollte ihr Mut einflößen, denn verschweigen konnten wir ihr die Operation nicht. Ein Kind einfach zu überrumpeln, halte ich für grundfalsch. Das führt leicht zu einem psychischen Schock, der schwere seelische Folgen hinterläßt.
Da Papa Meinardi, wie ihn die Kinder nannten, am frühen Morgen noch nicht anwesend sein konnte, weil er ein Kolleg zu halten hatte, setzten wir den Operationstermin auf elf Uhr vormittags an und operierten vorher eine Reihe anderer Fälle.
Endlich war es dann soweit. Meinardi kam in Begleitung einiger seiner Assistenten in den Operationstraktus. Wir gaben den Herren gleich weiße Mäntel und Gummihandschuhe, damit sie den Operationssaal betreten konnten. Ich hatte meine besten Männer für diesen Eingriff ausgesucht – natürlich auch den besten Narkotiseur.
Heidi schlief ganz ruhig ein. Sie wurde vorsichtig auf den Rükken gelagert, die rechte Brustpartie erhöht. Das rechte Ärmchen banden wir hoch, so daß das rechte Schulterblatt nach oben gezogen wurde und sich die rechte Hälfte des Brustkorbes etwas erweiterte. Hier nämlich mußte ich eindringen. Es war meine

Absicht, außerhalb des Lungensackes hinten bis in den Mittelfellraum vorzudringen, um dort die eigenartige Geschwulstmasse zu suchen. Das Ding mußte ganz nahe rechts neben der Speiseröhre auf der Brustwirbelsäule aufsitzen.
Professor Meinardi stand hinter mir, als ich begann, ihm mein Vorgehen zu erläutern. Er konnte mir über die Schulter sehen und jeden Schnitt, jede Unterbindung genau verfolgen. Ich erklärte ihm mein Vorhaben:
»Wir müssen ziemlich hoch eingehen – also etwa in Höhe der dritten Rippe in ihrer ganzen Ausdehnung.«
Die Operationsschwester reicht mir das Skalpell. Ich ziehe einen langen, bogenförmigen Schnitt um das Schulterblatt nach vorn in Höhe der dritten Rippe – zunächst durch die Haut und das Fettgewebe. Einige spritzende Gefäße werden sofort gefaßt. Die dritte Rippe liegt nun frei vor unseren Augen. Ihre Knochenhaut wird abpräpariert. Sie soll später die Ersatzrippe liefern.
Nachdem die dritte Rippe von den Weichteilen befreit ist, wird sie reseziert. Ich bedecke einen Augenblick die Wunde und wende mich zu Meinardi:
»Nun kommt es darauf an, durch die hintere Knochenhautlamelle dieser dritten Rippe und die Brustwandfascie in die rechte Brusthöhle einzudringen – aber ohne die Pleura zu verletzen. Ich bin sehr gespannt, ob sich die Pleura leicht abschieben läßt. Sollte das der Fall sein, dann brauchen wir eigentlich keinen Überdruck. Heidi würde genügend Atemoberfläche behalten. Doch seien wir lieber vorsichtig ...«
Ich wende mich an den Anästhesisten: »Sie haben ja gehört, was ich eben zu Professor Meinardi gesagt habe. Stellen Sie mir ein bis zwei Zentimeter Überdruck ein – mehr aber nicht, bitte.«
Als er damit fertig ist, durchtrenne ich vorsichtig, ohne jeden Druck, die Knochenhaut der dritten Rippe mitsamt der Brustfascie, so daß das äußere Pleurablatt der rechten Lunge frei vor uns liegt. Wir haben großes Glück. Die Pleura erweist sich bei Heidi als viel dicker und derber als bei einem erwachsenen Menschen. Und eben aus diesem Grund bereitet es überraschenderweise keinerlei Schwierigkeiten, sie mit Stieltupfern von der Brustfascie zu lösen und so weit nach der Mitte und unten ab-

zuschieben, daß wir den oberen Mittelfellraum hinten erreichen können. Ein schmaler, flacher Haken, mit Gaze umwickelt, wird eingesetzt und damit der rechte obere Lungenlappen nach der Seite abgedrängt, um freien Blick in die Tiefe zu bekommen.

Meinardi schaut mir hochinteressiert bei der Arbeit zu. Er blickt in diesem spannenden Augenblick mit in die offene Brusthöhle. Nun muß es sich ja zeigen, ob die Geschwulst genau an jenem Ort, an dem wir sie auf dem Röntgenbild gesehen haben, zu finden ist – und schließlich auch, ob es sich überhaupt um eine Geschwulst handelt.

Vorsichtig greife ich mit der rechten Hand in die Tiefe des Brustraumes und stoße plötzlich mit den Fingerkuppen auf ein knolliges Gebilde neben der Wirbelsäule.

»Stop – ich sehe nicht genug. Korrigieren Sie die Beleuchtung.«

Endlich fällt ein greller Lichtstrahl in die Tiefe der Brusthöhle.

»Da – Kollege Meinardi – dieses eigroße Gebilde, das muß das Ding sein.« Ich beuge mich weit zurück, um Papa Meinardi in die Tiefe der Wunde sehen zu lassen und zeige ihm ganz genau den Sitz und die Ausdehnung der Geschwulst. Er strahlt über das ganze Gesicht und scheint schon jetzt erleichtert zu sein. Man merkt ihm seine Entspannung an. Auch alle Assistenten dürfen kurz den Befund sehen.

»An der Geschwulst wären wir ja nun dran, aber um was es sich handelt, wissen wir immer noch nicht. Der Ausdehnung nach kann es sich eigentlich nicht um eine Nervengeschwulst handeln, dazu fühlt sich das Ding auch nicht derb genug an. Im Gegenteil, Kollege, ich habe eher den Eindruck, daß es sich um ein zystisches Gebilde handelt, um eine Art Blase mit derber Hülle.«

Eine mühsame Feinarbeit beginnt, um das merkwürdige Gebilde von allen Seiten her aus seinen Verwachsungen zu lösen, und zwar so zu lösen, daß keinesfalls eine größere Blutung entsteht. In diesem Bereich stehen nämlich alle Arterien – auch die kleinsten – unter sehr hohem Druck. Wenn es zu bluten anfängt, wird das ganze Gewebe mit Blut durchtränkt und die Präparation dadurch empfindlich gestört. Millimeterweise gehe ich vor, und immer mehr kommt die Form der tumorartigen Masse zum Vorschein.

Da geschieht trotz aller Vorsicht etwas Überraschendes. An irgendeiner Stelle gibt es bei vorsichtigem Spreizen meiner langen, eleganten Mayoschere einen kleinen Einriß – und dabei entleert sich eine dicke, milchähnliche Flüssigkeit.
Ich bekomme einen mächtigen Schrecken, denn das sieht nach einer Drüsentuberkulose aus – genauer gesagt nach der Erweichung einer tuberkulösen Lymphdrüse, in deren Innerem sich weißlicher Eiter angesammelt hat.
Einer solchen im Inneren eingeschmolzenen Lymphdrüse wegen hätte ich mich niemals zu diesem Eingriff entschlossen. Tiefe Enttäuschung befällt mich. Meinardi hat den Vorgang mit beobachtet. Dieser erfahrene Mann weiß ganz genau, welch depressive Gedanken mich jetzt bedrücken. Auch für ihn war das eine böse Überraschung, nachdem wir die Mutter mit so viel Mühe zur Operation überredet hatten. Dennoch bleibt er ruhig und meint:
»Warten wir doch erst mal ab, Herr Kollege, bis der Pathologe nachgesehen hat, um was es sich wirklich handelt.«
In diesem Augenblick kommt einer unserer Pfleger in den Operationssaal und wendet sich gleich an Professor Meinardi:
»Herr Professor, es wurde eben von Ihrer Klinik angerufen, Sie möchten doch dringend hinüberkommen.«
»Schade – ich hätte gern das Ende dieser Operation miterlebt. Aber Sie sehen ja, es geht nicht. Hoffentlich gelingt es Ihnen, das böse Ding zu entfernen. Viel Erfolg und auf Wiedersehen.«
Er verläßt uns.
»Wie geht es dem Kind?«
»Gut, Herr Professor, die Werte haben sich überhaupt nicht verändert. Ich habe den Überdruck abgeschaltet. Das Kind ist gut durchblutet, die Lippen sind rot, die Schlaftiefe ist gering – wir halten knapp das Toleranzstadium.«
»Ausgezeichnet! Machen Sie so weiter. Ich denke, wir sind in wenigen Minuten fertig.«
Das merkwürdige zystische Gebilde liegt hoch oben neben der Speiseröhre – etwa zwei Zentimeter von ihr entfernt. Ich kann keinerlei Verbindung mit ihr finden. Das ist sehr wichtig, denn es gibt – wenn auch selten – Aussackungen der Speiseröhre mit einer offenen Verbindung, die man dann sehr sorgfältig durch-

trennen und verschließen muß, um möglichen Infektionen vorzubeugen beziehungsweise sie zu vermeiden – die Speiseröhre ist ja immer von Keimen überschwemmt.
Endlich gelingt es mir, das Gebilde zu fassen, nach vorn zu ziehen und ohne stärkere Blutung herauszulösen. Rasch werden die großen Wundhaken aus der Brusthöhle entfernt, die rechte Lunge etwas gebläht, zur Entfaltung gebracht und die Brustwand verschlossen.
»Bitte verbinden Sie die kleine Heidi – ich will mir das Präparat ansehen«, rufe ich meinem Assistenten zu.
Das kugelige Gebilde liegt in einer weißen Porzellanschale. Ich halte es mit der Pinzette fest, durchschneide das Ding in der Mitte und finde eine derbe Zyste mit weißlichem Inhalt. Was mag das sein? Eine Geschwulst ist es Gott sei Dank nicht. Das steht jetzt fest.
»Karl – bitte bringen Sie das Präparat gleich in das pathologische Institut.«
Noch vom Operationssaal aus rufe ich unseren Pathologen an.
»Herr Kollege – unser Pfleger bringt Ihnen gleich ein Operationspräparat. Es handelt sich um ein zystisches Gebilde, das ich aus dem hinteren oberen Mittelfell bei einem kleinen Mädchen entfernt habe. Es sieht ähnlich aus wie eine tuberkulöse Drüse, aber ich bin mir nicht so sicher. Ein Tumor ist es sicherlich nicht, soweit man das klinisch beurteilen kann. Bitte untersuchen Sie das Präparat recht bald und geben uns Nachricht. Wir sind alle sehr neugierig.«
»Aber gern.«
Und schon am nächsten Tag gibt es eine große und freudige Überraschung. Wir haben nämlich eine völlig isoliert angelegte Speiseröhrenzyste entfernt – eine große Rarität. Nirgends in der Weltliteratur wurde bisher ein gleichartiger Fall beschrieben. Der gelbliche Brei, den ich für Eiter gehalten habe, stellte sich als eine Absonderung der oberflächlichen Zellschicht des Sackes heraus und bestand in der Hauptsache aus Zellresten. Der Pathologe teilte uns mit, daß in allen Schichten der isolierte Sack genau so feingeweblich aufgebaut sei wie die Speiseröhre selbst.
Mir fiel ein Stein vom Herzen, denn jetzt erwies es sich als berechtigt, daß wir die Mutter so bedrängt hatten. Heidi war

schon nach zwei Wochen wohlauf und sprang munter herum. Eigentlich konnten wir sie entlassen.
Eines Nachmittags lasse ich mir Heidi holen. Aufrecht marschiert sie durch die riesengroße Tür zu mir herein. Vergnügt blinzle ich das goldige Geschöpf an, denn ich habe etwas Besonderes mit ihr vor. Auf meinem Arbeitstisch steht ein schöner Rosenstrauß, das Geschenk einer Patientin.
»Da – komm her, Heidi, nimm diesen Strauß und halte ihn gut fest. Wir gehen nämlich jetzt zu Papa Meinardi hinüber.«
Ich nehme die Kleine an der Hand, wir laufen die Treppe hinunter, passieren das große Portal der Klinik und spazieren die Straße entlang bis zur Kinderklinik. Passanten sehen das merkwürdige Paar an – den großen Onkel im weißen Mantel und die kleine Heidi, sie schauen uns nach und lächeln. Drüben angekommen, lasse ich mir die Sekretärin Meinardis kommen und frage sie, ob der Professor da sei, was sie bejaht.
»So – dann melden Sie uns bitte! Sagen Sie ihm, ich käme mit einem sehr schweren Fall.«
Wir stiefeln gemeinsam die Treppe der Kinderklinik hinauf und marschieren ins Vorzimmer. Die Sekretärin geht voran, öffnet die Tür zu Meinardis Arbeitszimmer und meldet unsere Ankunft.
Würdig trete ich ein – die kleine Heidi an der Hand. Sie drückt ihren großen Rosenstrauß an die Brust.
»So, lieber Kollege, da bringe ich Ihnen die reparierte Dame Heidi wieder. Wir sind eine große Rarität: Das böse Ding war eine isolierte Speiseröhrenzyste.«
»Was Sie nicht sagen!«
Meinardi strahlt über das ganze Gesicht. Mir reicht er stumm beide Hände, und das Kind lächelt er an, als wäre es sein eigenes.

Die Wahrheit ist ein gar köstlich Gut, mit dem man behutsam umgehen soll. Die leisen Mahner des Gewissens sind gute Führer auch in Nacht und Nebel.

(Frei nach E. Gött)

BITTERE WAHRHEIT

Die ganze Geschichte fing mit einer massiven Auseinandersetzung an. Vor mir stand ein kleiner glatzköpfiger Mann, der Typ des Meckerers, wie er im Buche steht. Der aufgebrachte Herr war Vater eines bildhübschen jungen Mädchens, ungefähr zwanzig Jahre alt. Die Tochter saß auf einem Stuhl und heulte. Am rechten Fuß sah man einen Verband. Ihr rötliches Haar fiel nach vorn und verdeckte fast ganz ihr Gesicht. Sie war Gehilfin in einer Damenschneiderei und hieß Uschi.

»Der Uschi fehlt gar nichts, wenn Sie meine Meinung hören wollen. Sie ist ganz einfach faul – keine Energie, keine Ausdauer, wie die ganze Jugend heute eben so ist. Schon auf der Schule hatten wir ständig Schwierigkeiten mit ihr. Immer war sie müde, schlapp und drückte sich vor jeder körperlichen Arbeit. Sie ist eine richtige Transuse. Dauernd muß ich mich über das Mädchen ärgern. Die simuliert doch nur ...«

»Halt, Herr Doerr, vielleicht darf ich nun auch mal was sagen. Ihre Uschi scheint mir krank zu sein, sicher klagt sie deshalb dauernd über Müdigkeit und Unlust. Von Faulheit allein bekommt man kein solches Geschwür am Knöchel, wie es Ihre Uschi hat. Das müssen Sie doch zugeben, Herr Doerr. Da steckt eben wahrscheinlich was anderes dahinter.«

»Ach was ... Das Geschwür kommt vom Dreck! Sie soll sich mehr pflegen und nicht ständig am Knöchel herumkratzen. Sie will ja gar nicht, daß das Geschwür heilt – sonst hätte sie keinen Grund mehr zu feiern!«

»Hören Sie mal, geht das nicht ein bißchen zu weit? Täuschung und Selbstverstümmelung! Das trauen Sie Ihrer Tochter so ohne weiteres zu?«

»Mir können Sie nichts vormachen, Herr Professor. Warum bemüht sich denn unser Hausarzt, Dr. Siegwart, schon seit Monaten und Jahren vergeblich, die wunde Stelle zur Heilung zu bringen? Und jedesmal, wenn es soweit ist – dann geht die Sache von neuem los. Das hat doch einen Grund.«

»Herr Doerr, ich sage Ihnen nun zum letztenmal – Sie tun Ihrer Tochter unrecht. Wir haben durchaus nicht den Eindruck, daß Uschi irgendwas dafür kann, daß das Geschwür am Knöchel nicht ausheilt und immer wieder aufbricht. Da steckt irgendeine andere Erkrankung dahinter. Bitte lassen Sie Ihre Tochter ein paar Tage hier, dann werden wir sie gründlich untersuchen und herausbekommen, woran es liegt, daß das Geschwür immer größer wird – und auch, warum sie sich ständig schlapp und müde fühlt. Sie sind Textilarbeiter, nicht wahr, und verstehen von der Medizin gar nichts – also sollten Sie auf meinen Rat hören und mir glauben. Ich meine, es ist nicht zuviel verlangt, wenn ich Sie bitte, die Uschi ein paar Tage hierzulassen, damit wir den Fall klären können.«

Uschi, das Unglückswesen, saß noch immer auf ihrem Stuhl, sagte kein Wort und weinte.

»Herrgott noch mal, nun entschließen Sie sich endlich. Sie verschwinden jetzt und Ihre Tochter bleibt da! Verstanden!«

Seltsam, diese Sprache verstand der Mann. Er hörte zu schimpfen auf und gab tatsächlich nach.

»Na ja, wenn Sie meinen? Es kommt ja doch nichts dabei heraus.«

Aber es kam etwas dabei heraus!

Alter Tradition gemäß versammelten sich die Chirurgen des ganzen Landes wieder einmal im großen Hörsaal meiner Klinik. Viele hatten einst hier unter meinen Vorgängern gelernt und gearbeitet. Die Wiedersehensfreude machte sich an der heiteren Stimmung, dem Lärm lebhafter Gespräche bemerkbar. Ein Demonstrations- und Diskussionstag sollte stattfinden, dazu hatte ich die Kollegen eingeladen und dafür hatten wir eine ganze Reihe eindrucksvoller Fälle zur Besprechung vorbereitet. Wir hatten Auszüge aus den Krankengeschichten gemacht, Diapositive von den Operationen und auch von den pathologisch-anatomischen Befunden hergestellt. Manchmal gab es auch einen Film zu sehen.

Einige Kollegen hatten schon am Vormittag ihre Vorträge gehalten oder spezielle Erfahrungen über irgendwelche Operationsmethoden mitgeteilt. Viele Fragen wurden aufgeworfen, man hatte sich darüber ausgesprochen. Auch am Nachmittag herrschte angeregte Stimmung. Man war ja unter sich, ging aus sich heraus. Nichts von jenem Theater war zu spüren, das auf den großen Massenkongressen nach vorgeschriebenem Programm unter Zeitdruck abläuft. Ab und zu bemühte ich mich, die Führung nicht aus der Hand gleiten zu lassen, im großen und ganzen verlief aber alles im Stil der Improvisation, und gerade das empfanden wir als besonders reizvoll.

Wie stets kamen erst die Kollegen von auswärts zu Wort, die mit uns diskutieren wollten. Erst gegen Ende der kleinen Tagung kamen meine Oberärzte oder einer der Assistenten an die Reihe. Meist berichteten sie über klinische Fälle. Schließlich ging ich selbst zum Rednerpult, um einige interessante Krankheitsbilder zu demonstrieren – so zum Beispiel ein Aneurysma der Wirbelschlagader nach Schußverletzung in Höhe des dritten Halswirbels, das sich zu einer mächtigen pulsierenden Geschwulst entwickelt hatte. Das kugelige Gebilde ragte weit unter dem Kiefer vor. Zunächst hatten wir es für eine Aussackung der äußeren Halsschlagader gehalten, bis ich dann während der Operation unseren Irrtum bemerkte und den ganzen Operationsplan umwerfen mußte, um unter reichlich dramatischen Umständen den Arteriensack zu entfernen. Von diesem seltenen Fall hatte ich nach meinen Skizzen sehr schöne Bilder zeichnen lassen, die ich nun zeigen konnte. Aber auch der Patient war anwesend, so daß alle sich davon überzeugen konnten, daß er völlig ausgeheilt und wieder voll arbeitsfähig geworden war. Einen eingehenden Bericht über drei ähnliche Fälle schloß ich gleich an, um das Gebiet abzurunden.

Aufsehen bei den Kollegen erregte mein neues Gerät zur gezielten Hirnpunktion, das erste Modell dieser Art und ein Vorläufer moderner Geräte der Neurochirurgen. Ich führte es am Patienten selbst vor. Mit einer starken Kanüle konnte man in genau eingestellter Richtung den Schädel durchbohren, die Kanüle dann durch die harte Hirnhaut und schließlich in das Gehirn bis in die gewünschte Tiefe bringen, um eine ganz bestimmte Stelle zu treffen. Man konnte so aus verdächtigen Bezirken Gewebsmaterial entnehmen oder eine Flüssigkeitszyste ohne Operation entleeren. Die genauen Einstellungswerte an den Skalen wurden registriert, damit man im Wiederholungsfall den gleichen Punkt im Gehirn wieder treffen konnte.

»Und nun, meine Herren, möchte ich Ihnen zum Abschluß unserer Tagung noch ein junges Mädchen von achtzehn Jahren vorstellen. Seit fast fünf Jahren leidet sie an einem hartnäckigen chronischen Geschwür hinter dem rechten Knöchel. Bitte das Bild!«

Der Saal wird verdunkelt und ein Farbdiapositiv des rechten Fußes projiziert. Man kann darauf sehr deutlich einen zwei mal vier Zentimeter großen häßlichen offenen Ulkuskrater hinter dem rechten Knöchel erkennen, umgeben von einem dunkelbraunen, schlecht ernährten Hautgebiet.

»Meine Herren, wenn man einen solchen Befund bei einem alten Menschen mit einer Arteriosklerose, mit einem Krampfaderleiden oder einem Diabetes vorfindet, wundert sich niemand darüber. Daß aber ein achtzehnjähriges Mädchen schon ein solch böses Geschwür hat, ist doch eine sehr merkwürdige Sache. Sie verstehen also sicher, daß wir neugierig wurden. Bevor ich Ihnen jetzt die junge Dame, unsere Uschi, zeige, lassen Sie mich kurz einige Angaben zur Vorgeschichte machen. – Bitte Licht.«

Mein Vorlesungsassistent reicht mir den vorbereiteten Auszug des Krankenblattes mit den Stichworten:

»Der Vater und zwei Geschwister sind gesund, nur die Mutter hat es mit Gallensteinen zu tun. Erbkrankheiten liegen nicht vor. Auch in Uschis eigener Vorgeschichte kommen nur Kinderkrankheiten wie Masern vor. Sie sei nie ernstlich krank gewesen, außer gelegentlich einer Erkältung oder einer Grippe, hat sie uns angegeben. Vor fünf Jahren entstand ein kleines Geschwür am rechten Knöchel. Natürlich haben wir Uschi ausgefragt, ob sie sich irgendwann einmal eine Verletzung an dieser Stelle zugezogen habe. Das hat sie verneint. Das Geschwür habe sich von selbst gebildet, habe geeitert und sei, anstatt zu heilen, immer größer geworden. Natürlich machten sich die Eltern Sorgen und brachten Uschi zum Hausarzt. Der behandelte das chronische Ulkus mit allen möglichen Mitteln, erzielte aber keinen Erfolg. Als er einsah, daß er es einfach nicht fertigbrachte, das Geschwür zu heilen, hat er schließlich das Mädchen zu uns eingewiesen.

Uschi traf bei uns ein. Sie machte damals einen recht kräftigen und gesunden Eindruck. Keinesfalls schien sie ernstlich krank zu sein. Das einzige, was auffallen konnte, war ihre sehr zarte, durchsichtige Haut, die eine wachsartige Tönung aufwies.
Aber nun will ich Sie nicht länger auf die Folter spannen. Wir haben die Patientin heute zur Nachuntersuchung in die Klinik bestellt. Fräulein Uschi hat sich auf meine Bitte hin auch sofort bereit erklärt, ihre Füße zu zeigen. Lassen Sie die Patientin hereinkommen, bitte . . .«
Uschi spaziert in den Hörsaal, schaut sich erstaunt um, bleibt aber völlig heiter und sicher. Hübsch sieht sie aus, und die Frisur ist offensichtlich neu. Sie kommt zu mir, und wir geben uns die Hand.
»Nett von Ihnen, daß Sie zu uns gekommen sind, Uschi. Seien Sie doch so lieb und ziehen Sie mal Ihren rechten Strumpf aus, damit meine Fachkollegen, das sind alles Chirurgen, Ihren rechten Knöchel innen sehen können.«
Uschi zeigt die innere Seite des Knöchels. Auch von den hintersten Plätzen im Saal kann man gut erkennen, daß das Ulkus vollkommen abgeheilt ist. Natürlich sieht man noch eine bräunliche Narbe, aber von einem offenen Geschwür oder einer Entzündung ist keine Rede mehr.
»Sie sehen, meine Herren, es ist uns mit vieler Mühe gelungen, das Geschwür zur Abheilung zu bringen – das war gar nicht einfach. Natürlich haben wir zunächst alles mögliche versucht, um das Ulkus zu heilen, aber – einen wirklichen Erfolg konnten wir nicht verzeichnen. Eine Bahre bitte.«
Sie wird in den Hörsaal geschoben.
»Bitte, Uschi, legen Sie sich darauf. Genieren Sie sich nicht, machen Sie bitte Ihren Bauch frei.«
Uschi zieht die Bluse nach oben und den Rock etwas nach unten, so daß alle Chirurgen eine große, noch rote Operationsnarbe in der Mittellinie des Oberbauches sehen können.
»Meine Herren, Sie sehen also, daß wir der Uschi den Bauch aufgemacht haben. Warum wohl? Ist es überhaupt denkbar, daß eine Beziehung zwischen dem Ulkus am Fuß und einer Erkrankung in der Bauchhöhle besteht? Wenn ja, um was könnte es sich dann handeln?«
Durch diese Frage gelang es mühelos, Spannung zu erzeugen.

Alle überlegten jetzt, diese und jene Diagnose wurde aus dem Zuschauerraum heruntergerufen, aber keine war richtig.
»Meine Herren, dem heutigen Zustand nach können Sie unserer Uschi äußerlich gewiß nicht ansehen, daß in der Tat eine Beziehung zwischen dem abgeheilten Fußgeschwür und einer Erkrankung im Leibesinneren vorliegt. Vor dem Eingriff hatten wir zunächst nur einen einzigen Hinweis, nämlich die merkwürdige leicht gelbliche Verfärbung der ganzen Körperhaut und auch gelegentlich eine minimale Gelbfärbung der Bindehäute der Augen. Hinzu kam eine auffallende Müdigkeit und Schlappheit des Mädchens. In dieser Richtung forschten wir natürlich weiter. Ich ließ die Mutter kommen und erfuhr, daß Uschi schon als Kind manchmal gelb geworden war. Fette Speisen, zum Beispiel fette Wurst, konnte sie nicht gut vertragen, danach wurde sie meist gelb.
Fräulein Uschi, haben Sie eigentlich selbst die Gelbfärbung beobachtet?«
»Ja, manchmal an der Stirn, am Hals, an der Innenseite der Arme und Beine, aber ich habe das nicht weiter beachtet. Manchmal bekam ich nach fettem Essen heftige Schmerzen unter dem rechten Rippenbogen – für etwa eine halbe Stunde. Wenn ich das Heizkissen auf den Bauch legte, gingen sie rasch wieder weg.«
»Meine Herren, wer hätte nicht an ein Gallenleiden gedacht? Die Mutter litt ja an Gallensteinen. Wir untersuchten die Leberfunktion und erlebten eine Überraschung, sie war nämlich normal. Die wachsartige gelbliche Verfärbung der Haut rührte nicht von Gallenfarbstoffen her, die in das Blut übergegangen waren, sie fand eine ganz andere Erklärung. Uschi hatte nämlich nur 2,2 Millionen rote Blutkörperchen und einen Hämoglobinwert von 34 Prozent. Die Menge der roten Blutkörperchen war also etwa um die Hälfte, die des Blutfarbstoffes auf ein Drittel der Norm gesunken. Die Röntgenaufnahmen der Brust zeigten klare Lungenfelder, eine gute Beweglichkeit des Zwerchfelles, aber ein nach beiden Seiten hin etwas verbreitertes Herz, offenbar ein Zeichen der Anpassung an einen erhöhten Leistungsbedarf. – Bitte das Röntgenbild.«
Es wird sofort projiziert, so daß sich jeder der Anwesenden von diesem Befund überzeugen kann.

»Sie sehen, der linke Vorhof springt ziemlich weit in den hinter dem Herzen gelegenen Raum vor, er komprimiert hier etwas die Speiseröhre.«

Nun weise ich mit meinem Leuchtstab auf einen abnorm großen Schatten, der bis unter den linken Rippenrand reicht.

»Zweifellos erkennen Sie an diesem mächtigen, dichten Schatten eine sehr erheblich vergrößerte Milz. Nun werden Sie selbst die Diagnose stellen können. Sie lautet: Hämolytischer Ikterus, also eine chronische Gelbsucht durch abnormen Blutzerfall als Folge eines Milztumors.

Sie können sich denken, daß wir eine Reihe ergänzender Untersuchungen über die Blutkörperchen, die Gerinnung und anderes angestellt haben. Die Blutungszeit war normal, die Gerinnungszeit dagegen deutlich auf zwölf Minuten verlängert.

Meine Herren, nun wird Ihnen der Zusammenhang zwischen diesem Ulkus am Fuß und der Hauptkrankheit, dem hämolytischen Ikterus, klargeworden sein. Dieses banale Ulkus ist für uns sozusagen ein Wegweiser zur Aufspürung der Hauptkrankheit gewesen. Natürlich haben wir sofort den Eltern eine Milzexstirpation vorgeschlagen, aber sowohl der Vater wie die Mutter wollten von einer Operation nichts wissen. Sie lehnten sie brüsk ab. Sie meinten, das sei gänzlich unnötig, die Uschi fühle sich ja nicht krank, sie könne doch arbeiten. Warum wollten wir sie dann operieren? Ich hatte das Gefühl, daß der erboste Vater unseren Vorschlag nicht nur als Anmaßung betrachtete, sondern daß er meinte, wir wollten uns spaßeshalber operativ betätigen. Er war überhaupt gegen das Messer, aus prinzipiellen Gründen, hielt mir Vorträge über das Versagen der Schulmedizin und schwor auf das Können der Heilpraktiker. So etwas kann bekanntlich gefährlich werden.

Der Widerstand der Eltern ließ sich nicht brechen. So gaben wir uns eben die größte Mühe, wenigstens das Ulkus durch regionale Leitungsanästhesien zur Abheilung zu bringen und den Zustand der Patientin durch eine gezielte Eisen- und Arsentherapie gegen die Anämie zu bessern. Das gelang bis zu einem gewissen Grad.

Ganz gegen unsere Überzeugung und unseren Willen zwangen uns die Eltern, das Mädchen mit dem Wert von nur 2,5 anstatt 4–4,5 Millionen roten Blutkörperchen und einem Hämoglobin-

wert zwischen 34 und 43 Prozent anstatt 96 Prozent zu entlassen. Immerhin hat sie während dieser Behandlung 3,5 kg an Gewicht zugenommen.
Uschi, bitte berichten Sie meinen Kollegen, wie es Ihnen nun zu Hause erging. Wie fühlten Sie sich? Konnten Sie arbeiten?«
»Ja, ich arbeitete, aber lustlos, es ging mir wieder schlechter, ich fühlte mich immer müder und schwächer, und das Geschwür brach auch wieder auf.«
»Und dann ...?«
»Mit dem Vater konnte ich nicht reden, aber mit der Mutter. Sie brachte mich heimlich zu Ihnen in die Klinik.«
»Heimlich ...? Das wußte ich ja gar nicht.«
»Die Mutter hatte Angst bekommen, weil ich viel gelber geworden war.«
»Nun, ich machte dann der Mutter klar, wie notwendig die Entfernung der Milz sei. Alle Überredungskunst setzte ich ein und erreichte schließlich die schriftliche Einwilligung zur Operation. Hier ist das Original«, ich hielt es hoch. »Na endlich, dachten wir beglückt, jetzt läßt sich etwas Entscheidendes unternehmen. Fräulein Doerr wurde zur Operation vorbereitet, aber als die Schwester am Morgen des Operationstages ins Zimmer kam, da fand sie ein leeres Bett vor. Uschi war verschwunden. Sie sind uns glatt durchgebrannt, Uschi! Wie konnten Sie nur nach alldem auf so eine Idee kommen?«
Uschi schämte sich fürchterlich, man konnte es ihr ansehen. Dann bekannte sie aber tapfer:
»Der Vater hat mich am Abend vor der Operation wütend besucht, mir furchtbar Angst gemacht und gedroht, Sie anzuzeigen, wenn Sie mich anrühren würden. Deswegen bin ich fortgelaufen. Was blieb mir anderes übrig?«
Im Auditorium gab es jetzt einige Unruhe. Es wurde laut gesprochen.
»Und nun, wieder zu Hause, ging es Ihnen von Tag zu Tag schlechter, nicht wahr?«
»Ja, Herr Professor, das stimmt. Es kam zu schweren Auseinandersetzungen zwischen meinen Eltern.«
»Meine Herren Kollegen, noch keine drei Monate später wurde unsere Uschi in miserabler Verfassung erneut bei uns eingeliefert. Unsere sofortige Untersuchung ergab, daß die Milz

größer geworden war, man konnte sie nun in der linken Flanke und unter dem linken Rippenbogen gut abtasten. Uschi hatte eine markante Gelbsucht, sie war abgemagert und lag matt und kraftlos in ihren Kissen. Ihr Allgemeinzustand war so schlecht, daß ich eine sofortige Milzoperation nicht wagen konnte. Abgesehen von einer erniedrigten Senkungsreaktion des Blutes, einem viel zu niedrigen Blutdruckwert von 100/55, hatte sie nur noch knappe zwei Millionen rote Blutkörperchen und einen Hämoglobinwert von nur 33 Prozent. Wir hofften, durch eine Bluttransfusion den Zustand zu bessern, und prüften fünf Tage später nochmals die Blutwerte. Der Hämoglobinwert war zwar um ein Geringes auf 38 Prozent gestiegen, aber die Zahl der roten Blutkörperchen sank weiter auf 1,8 Millionen. Die infundierten Blutkörperchen mußten in großen Massen zugrunde gegangen sein. Der Effekt der Bluttransfusion verpuffte. Dennoch machten wir eine zweite Bluttransfusion und erreichten damit einen Hämoglobinwert von 39 Prozent – aber die Erythrozytenzahl sank auf 1,7 Millionen.
Nun konnten wir einfach nicht länger warten. Ich mußte das Letzte wagen: die sofortige Milzexstirpation. Ich bin überzeugt, daß Sie sich in der gleichen Lage ebenfalls für einen sofortigen Eingriff entschlossen hätten.
Über die Technik dieser Milzexstirpation brauche ich Ihnen ja nichts zu erzählen. Sie haben diese Operation sicher selbst oft genug durchgeführt. Wenn es irgend möglich ist, entferne ich die Milz von einem Mittelschnitt mit Einkerbung des Musculus rectus im sehnigen Anteil aus, soweit es notwendig ist. Die Lücke in der Bauchwand reicht auch für große Milztumoren meist aus. Genauso ging ich bei Uschi vor. Sofort stießen wir auf einen sehr derben und über doppelfaustgroßen Milztumor, der sich mit einiger Mühe vor die Bauchdecken ziehen ließ. Die Isolierung und doppelte Unterbindung der starken Milzarterie und der Venen war nicht schwierig. Wir führten eine sehr exakte Blutstillung durch und sicherten die Gefäßstümpfe mit Teilen des großen Netzes, weil gelegentlich durch Nachsickern von Milzblut schleichende Infektionen zustande kommen können.
Und nun zeige ich Ihnen das Bild der herausgenommenen Milz. Wie Sie erkennen, handelt es sich um einen gewaltigen Milztumor. Sie bekommen aber erst einen Eindruck von der Größe

des Organes, wenn ich Ihnen das Gewicht verrate. Diese Milz wog nämlich eineinhalb Kilo!

Meine Herren, sicherlich wird der eine oder andere unter Ihnen nun denken, warum zeigt er uns diesen Fall einer Milzexstirpation? Das ist doch eine alltägliche Geschichte. Mit Absicht habe ich aber gerade diesen Fall zur Demonstration ausgewählt, um Ihnen die Auswirkungen der Entfernung dieses Organes an einer Kurve zeigen zu können.«

Es wurde dunkel, die Kurve erschien auf dem Bildschirm.

»Sehen Sie sich das einmal an! Schon am ersten Tag nach der Operation steigt der Hämoglobinwert von 34 Prozent auf 55 Prozent; nach 48 Stunden auf 74 Prozent! Gleichzeitig vermehrten sich die roten Blutkörperchen von 1,7 Millionen auf 3,56 Millionen, und diese Werte konnten wir durch weitere massive Bluttransfusionen, die nun gut wirkten, auch halten. Eine solch günstige Reaktion findet man nicht oft. Aber dies ist auch ein unumstößlicher Beweis dafür, welch zerstörende Kräfte ein Milztumor gegen rote Blutkörperchen, deren Resistenz fast immer vermindert ist, entfalten kann.«

Ich wendete mich nun wieder an Uschi:

»Fräulein Doerr, nun möchten die Herren Kollegen sicherlich noch wissen, wie es Ihnen nach der Operation geht. Fühlen Sie sich kräftig und gesund?«

»Ja, Herr Professor, ich fühle mich sehr wohl. Meine Arbeit macht mir jetzt keine Schwierigkeiten mehr. Ich kann alles mitmachen, und auch die Müdigkeit ist weg.«

»Hat Ihr Vater denn jetzt eingesehen, daß es nicht richtig war, uns solche Schwierigkeiten zu bereiten?«

»Ich glaube schon, aber zugeben tut er das nicht.«

»Na schön, lassen wir es dabei. Wir danken Ihnen alle, daß Sie heute gekommen sind und uns Auskunft gegeben haben. Sie dürfen nun wieder nach Hause gehen.«

Wir verabschiedeten uns, das Mädchen verließ den Hörsaal. Ich schaute ihr längere Zeit nach, um ganz sicher zu sein, daß sie nicht hören konnte, was ich nun sagen mußte.

Dann wandte ich mich zum Auditorium und rief meinen Kollegen zu:

»Ein schöner Erfolg, nicht wahr, meine Herren Kollegen, auf den wir stolz sein können – und dennoch haben wir verloren!

Der Pathologe versetzte uns einen Keulenschlag. Seine Diagnose: ein Sarkom der Milz! Was das für das Schicksal unserer Uschi zu bedeuten hat, brauche ich in diesem Kreise niemandem klarzumachen.«

Meine bitteren Worte wirkten wie ein Schock auf die Zuhörer. Erst nach einer Weile konnte ich weitersprechen:

»Sicherlich, der Milztumor ist total exstirpiert – aber wie es jetzt weitergeht, weiß niemand. Nur wenige haben Glück.

Meine Herren, die Eltern haben einen Anspruch darauf, die Wahrheit zu erfahren. Gewiß. Bisher jedoch konnte ich mich noch nicht dazu entschließen, ihnen den hoffnungslosen Befund des Pathologen mitzuteilen. Auch Uschi selbst kennt ihren Zustand und die Gefahr nicht, in der sie schwebt. Damit stellt sich wiederum einmal die Frage, ob man schweigen darf oder die Wahrheit sagen muß.

Ich meine: Die Wahrheit ist ein gar köstliches Gut, mit dem man behutsam umgehen muß. Sollen wir die voraussichtlich kurze Lebensspanne Uschis, das ohnehin zweifelhafte Glück dieser Familie durch die brutale Eröffnung der Diagnose ›Sarkom‹ zerstören – oder sollen wir die Entwicklung der Dinge abwarten, bis die Vorgänge selbst uns zwingen, die Wahrheit zu bekennen? Über solche Fragen abzustimmen oder gar Vorschriften, Gesetze zu erlassen, halte ich nicht für richtig und vertretbar. Es muß jeder selbst entscheiden, was er verantworten will und kann. Ich möchte Ihnen zurufen: Lassen Sie sich niemals von einem Juristen oder irgendeiner anderen Person in dieser Hinsicht unter Druck setzen, denn die Entscheidung nach innerer Überzeugung ist ein wesentlicher Bestandteil unseres ärztlichen Ethos und wahrt die Souveränität unseres Gewissens.

Wenn einer unter Ihnen anders denkt, wäre ich ihm dankbar, seine Gedanken gelegentlich einmal kennenlernen zu dürfen.

Ich meine – die Ratio, die kalte Vernunft, darf unser menschliches Mitempfinden niemals beeinträchtigen.

Damit ist unsere heutige Tagung abgeschlossen. Ich wünsche Ihnen gute Heimfahrt.«

Stumm, in Gedanken versunken, verließen meine Kollegen den Saal. In der Klinik wurde es still.

Uschi habe ich nie wiedergesehen.

Ein Blinder kann das Licht nicht sehen, dennoch bleibt es Licht. *(E. Gött)*

DAS DILEMMA

Was wir bei dem letzten Verbandswechsel gefunden hatten, erschien überaus peinlich – nicht für mich, sondern für denjenigen, der diese Operation vor längerer Zeit an dem siebzehnjährigen Mädchen durchgeführt hatte. Nichts Besonderes – eine gewöhnliche Appendektomie, also die Entfernung des entzündeten Wurmfortsatzes. Das Mädchen hatte plötzlich im rechten Unterbauch stechende Schmerzen bekommen, erbrach nicht, litt aber an Übelkeit, und gegen Abend stieg die Temperatur an. Die Eltern begannen sich Sorgen zu machen. Seit Stunden schon lag Karoline – sie nannten sie kurz Karli – im Bett und quälte sich. Man rief beim Hausarzt an, aber der war nicht zu erreichen. Deshalb suchten die Eltern Verbindung mit einem Bekannten aufzunehmen, dem Stabsarzt Dr. Strachwitz, einem Chirurgen, der in einem Lazarett arbeitete und nebenbei eine Privatpraxis führte. Aber auch er konnte nicht gefunden werden. Man hatte ihn zuletzt im Kasino gesehen. Nun riefen die Eltern die Privatklinik an, in die Stabsarzt Strachwitz seine Patienten einzuliefern pflegte. Ein guter Gedanke, denn in diesem Haus mußte immer ein wachhabender Arzt zur Stelle sein, und man wußte sich in kritischen Situationen stets zu helfen.

Es meldete sich zunächst eine Schwester der Telefonzentrale, dann ein Dr. Ermelbach – ein Mann mit einer sympathischen Stimme. Karlis Vater schilderte ihm den Befund, so gut er es als Laie konnte. Der Doktor unterbrach ihn nicht, sondern ließ ihn ausreden – das ist immer das beste.

»So«, meinte er schließlich, »Ihrer Schilderung nach muß es sich um einen akuten entzündlichen Prozeß handeln. Es dürfte eine Blinddarmentzündung sein. Natürlich kommt auch anderes in Frage. Es tut mir leid, als diensthabender Arzt darf ich das Haus nicht verlassen, das werden Sie verstehen – aber ein Vorschlag: Lassen Sie Ihre Tochter gleich durch das Rote Kreuz hierherbringen. Es ist eben ein Zimmer frei geworden. Ich wer-

de sie sofort untersuchen, und dann werden wir ja weitersehen. Inzwischen wollen wir auf alle Fälle versuchen, Dr. Strachwitz aufzufinden für den Fall, daß operiert werden muß.«
Es handelte sich in der Tat um eine akute Blinddarmentzündung. Man fand den Chirurgen schließlich, und er operierte Karli noch in den Morgenstunden. Alles schien danach in bester Ordnung zu sein. Karli erholte sich von dem Eingriff rasch, aber dann infizierte sich die Operationswunde, so daß alle Nähte einschnitten oder platzten und entfernt werden mußten. Dr. Strachwitz sah sich gezwungen, die Wunde ganz offen weiter zu behandeln. Sie klaffte – und das tat sie auch noch nach Wochen. Anstatt sich allmählich zu verkleinern, wurde sie immer größer und größer. Nach vielen Wochen und Monaten vergeblicher Bemühungen, eine Wundheilung zu erzwingen, resignierte er schließlich und gab auf. Er schrieb mir ein paar Zeilen und überwies Karli im Einverständnis mit den Eltern an mich, in der Hoffnung, ich könne dem Mädchen, aber auch ihm selber, in dieser höchst unangenehmen Situation helfen. Selbstverständlich war ich sofort bereit, Karli zu behandeln. Sie erhielt ein Bett auf meiner Privatstation.
Während der Morgenvisite komme ich in ihr Krankenzimmer und sehe zum erstenmal das blasse, hochgradig anämische Mädchen mit den großen, dunklen Augen. Dabei wird mir ziemlich unheimlich zumute. Dieser fiebrige Glanz der Augen, die feuchten Hände und ein eigenartig fader Geruch im Raum gefallen mir ganz und gar nicht. Sollte es sich am Ende um eine Tuberkulose handeln? Dabei heilen ja Wunden des öfteren schlecht. Transplantate stoßen sich ab. Unzweifelhaft leidet dieses junge Geschöpf an einer schweren, schon viele Wochen andauernden bakteriellen Intoxikation. Ich wende mich an die Schwester:
»Bitte den Verbandswagen und Gummihandschuhe.«
Bevor ich mir die Wunde ansehe, von der Dr. Strachwitz eine kurze Beschreibung gegeben hatte, untersuche ich das Mädchen rasch in der üblichen Weise, horche die Lungen ab, prüfe den Puls, bestimme den Blutdruck. Ergebnis: Kein Schaden an den Lungen feststellbar. Die Herzfrequenz ist etwas zu hoch – das kann aber an der Aufregung des Mädchens liegen. Der Kreislauf scheint überaus labil, der Blutdruck ist zu niedrig und zeigt

erhebliche Schwankungen. Vorderhand spricht sicherlich nichts für eine Tuberkulose, aber Endgültiges kann man erst nach den Laboratoriumsbefunden und den Röntgenbildern sagen. Nein – ich rücke schon jetzt von der Diagnose »Tuberkulose« ab. Es muß sich um etwas anderes handeln.

Nun beginne ich sehr vorsichtig, den völlig durchnäßten Verband zu entfernen. Die letzte Gazelage hebe ich mit der Pinzette langsam an, um keine Schmerzen auszulösen und eine Blutung zu vermeiden. Was wir zu sehen bekommen, ist wirklich schlimm: eine vier bis fünf Zentimeter breite, klaffende, tiefe Wunde von etwa fünfzehn Zentimeter Länge. Ich beuge mich etwas herab, um jede Einzelheit möglichst genau betrachten zu können. Das Innere der Wunde – der Grund – ist mit einer grauweißlichen Schmiere bedeckt und von einem fad riechenden gelblichen Sekret benetzt. Man hat eher den Eindruck eines riesigen Geschwürs als einer Operationswunde. Die merkwürdig aufgeworfenen Ränder sind tief unterminiert, hochentzündet und von seltsamen glasigen Granulationen bedeckt. Wenn man mit einem Tupfer vorsichtig den Grund der Wunde berührt, blutet es sofort. Im unteren Wundwinkel befindet sich ein tiefer Krater, der sich in Richtung des Beckens fortsetzt.

Seltsam, sehr seltsam scheint dieser Befund. Vorsicht, so mahnt eine innere Stimme, Vorsicht – hier liegt ein besonders gefährlicher Infekt vor. Meine Gedanken arbeiten fieberhaft und suchen in dem Kasten alter Erinnerungsbilder.

Plötzlich ahne ich, was vorliegen könnte, und erschrecke zutiefst. Äußerlich suche ich jedoch völlige Ruhe zu bewahren, um Karli nicht zu beunruhigen. Ich bedecke die Wunde rasch mit lockerer Gaze ohne alle Zutaten, denn ich habe etwas Besonderes vor. Zu den Schwestern gewandt, ordne ich an:

»Strenges Besuchsverbot wie bei der Isolierung einer Infektionskrankheit. Stellen Sie bitte auch Schalen zur Desinfektion der Hände auf.«

Zu unserer Karli sage ich nur:

»Scheußliche Geschichte! Eine üble Wundinfektion. Bitte, auf keinen Fall die Wunde oder auch die Wundumgebung mit den Händen berühren! Wir müssen die Keimart im Wundsekret bestimmen. Ich komme nachher wieder, ja?«

Die Schwester bitte ich, Blutagarplatten und Serumbouillon aus dem bakteriologischen Laboratorium zu holen: »Bereiten Sie die Platinöse und den Brenner vor. Sie wissen ja Bescheid!«

Die Visite nimmt ihren Fortgang. Am Ende wende ich mich nochmals an die Oberschwester:

»Ich fürchte, wir haben da ein peinliches Geschenk bekommen. Es ist mir sehr unangenehm, daß das Mädchen so nahe bei anderen Patienten liegt. Können wir Karli nicht besser isolieren?«

Sie meint, das ließe sich machen.

»Bitte, kümmern Sie sich darum. Es darf kein anderer Patient mit ihr in Berührung kommen. Mit den Eltern muß ich noch sprechen.«

»Sie kommen heute nachmittag gegen drei Uhr, Herr Professor.«

»Gut, ich werde da sein.«

Und unsere alte, so erfahrene, gütige Oberschwester meint nur noch:

»Armes Ding.«

Sie sagt das mit einer Bestimmtheit, die mich aufhorchen läßt. Frauen wie sie, jahrelang im Umgang mit Leben und Tod geübt, spüren eine Gefahr oft schon im voraus.

Nachsinnend laufe ich zum Haupthaus der Klinik zurück, direkt in mein Arbeitszimmer und suche nach alten Aufzeichnungen aus meiner Arbeitszeit im Robert-Koch-Institut in Berlin. Damals hatte ich mich im Hinblick auf mein späteres Wahlfach, die Chirurgie, intensiv mit den septikämischen Eitererregern befaßt. Natürlich suche ich nach etwas ganz Bestimmtem und finde schließlich auch meine Aufzeichnungen und Notizen über einen sehr seltenen Fall, den mir damals Professor Ulrich gezeigt hatte.

Professor Ulrich leitete völlig selbständig die Infektionsabteilung im Virchow-Krankenhaus. Man sah ihn allerdings oft in der reichhaltigen Bibliothek des Robert-Koch-Institutes zwischen den Büchern und Journalen arbeiten, tief in Gedanken versunken. Sein blasses, etwas hageres Gesicht, seine angespannten Gesichtszüge ließen äußerste Konzentration erkennen. Andererseits war Ulrich auch stets zu Gesprächen bereit und taute bei einer lebhaften Diskussion sehr schnell auf. Offenbar fand er Spaß an dem noch vollkommen unbeschlagenen jugendlichen

Bakteriologen-Zögling, der ich damals war, auf jeden Fall sprach er gern mit mir.
Bei Gelegenheit bat ich ihn, mir doch stets mitzuteilen, wenn auf seiner Infektionsstation irgendein bemerkenswerter Fall lag. Und das tat er auch, so daß ich in kurzer Zeit vieles zu sehen bekam – Milzbrand, Cholera, echte Variola (Blattern) und schließlich sogar einen Fall von ausgebrochener Tollwut.
Niemals werde ich dieses Bild vergessen – den kleinen Bäckerburschen, an dessen Bett er mich eines Morgens führte, um mir die entsetzlichen Schlingkrämpfe und die Wasserscheu des armen Jungen zu zeigen, die untrüglich den Ausbruch dieser tödlichen Krankheit beweisen. Wir schauten zunächst durch das Fenster in der Zimmertüre, ich sah einen blassen, verquält aussehenden jungen, mageren Mann, der apathisch mit starren, offenen Augen in seinen Kissen lag. Wir traten an sein Bett. Ulrich ergriff ein Glas, füllte es mit Wasser, um es ihm zu reichen ... Der durstige Junge richtete sich auf, griff gierig danach, vermochte aber nicht einen Schluck zu trinken, denn sofort setzten reflektorisch schwere Schlingkrämpfe ein, welche ihm die Kehle zuschnürten.
Wortlos sahen wir zu und verließen danach stumm den Raum. Als die Tür geschlossen war, flüsterte mir Ulrich leise zu:
»Bis morgen ist alles zu Ende. Er ist verloren.«
Ich wollte es nicht glauben, aber der Professor behielt recht. In derselben Nacht traten schwere Atemstörungen und Lähmungen auf. Das Herz versagte. Der junge Mann starb. In den Morgenstunden holte man die Leiche ab und brachte sie zur Sektion in das pathologische Institut.
Auf dem Untersuchungsamt des Robert-Koch-Institutes erhielt ich zunächst eine Grundausbildung und lernte hier die verschiedenen septikämischen Erreger, ihr typisches Aussehen und die Züchtungsmethoden kennen. Eitererreger wie Streptokokken, Pneumokokken, Meningokokken, Gonokokken, Bakterium Coli, Milzbrand und viele andere. Schließlich zeigte man mir auch merkwürdige Gebilde – Diphtheriebazillen, die seinerzeit Neisser entdeckt hatte. Durch das Mikroskop bewunderte ich die gelbgrünlich gefärbten Stäbchen mit deutlichen dunklen Punkten im Leib, den Holotinkugeln. Eigentlich sahen die Gebilde recht nett aus, ganz im Gegensatz zu ihren Fähigkeiten,

Unheil anzurichten. Allmählich lernte ich auch, die exakte Diagnose einer Diphtherie nach Frischpräparaten und nach den Spezialkulturen zu stellen. Man wies mich auf den Unterschied zwischen den echten, meist giftigen Diphtheriebazillen und den ungiftigen Pseudodiphtheriebazillen hin. Die echten toxischen Diphtheriebazillen, die Nervenlähmungen hervorrufen können, haften im Präparat gewöhnlich paarweise mit den Spitzen der Stäbchen so zusammen, daß eine V-Form entsteht. Dagegen legen sich die Pseudodiphtheriebazillen, die keine Holotinkugel enthalten, mit den Breitseiten reihenweise in Palisadenform nebeneinander.

Da man äußerlich einem Diphtheriebazillenstamm nicht ansehen kann, ob er ungiftig ist oder ob er ein wirksames toxisches Gift produziert, mußte jeweils eine Toxizitätsprüfung, der Römersche Versuch, am Meerschweinchen durchgeführt werden. Bei Vorhandensein des spezifischen Giftes kommt es nicht nur in kürzester Zeit an der Injektionsstelle des Versuchstieres zu örtlichem Gewebstod, so daß ganze Partien schwarz werden, absterben und sich abstoßen, sondern auch zu schwersten Entzündungen der Nebennieren und zu typischen Magengeschwüren. Ein Magengeschwür hätten die Meerschweinchen sicherlich noch ertragen, aber am Versagen der hochentzündeten Nebennieren gingen sie jämmerlich zugrunde, sowie man die erträgliche Grenzdosis überschritt. Offensichtlich kam es also nicht nur auf die Qualität des Diphtheriegiftes an, sondern auch auf die Dosierung.

Übrigens stritten sich damals namhafte Bakteriologen über die Beziehungen zwischen den echten Diphtherie- und den Pseudodiphtheriebazillen. Mein Lehrmeister vertrat die Anschauung, daß beide einer gemeinsamen Urform entstammten, aber das blieb nur eine Vermutung. Übergänge kamen vor, ob aber aus einem ungiftigen Pseudodiphtheriebazillenstamm plötzlich echte giftige Diphtheriebazillen entstehen konnten, blieb ungewiß.

Auf diesem Gebiet wissenschaftlich zu arbeiten, erschien mir sehr reizvoll. Ich hatte große Lust dazu, mußte aber doch einsehen, daß mich das zu weit von meinen eigentlichen Interessen, die ja den Wundinfektionen galten, weggeführt hätte. Ein wenig leid tut mir das manchmal heute noch.

Eines Morgens, auf dem Weg zur Tollwutstation des Robert-

Koch-Institutes, spricht mich Professor Ulrich an. Er fragt mich, ob ich ihn begleiten wolle, es sei ein ganz seltener Fall von der chirurgischen Abteilung des Professors Orth auf seine Infektionsstation verlegt worden, ein Fall, der eigentlich in den Bereich der Chirurgie gehöre.
Natürlich interessiert mich das sehr, und wir gehen sofort hinüber zum Virchow-Krankenhaus auf seine Infektionsstation. Vor einem Raum, der unter Quarantäne steht, ziehen wir sterile Mäntel an, desinfizieren die Hände und betreten dann das Zimmer, in dem auf einem flach eingestellten Bett ein kräftiger, etwa vierzigjähriger Mann auf dem Bauch liegt, den Kopf zur Seite gedreht. Seinen Rücken bedeckt eine lockere Gazelage, die Ulrich, der sich Gummihandschuhe angezogen hat, nun vorsichtig abhebt. Erschreckt fahre ich zurück. Der Anblick, der sich uns bietet, ist geradezu furchtbar. Der Mann hat offenbar irgendeine kleine Wunde am Rücken gehabt, die nicht heilen wollte. Im Verlauf von mehreren Jahren wurde sie größer und tiefer und ist jetzt etwa dreißig bis vierzig Zentimeter lang und fast zwanzig Zentimeter breit. Damit bedeckt sie beinahe die Hälfte des ganzen Rückens. Durch alle Schichten reicht sie drei bis vier Zentimeter tief bis zur Rückenmuskulatur, die den Grund des riesigen Geschwürs bildet. Der Wundboden weist einen merkwürdigen grüngelblichen, schmierigen Belag auf, eine Art Membran. Professor Ulrich zeigt mir, daß bei jedem Versuch, den schmierigen Belag mit dem Tupfer wegzuwischen, der Grund sofort zu bluten anfängt. Besonders auffallend erscheint der fünf bis sechs Zentimeter breite wulstige Rand der Wunde, der mit eigenartigen glasigen Granulationen besetzt ist. Man kann den Randwulst abheben, denn er ist unterminiert. Er sieht merkwürdig zernagt aus. Das Wundsekret riecht irgendwie fade – ein unangenehmer Geruch, der den Raum erfüllt.
So etwas hatte ich allerdings noch niemals gesehen. Trotz mancher bakteriologischer Kenntnisse blieb es mir vollkommen unklar, um was für eine Infektion es sich hier handeln konnte.
Ulrich genießt sichtlich meine Überraschung und Unkenntnis. Er fühlt sich mit Recht als der Überlegene.
»Herr Professor, bitte – eine Frage: Warum ist denn dieser Patient auf Ihre Infektionsstation verlegt worden?«
»Das ist es ja gerade – auf der chirurgischen Abteilung hat man

sich lange genug herumgeplagt. Alles mögliche hat der Kollege Orth versucht, um die Wunde zu reinigen und zur Ausheilung zu bringen. Schließlich hat er mich, halb verzweifelt, zugezogen. Ich konnte dann wenigstens die Diagnose klären, das heißt, ich habe sie ihm sozusagen hingeknallt.«

»Und wie lautet sie, Herr Professor?«

»Schwerste Wunddiphtherie. Unsere spezielle bakteriologische Untersuchung hat das sofort bestätigt.«

»Daher also die Isolierung und alle Vorsichtsmaßnahmen?«

»Ganz richtig.«

Meine Kenntnisse reichen knapp aus, um ihm die nächste Frage zu stellen:

»Handelt es sich um eine Infektion mit echten Diphtheriebazillen oder mit Pseudodiphtheriebazillen?«

Ulrich meint, das wisse er noch nicht, auch nicht, ob es sich um einen Toxin bildenden Bazillus handele. Versuche seien im Gang.

Immerhin, der Mann hat trotz dieser riesengroßen Wunde kaum Fieber und auch keine Nervenlähmungen, nur sein Allgemeinzustand ist sehr schlecht. Er ist körperlich völlig heruntergekommen, abgemagert, blaß, appetitlos und wartet apathisch auf ein Wunder.

Wir sprechen noch eine Weile über diesen eigenartigen Fall, und ich erlaube mir zu bemerken, daß es sich doch wohl um eine Superinfektion mit einem atoxischen Diphtherie- oder Pseudodiphtheriestamm handeln müsse, bei dem ähnlich wie durch andersartige Saprophyten die Wundheilung durch langwierige Eiterungen gehemmt werde.

In der Tat fiel der Römersche Versuch auf Toxinbildung bei diesem Patienten negativ aus. Das erklärte, warum er keine Nervenlähmung aufwies und überhaupt noch lebte.

Die Diagnose stand fest, sie war schlimm genug, jetzt aber stand Professor Ulrich wie alle seine Vorgänger vor der Frage der Behandlung. Der Mann mußte doch endlich geheilt werden, sein Leben war ja in Gefahr. Damals kam mir die ganze Kalamität zum Bewußtsein, denn Professor Ulrich wußte selbst nicht, auf welche Weise er diesen furchtbaren Infektionsprozeß beherrschen konnte. Zunächst sagte er auf meine Frage hin gar nichts, machte nur ein verdrießliches Gesicht. Erst als wir das

Zimmer verließen, uns gründlich die Hände desinfizierten und die weiße Kleidung ablegten, meinte er ziemlich deprimiert:
»Im Grunde sind wir machtlos. Es gibt kein einziges zuverlässiges Mittel, die Diphtheriebazillen aus der Wunde zu vertreiben. Man könnte vielleicht mit Hydrocuprein- oder Acridin-Abkömmlingen einen therapeutischen Versuch wagen.«
»Aber wir haben doch das antitoxische Diphtherieserum, läßt sich damit nichts erreichen?«
Ulrich zuckte die Schultern und meinte:
»Das antitoxische Diphtherieserum neutralisiert nur das Diphtheriegift, also nur jene Toxinmengen, die nicht schon an den Nervenzellen fixiert sind und Unheil angerichtet haben. Die Diphtherieflora in der Wunde können wir leider damit nicht hemmen oder gar beseitigen, selbst dann nicht, wenn wir das antitoxische Serum direkt in die Wunde bringen – wenigstens entspricht das meiner Erfahrung.«
Wirklich eine schlechte Auskunft. Er hatte vollkommen recht, es gab unzählige Behandlungsmethoden gegen die Wunddiphtherie, aber keine hatte sich als zuverlässig und erfolgreich erwiesen. Wir waren machtlos.
Die Jüngeren unter uns können sich solch verzweifelte Situationen kaum noch vorstellen. Aber so war das eben damals – bevor man Antibiotika kannte.
Ich blätterte weiter in meinen Aufzeichnungen, denn mein Verdacht, es könne sich am Ende auch bei Karli um einen derartigen Infekt handeln, verstärkte sich immer mehr. Da stieß ich auf eine Notiz mit Zeichnung, die ich nach dem Wechsel in eine große chirurgische Universitätsklinik einmal in meine Sammlung eingefügt hatte. Kaum konnte ich mein Gekritzel noch entziffern, doch wurde mir schließlich alles wieder gegenwärtig:
Damals fand in einer großen Stadt im Ruhrgebiet, wie alljährlich, ein Kongreß rheinischer Chirurgen statt. Wer von uns Assistenten abkömmlich war, fuhr hin. Auch ich nahm an der Tagung teil und hoffte, viel zu lernen. Keinesfalls gedachte ich mich damals an der Aussprache zu beteiligen, dazu waren meine Kenntnisse noch viel zu mangelhaft. Doch es kam anders. Es gab eine große Überraschung.
Am Nachmittag des Hauptkongreßtages, gegen Ende der Sit-

zung, meldet sich einer unserer erfahrensten und namhaftesten klinischen Chirurgen zu Wort. Er geht gemächlich zum Podium und berichtet über einen seiner Patienten, dessen Wunde er uns zeigen will. Professor Riedmüller – so heißt er – spricht gut. Schon nach seinen ersten Worten lauscht alles aufmerksam:

»Meine Herren! Ich möchte Ihnen heute von einem rätselhaften Fall berichten. Unser Patient – ich lasse ihn absichtlich erst nachher hereinbringen – hatte ursprünglich eine kleine Wunde am Vorfuß. Sie wollte nicht heilen. Es kam zu einer schweren chronischen Entzündung, zu so schweren Zerstörungsprozessen, daß wir uns schließlich zur Vorfußamputation entschließen mußten. Doch auch der Stumpf heilte nicht. Die Nähte platzten alle wieder auf, die Wunde klaffte breit, sie war ständig schmierig belegt, die aufgeworfenen Ränder unterminiert. Das Wundsekret roch eigenartig fade. Wir haben natürlich alles Denkbare versucht, um diese Entzündung zu beherrschen – haben Dauerspülungen mit desinfizierenden Lösungen gemacht, haben auch Bluttranfusionen durchgeführt, um die Abwehr zu stärken und das schlechte Blutbild zu verbessern. Nichts half. Die nekrotisierende Entzündung schritt unaufhaltsam weiter. Wir wußten uns nicht anders zu helfen, als noch einmal zu versuchen, den großen entzündlichen Bereich auszuschalten. Wir amputierten nun im Unterschenkelbereich – natürlich mit der größten Vorsicht gegen eine Übertragung der Keime aus der alten Wunde in die neue. Zu unserem Schrecken wiederholte sich dennoch die ganze Geschichte. Auch diese frische Stumpfwunde platzte wieder auf, alle Nähte mußten entfernt werden, die Ränder wurden glasig und unterminiert. Ein grüngelblicher, schmieriger, membranartiger Belag verhinderte jeden Heilungsprozeß. Dem Kranken ging es immer schlechter. Es kam zu weiteren Nachamputationen. Wir wurden schließlich dazu gezwungen, das Bein direkt oberhalb des Knies, dann hoch im Oberschenkelbereich abzusetzen. Kein Mittel war in der Lage, diese Infektion zum Stillstand zu bringen. Nun sind wir also am Oberschenkel angekommen, und wie soll das nun weitergehen? Meine Herren«, sagte Professor Riedmüller, »ich habe eine solch verheerende Infektion noch niemals zu sehen bekommen. Hat einer von Ihnen schon einmal einen derartigen Fall erlebt? Diese Frage möchte ich an Sie alle richten. Ich bitte um Ihren Rat. Vielleicht weiß sogar einer unter Ihnen ein wirksames Mittel gegen diese Infektion. Wir haben alles versucht und sind gescheitert.«

Ein offenes Eingeständnis, das mir mächtig imponierte. So etwas hörte man selten.

Seine Frage verhallt im Raum. Er gibt dem Wärter einen Wink, der Patient wird auf einer Bahre hereingefahren. Den Oberschenkelverband nimmt er, nachdem er Gummihandschuhe übergestreift hat, selbst ab. Nun liegt der hochinfizierte Oberschenkelstumpf vor unseren Augen. Viele Kollegen, ältere wie jüngere, gehen nach vorn, um den Befund zu sehen. Sie stehen dicht gedrängt um die Bahre.

Offensichtlich weiß keiner der Anwesenden, um was es sich hier handelt, denn die Frage Riedmüllers bleibt unbeantwortet.

Auch ich laufe nach vorn und betrachte mir eingehend den hochentzündeten Stumpf, der von einem grauweißen, schmierigen Belag überzogen ist und eine deutliche Unterminierung der wulstigen, glasigen Hautränder erkennen läßt. Professor Riedmüller steht dicht neben mir. Er kennt mich, beobachtet mich und wartet anscheinend auf eine Äußerung von mir. Blitzartig kommt mir jener eigenartige Fall Ulrichs in Erinnerung. Nicht nur des äußeren Zustandes der Wunde, sondern auch des faden Geruches wegen scheint mir eine Gleichartigkeit des Infektionsprozesses vorzuliegen. Ich werfe Professor Riedmüller einen Blick zu und bitte ums Wort. Er nickt. Ich gehe gar nicht erst zum Podium, sondern bleibe neben der Bahre stehen.

»Meine Herren«, sage ich, »es handelt sich hier mit großer Wahrscheinlichkeit um eine Wunddiphtherie!«

Die Männer horchen auf, es geht ein Raunen durch die Reihen der Kollegen, sie sind sichtlich überrascht.

Ich beginne nun von jenem Fall Ulrichs, einer Wunddiphtherie am Rücken, zu erzählen und auf die Gleichartigkeit der klinischen Erscheinungen und der Verlaufsform hinzuweisen. Damit soll meine Anhiebsdiagnose »Wunddiphtherie« begründet werden.

»Herr Professor Riedmüller, eine Frage: Ist die Keimflora dieser Stumpfwunde bakteriologisch untersucht worden?«

»Natürlich. Ältere Befunde liegen vor – die Bakteriologen sprechen von einer Mischinfektion. In den Sekreten der vorangegangenen Amputationswunde fand man Kokken und Stäbchen – banale Eitererreger. Weiter wissen wir nichts.«

Nun beginnen sich auch die älteren Chirurgen für den Fall zu interessieren und kommen an die Bahre, um sich die Wunde näher anzusehen. Es wird lebhaft diskutiert, und zwar nicht nur über das seltene Krankheitsbild, sondern auch über die Möglichkeit der Infektion durch eine vorangegangene Nasen- oder Rachendiphtherie oder die Übertragung von einer anderen diphtheriekranken Person. Über eine Behandlungsmöglichkeit – das war ja schließlich die Hauptsache – konnte niemand etwas aussagen, denn es gab kein Mittel, die Keime ohne Schädigung der Gewebe abzutöten und so die Wunde zur Abheilung zu bringen.

Meine Anhiebsdiagnose stimmte tatsächlich, sie wurde bakteriologisch bald darauf bestätigt. Professor Riedmüller rief mich selbst an, um mir das mitzuteilen. Was aus seinem Patienten wurde, blieb mir unbekannt.

Weiter blätterte ich in meinen Aufzeichnungen – da war doch noch ein dritter Fall. Richtig – ich lese und finde, was ich gesucht habe:

Ich war damals mit meinem Chef an eine süddeutsche Universitätsklinik übergewechselt und betreute die chirurgische Poliklinik. Wir bekamen hier viel zu sehen, nicht nur Knochenbrüche, Unfallwunden, Verbrennungen, Geschwülste, sondern auch schwere infektiöse Prozesse. Noch gut erinnere ich mich an die Einlieferung eines vierundsechzigjährigen Mannes. Er kam vom Hochschwarzwald und hatte als Steinmetz gearbeitet, mußte also sehr kräftig gewesen sein. Jetzt sah er geradezu jämmerlich aus und konnte nur noch ganz langsam und gebeugt gehen.

»Was fehlt Ihnen denn?« frage ich.

»Ich kann nicht sitzen, Herr Doktor.«

»Nicht sitzen? Ja, warum das?«

»Ich bin vor acht Jahren am Gesäß operiert worden, und die Wunden sind nie zugeheilt, sie werden immer größer. Es nimmt kein Ende, was soll ich nur machen?« jammert er.

Wir legen ihn auf den Bauch und nehmen die durchnäßten Verbände ab.

Beim ersten Eindruck der zwei tiefen, eitrigen Krater über den

Gesäßhälften habe ich den dringenden Verdacht auf einen Krebs.
»Erzählen Sie mal, wie das anfing.«
Vor acht Jahren hatte er eine doppelseitige Schleimbeutelentzündung über beiden Sitzknorren. Nach längerer vergeblicher Behandlung durch den Landarzt kam er schließlich in eine Universitätsklinik und wurde dort operiert. Man exstirpierte beide Schleimbeutel über den Sitzhöckern in der festen Überzeugung, daß der Mann jetzt von seinem recht unangenehmen Leiden befreit sei. Das war ein Irrtum. Die Gesäßwunden heilten nicht, keine Naht hielt, alle Stichkanäle infizierten sich. Man mußte die Fäden entfernen. Beide Wunden klafften und blieben weit offen. Der Grund belegte sich mit einem schmierig-eitrigen Sekret. Die Ränder waren unterminiert, wulstig, zeigten glasige Granulationen, die Krater wurden immer größer. Schließlich waren sie über beiden Sitzhöckern handtellergroß und drei bis vier Zentimeter tief. Begreiflich also, daß der Mann nicht sitzen konnte und unter heftigen Schmerzen litt.
Natürlich fange ich an, den Patienten auszufragen, und kann schließlich herausbringen, daß er in frühester Jugend eine echte Diphtherie durchgemacht hat – eine Nasendiphtherie. Angeblich ist sie ausgeheilt, aber offenbar blieben Diphtheriebazillen im Nasen-Rachenraum zurück, der Mann wurde zum Keimträger. Nur so kann er durch irgendeine Unvorsichtigkeit die Keime damals in die Operationswunden gebracht haben, und es entstand jene schwere Wunddiphtherie, unter der er jahrelang litt.
Meine Vermutungsdiagnose wurde zwar bakteriologisch bestätigt – aber was sollten wir nun tun?
Tagelang überlege ich. Da fällt mir die Arbeit eines jungen Bakteriologen über das Oxychinolin ein – eine chemische Substanz, die nicht eigentlich zu den Desinfizienzien gehört, aber anscheinend auf biologischem Wege auf Keime einwirkt. Bei Darminfektionen wurde sie in den Tropen vielfach und mit Erfolg verwendet. Und eben dieser Kollege hatte Versuche über die wachstumshemmende Wirkung des Oxychinolin bei einer ganzen Reihe von Bazillen- und Bakterienstämmen durchgeführt und herausgefunden, daß diese Substanz – ein gelbes Pulver– noch in einer Verdünnung von 1 : 130 000 das Wachs-

tum von Diphtheriebazillen hemmen konnte. Das schien erstaunlich und war ein Hoffnungsschimmer, denn unsere üblichen desinfizierenden Mittel mußten mindestens in Konzentrationen von 1 : 1000 angewandt werden, um wirksam zu sein. Das Oxychinolin hatte ich schon mehrfach bei mischinfizierten Wunden verwendet und bemerkt, daß sie sich meist in erstaunlich kurzer Zeit reinigten. Es lohnte sich ein Versuch damit.

Wir spülen also die Wunde täglich mit einer Oxychinolinlösung von 1 : 2000, bedecken die tiefen Krater mit Gazestreifen, die mit dieser Lösung benetzt sind, und – siehe da – die Wunden reinigen sich innerhalb von vierzehn Tagen, der schmierige Belag verschwindet, es entstehen gesunde rote Granulationen, die Heilung bahnt sich an. Endlich – so scheint es – haben wir ein wirksames Mittel gefunden, diese schreckliche spezifische Wundinfektion zu beherrschen.

Viele Wochen später befinden sich die Wunden über den Sitzknorren in ausreichend gutem Zustand, so daß wir in zwei Akten die plastische Deckung der Defekte durchführen können, natürlich unter Oxychinolinschutz. Der Mann bekommt wieder Farbe, er nimmt zu und kann in gut erholtem Zustand schließlich aus der Klinik entlassen werden.

Das also sind so etwa meine bisherigen Erfahrungen mit der Wunddiphtherie.

Als ich am Nachmittag auf die Privatstation komme, finde ich Karli äußerlich zwar sehr beherrscht, innerlich aber von tiefer Angst erfüllt vor. Um sie abzulenken, frage ich:

»Sagen Sie mal, Karli, haben Sie früher einmal eine Diphtherie gehabt?«

Sie verneint das, will aber nochmals die Mutter fragen. Inzwischen hat man die Nährböden geholt und die Platinöse vorbereitet. Ich entnehme reichlich Material aus der Tiefe des Wundkraters und von den unterminierten zerfressenen Wundrändern, beimpfe die Serumflüssigkeit und die Blutagarplatten, fertige ein Ausstrichpräparat an und schicke alles an das nahe gelegene Untersuchungsamt. Schon am nächsten Tag erhalten wir den Befund. Es handelt sich um eine atoxische Diphtherie, die einzelnen Stäbchen liegen in der typischen V-Form aneinander. Es sind aber auch Pseudodiphtheriestäbchen vorhanden, das erklärt, warum Karli keinerlei Lähmungserscheinungen hat. Wenigstens das – dafür hat aber die chronische Infektion im Laufe der Zeit zu einer außerordentlichen Verschlechterung des Blutbildes geführt, die Blutbildungszentren haben schwer gelitten. Karli hat viel zuwenig Blutkörperchen und zuwenig Blutfarbstoff. Wir geben daher zunächst Eisen- und Arsenpräparate und machen Bluttransfusionen – quasi als Vorbereitung zur Hauptbehandlung mit Oxychinolin.

Meine ganze Hoffnung setze ich auf die Wirkung dieser Substanz. Die Wunde reinigt sich auch, wir glauben an einen Erfolg. Bald aber wird uns klar, daß es nicht gelingt, die Diphtherie- und Pseudodiphtheriebazillen zu vertreiben. Immer wieder flackert die Infektion auf.

Nach diesem eklatanten Mißerfolg versuchen wir es mit Rivanollösungen, dann auch mit einem Gemisch von Marbadal, Oxychinolin und Jodoform, schließlich noch mit Echinaceen-Lösung, die gegen Diphtheriebazillen wirksam sein soll. Nichts hilft. Ich befinde mich in derselben mißlichen Situation wie alle meine Vorgänger. Was sollen wir denn noch tun?

Deprimiert grabe ich nochmals in der Literatur über die Wunddiphtherie nach und stoße dabei auf die Bemerkung, daß sie am häufigsten auftritt, wenn irgendein Fremdkörper in der Wunde zurückblieb. Gewöhnlich kommt es danach zu Fistelbildungen, die sich sekundär mit Diphtherie- oder Pseudodiphtheriebazillen infizieren können. Einen Fremdkörper kann ich nur operativ finden. So fasse ich den heroischen Entschluß, den ganzen Krater der Wunde mitsamt dem Geschwürsgrund unter Oxychinolinschutz auszukratzen.

Karli übersteht den kleinen Eingriff gut. Vier Tage lang sieht es so aus, als seien wir Herr der Situation, dann schwinden alle Hoffnungen. Mit Riesengeschwindigkeit bedeckt sich der ganze Wundboden von den untersten Winkeln an wieder mit einem grauen, schmutzigen Belag. Alles ist vergebens, der Infekt setzt erneut mit Vehemenz ein. Ich gebe nicht nach und versuche es ein zweitesmal, diesmal mit der elektrischen Schlinge und durch Elektro-Koagulation. In der Tat fängt danach die Wunde endlich an, frisch zu granulieren. Drei Wochen bleiben wir frohen Mutes und glauben über den Berg zu sein. Plötzlich ändert sich das ganze Bild. Mit größter Enttäuschung entdecken

wir, daß sich vom untersten Wundwinkel aus wieder die Wunde mit einer grauen Membran überzieht und die rosigen frischen Granulationen absterben. Doch dann geschieht eines Tages folgendes:
Unter peinlich exakten Vorsichtsmaßnahmen mache ich selbst den Verbandwechsel und greife dabei mit einer chirurgischen Pinzette tiefer in den untersten Wundwinkel, weil sich dort ein merkwürdig schwammiges Gebilde befindet – vielleicht ein Stück abgestorbenes Fettgewebe, so glaube ich. Alle schauen zu. Die Pinzette faßt. Ich ziehe an – und plötzlich löst sich ein größerer Klumpen Material. Aufgeschreckt und völlig überrascht hebe ich das seltsame Ding aus der Wunde, betrachte es genau und erkenne einen alten, blutig durchtränkten Tupfer. Eine tiefe, schmierige Höhle wird frei. Sie reicht bis in die Leistenregion hinab. Der untere Pol stößt fast an den vorderen Bekkenrand an. Unweit liegen große Gefäße. Es verschlägt uns die Sprache. Ich wage kaum aufzusehen.
Karli hat leider den ganzen Vorgang beobachtet. Wer konnte auch ahnen, daß wir nach all den vergeblichen Behandlungsversuchen und nach so langer Zeit in der Wunde noch einen zurückgebliebenen Tupfer finden würden! Der Fremdkörper hat sich offenbar immer tiefer und tiefer in die Gewebe eingefressen und sich auf diese Weise unserer Sicht entzogen. Er ist so weit gewandert, daß ich ihn nicht einmal bei dem zweimaligen Anfrischen der Wunde entdeckte. In der Tiefe dieser Höhle muß jener Diphtherie- und Pseudodiphtherieherd sitzen, von dem aus jedesmal ein Rückfall der Infektion eintritt.
Voller Ingrimm entschließe ich mich, noch einmal mit der elektrischen Schlinge heranzugehen und rücksichtslos das kranke Gewebe zu entfernen, den ganzen Grund der häßlichen Wunde auf elektrischem Wege auszuglühen und anzufrischen.
Wir operieren am folgenden Tag. Und zum zweitenmal gibt es eine böse Überraschung. Ich bleibe nämlich mit der elektrischen Schlinge plötzlich an einer Stelle des Wundrandes hängen, obwohl der Strom für eine glatte Schnittführung und die Durchtrennung der Gewebe richtig eingestellt ist. Ich stutze, beuge mich herab:
»Was ist denn los?« rufe ich. »Ist der Strom ausgefallen?«
»Nein, Herr Professor«, entgegnet der für den Apparat verant-

wortliche Assistent. Ich versuche es noch einmal. Die Drahtschlinge stößt auf einen harten Gegenstand.

»Seltsame Geschichte«, murmele ich und kontrolliere die Stelle. Da sehe ich ein schwärzliches Gebilde. Mit einer Kocherklemme fasse ich das Ding, ziehe daran – und entferne eine riesige drei bis vier Zentimeter lange scharf geschliffene, gekrümmte Nadel, die schwarz oxydiert und an der Öse abgebrochen ist. Daneben liegt in dem Gewebe das Bruchstück einer weiteren, zwei Zentimeter langen gekrümmten Nadel.

Danach herrscht begreiflicherweise eine ziemliche Aufregung im Operationssaal, wissen doch alle, daß schon ein Tupfer in der Wunde gefunden worden ist.

Nach diesem dritten Eingriff kommt es endlich zu einer wesentlichen Besserung der Wundverhältnisse. Unsere Hoffnungen, einen Erfolg zu erzielen, entzünden sich erneut. Doch wieder ist die Enttäuschung niederschmetternd. Unter einer heftigen Fieberattacke flackert die Infektion erneut auf, die Wunde vergrößert sich von Tag zu Tag, das Mädchen wird immer blasser.

Aus Gründen der Diskretion verzichte ich auf ein Telefonat mit dem Herrn Stabsarzt, meinem chirurgischen Kollegen, ebenso auf einen Brief, sondern ziehe es vor, da wir uns fast jeden Tag treffen, ihm den Befund lieber schonend unter vier Augen persönlich beizubringen. Leider kommt ihm durch Geschwätz von Haus zu Haus die Sache vorzeitig zur Kenntnis, und das führt zu einer bösen Auseinandersetzung mit ihm.

Unsere Begegnung beginnt mit einer äußerst frostigen Begrüßung. Ich finde keinen Mann vor, der sich seiner Verfehlung bewußt ist, sich zu entschuldigen versucht, sondern im Gegenteil einen forschen Angreifer, der die Diskussion in scharfer Tonart zu führen beabsichtigt.

»Sie haben mich um eine Unterredung gebeten, Herr Kollege, sicherlich Ihrer siebzehnjährigen Patientin Karoline Fiebinger wegen, die an Wunddiphtherie erkrankt ist.«

»Ganz richtig – aber die Diagnose Wunddiphtherie nehme ich Ihnen nicht ab! Das ist doch keine Wunddiphtherie – eher ein Hospitalbrand.«

»Ach so, Herr Stabsarzt. Gestatten Sie mir daran zu zweifeln, daß Sie jemals einen echten Hospitalbrand gesehen haben, sonst könnten Sie gar nicht auf diesen irrigen Gedanken kommen. Wenn Ihre junge Patientin einen echten Hospitalbrand gehabt hätte, wäre sie wohl längst tot, denn dieser Infekt verläuft hochakut und dramatisch. Im übrigen steht meine Diagnose absolut fest, Diphtherie- und Pseudodiphtheriebazillen wurden eindeutig festgestellt.«

»Sie glauben wohl, weil Sie Professor sind, wissen Sie alles ganz genau – wie?«

»Nein, Herr Stabsarzt, nicht weil ich Professor bin, sondern weil ich zweieinhalb Jahre Bakteriologe war und über einige Erfahrungen hinsichtlich dieser seltenen Wundinfektion verfüge. Aber um die Diagnose geht es hier ja gar nicht.«

»Ihre private Meinung über diesen Fall interessiert mich nicht, Herr Professor. Was ich Ihnen vorwerfe, ist Ihr unkollegiales Verhalten. Warum habe ich von Ihnen nicht sofort, nachdem Sie den Tupfer in der Wunde fanden, eine Nachricht erhalten?«

»So – das wissen Sie also? Um so besser. Nicht nur einen Tupfer, sondern auch zwei abgebrochene, große Nadeln, die Sie in der Operationswunde zurückgelassen hatten, wurden von mir entdeckt. Dies nur der Vollständigkeit halber ... Im übrigen wollte ich Ihnen weder telefonisch noch schriftlich Bescheid geben, sondern Ihnen – Herr Kollege – den peinlichen Befund bei der nächsten Gelegenheit persönlich unter vier Augen mitteilen. Von einer Unkollegialität kann also keine Rede sein. Leider ist Ihnen der Vorfall, wie ich hörte, schon auf irgendeinem anderen Wege zur Kenntnis gekommen. Das bedaure ich sehr. Nur ich hatte das Recht und auch die Pflicht, Ihnen den Befund mitzuteilen.«

»Das ist eine kümmerliche Ausrede, die ich nicht anerkenne. Ich verlange Genugtuung. Ich werde gegen Sie ehrengerichtlich vorgehen. Sie haben mein Ansehen, meinen Ruf geschädigt.«

Er regt sich immer mehr auf.

»Ich nehme das zur Kenntnis, Herr Stabsarzt, bin aber der Meinung, daß Sie selbst Ihren Ruf geschädigt haben. Bitte sehr, gehen Sie ruhig auf dem Dienstweg oder über die Ärztekammer gegen mich vor. Ich fürchte allerdings, daß Ihnen das schlecht bekommen wird, denn dann muß ich die Wahrheit sagen und erklären, welche Sammlung von Gegenständen Sie in der Wunde zurückgelassen haben.«

Er sieht nichts ein und will nichts zugeben. Offensichtlich ist er so durcheinander, daß er seine Rettung nur noch im direkten Angriff suchen kann. Nun brüllt er:

»Ich werfe Ihnen vor, daß die Patientin zugesehen hat, als Sie den Tupfer aus der Wunde zogen. Warum haben Sie dem Mädchen nicht die Augen verdeckt?«

»Weil niemand ahnen konnte, auf was für eine Überraschung wir stoßen.«

»Ausreden – nichts als Ausreden. Sie wollen ja nur von meinen Vorwürfen ablenken. Sie wollen mich einschüchtern. Das wird Ihnen nicht gelingen. Ich werde sofort der Ärztekammer Mitteilung machen.«

»Tun Sie das, Herr Stabsarzt, wenn Sie glauben, im Recht zu sein. Ich möchte nicht wissen, in welchem Zustand Sie sich befanden, als Sie das junge Mädchen operiert haben. Geben Sie doch endlich zu, daß Sie den Eingriff in jener Nacht unter erheblichem Alkoholeinfluß durchgeführt haben. Nur so kann man sich diesen Fall erklären.«

»Das ist ja unerhört. Jetzt werfen Sie mir auch noch vor, ich sei besoffen gewesen.«

»Ganz richtig, Herr Stabsarzt. Sie waren doch vorher im Kasino, wir haben Sie ja dort gesucht. Warum haben Sie denn nicht vor dem Eingriff Ihren Rausch ausgeschlafen und dann am nächsten Morgen das Mädchen operiert? Das hätte auch noch gereicht. Wäre das nicht besser gewesen? Wir alle hätten dann keinen Ärger gehabt!«

Nichts sieht er ein.

»Ich werde gegen Sie vorgehen, mit allen Mitteln gegen Sie vorgehen.«

»Halten Sie das, wie Sie wollen, Herr Doktor. Inzwischen werde ich mich weiter um Ihre Patientin bemühen. Was soll ich denn nun den Eltern sagen? Ich habe noch nicht mit ihnen gesprochen.«

»Das überlassen Sie gefälligst mir!« brüllt er weiter.

»Um so besser, da Sie ja die Familie besonders gut kennen, wie Sie mir sagten ... Nun, damit können wir diese Unterredung als beendet betrachten.«

Ich verbeuge mich, drehe mich um und gehe.

Nachdem alle unsere Versuche mit Oxychinolin und dem wiederholten Anfrischen der Wunde fehlgeschlagen waren, Acridin-Abkömmlinge, Salvarsan-Glycerin, Sulfonamide und andere Medikamente sich als wirkungslos erwiesen hatten, versuchten wir es schließlich mit einer Rohlösung von Penicillin, dem Wundermittel, von dem wir durch den geheimen Nachrichtendienst damals Kenntnis bekommen hatten. Da in Deutschland während des Krieges kaum jemand etwas von dieser Entdeckung Alexander Flemings wußte und auch kein Penicillin zu erhalten war, hatte ich mich entschlossen, eine eigene Penicillin-Produktion im Keller unserer Klinik in Gang zu bringen. Die Penicillinausbeuten unseres ersten Penicillium-notatum-Stammes waren noch sehr gering. In einem Milliliter der Nährlösung befanden sich zwei Oxfordeinheiten gegenüber 500–1000 IE heute. Ich schabte die Wunde noch einmal aus und begann sie kontinuierlich mit Penicillin-Rohlösung zu benetzen, aber auch diese Therapie schlug fehl, weil die Diphtherie- und Pseudodiphtheriebazillen außerordentlich penicillinresistent sind, was wir damals noch nicht wußten.

Während der ganzen Zeit wartete ich auf den angekündigten massiven Angriff meines Kollegen. Es blieb ruhig – gar nichts geschah. Anscheinend hatte er bei den Eltern des Mädchens erreicht, daß sie keine Nachforschungen anstellten.

Aber was sollten wir nun noch mit Karli machen? Tatsächlich – ich befand mich genau in derselben verzweifelten Lage wie alle meine Vorgänger.

Da kam mir ein neuer Gedanke. Ich wollte Karli in ein Dauerbad bringen lassen, weil wir, wie viele andere Chirurgen, oft bei umfangreichen mischinfizierten Wunden damit Heilerfolge erzielt hatten. Dem Bad sollte Oxychinolin zugesetzt werden. Die Klinik hatte zwei Dauerbäder mit elektroautomatischer Temperatursteuerung bestellt, aber sie waren noch nicht installiert. Deswegen suchten wir nach einem Krankenhaus, das über ein Dauerbad verfügte, und fanden schließlich auch eine solche Klinik. Ich sprach eingehend mit dem Chefchirurgen und bat ihn inständig, die Patientin zu übernehmen, um einen Heilversuch im Dauerbad zu machen. Der Kollege zeigte volles Verständnis für die Situation. Ich verheimlichte ihm nichts von un-

seren bitteren Erfahrungen und sagte ihm auch, daß es sich um eine Wunddiphtherie handle. Er wollte mir nicht glauben, und damit bahnte sich ein Verhängnis an.
Karli wurde verlegt. Man brachte sie in das Dauerbad – aber nichts half. Eigentlich hätte man sie jetzt zu uns zurückbringen müssen, man behielt sie jedoch in der Klinik, weil man meine Diagnose für grundfalsch hielt und glaubte, ich hätte den Fall abschieben wollen. Natürlich war man auch davon überzeugt, selbst mehr Erfolg zu haben.
Eines Tages hörte ich, daß – offenbar von anderer Seite bedrängt – dieser Chirurg beabsichtigte, noch einmal die Leibeshöhle zu öffnen, um nachzusehen, ob nicht am Ende noch ein zweiter Tupfer im Bauchraum zurückgeblieben sei.
Sofort rief ich ihn an.
»Herr Kollege, man hat mir gesagt, Sie wollten die Patientin Karli Fiebinger nochmals operieren, das Abdomen eröffnen. Stimmt das?«
»Ja, das habe ich vor. Und begründen muß ich das nach Lage der Dinge wohl nicht.«
»Hat sich denn an der Wundinfektion etwas geändert – ist eine Besserung eingetreten?«
»Nein – eben nicht.«
»Herr Kollege – ich flehe Sie an – operieren Sie nicht. Die neue Wunde wird sich wieder mit Diphtheriebazillen infizieren. Sie bringen das Mädchen in höchste Gefahr.«
»Ich glaube nicht an Ihre Diagnose Wunddiphtherie.«
»Trotz unserer bakteriellen Nachweise?«
»Ja – trotzdem.«
Ich schweige. Es konnte doch gar kein Fremdkörper mehr in der Leibeshöhle sein. Der Magen-Darm-Traktus und die Organe arbeiteten ja einwandfrei. Ein Abszeß war nicht vorhanden. Der Kollege hörte nicht auf meinen dringenden Rat, er operierte und fand – nichts.

Im Chaos der Katastrophe verloren wir Karli aus den Augen. Sie hatte die Operation, wie ich hörte, überstanden, ob aber auch die lebensbedrohliche Infektion und die schwere Anämie, das blieb uns unbekannt. Ich hielt sie für verloren, für tot und längst begraben.

Viele Jahre nach dem Krieg erfuhr ich zufällig die Adresse jenes Chirurgen, der sie zuletzt behandelt hatte. Ich schrieb ihm und fragte, ob er sich noch an Karli erinnern könne und was aus ihr geworden sei. Bald kam seine Antwort:

Sehr verehrter Herr Kollege,

Sie werden es kaum glauben können: Karli lebt. Eines Tages erlosch ganz plötzlich die schwere Wundinfektion, von selbst – ohne unser Zutun und Verdienst. Der Erreger starb einfach durch seine eigenen Stoffwechselprodukte ab. Es gibt eben noch Wunder.
Übrigens – es war eine Wunddiphtherie. Sie hatten recht.

Mit den besten Grüßen
Ihr ...

Wertvoller als ein Dogma ist der Zweifel daran.

IN OPPOSITION

Schneestürme fegen über die Eisfläche des Ilmensees und die trostlos weite, russische Ebene. Meterhoch türmt sich der Treibschnee an manchen Stellen der Rollbahn auf und hindert jeden Verkehr. Die Birkenwälder sind wie die Straßen vom Schnee blank gefegt. Hie und da sehen wir auf der Fahrt durch den Dunst in Schneewirbel gehüllte Blockhäuser auftauchen, niedrige Datschen, die von den Panje zum Schutz vor der Winterkälte mit Strohballen umgeben worden sind. Davor erkennt man noch gelbe Tafeln, die vor Flecktyphus warnen. Aber was kümmert das den armen Landser, der Schutz sucht, um sich nicht zu Tode zu frieren. Der scharfe Nordostwind schleudert die trockenen Schneekristalle hoch. Es entstehen dichte weiße, vom Sturm gejagte Wolken. Hinter jedem Höcker auf den Straßen, jedem Hügel, jedem Strauch, aber auch jedem Gefallenen auf den kahlen Feldern um Staraja Russa bilden sich genau in der Windrichtung lange Schneestreifen. Sie überqueren schräg unsere Fahrbahn.

Die Sibirier der fünf Stoßarmeen Timoschenkos kümmern sich nicht um dieses schauerliche Wetter. Ununterbrochen greifen sie in ihren weißen Schneehemden und Pelzmützen an und bedrängen hart unsere zerfetzte Front. Aus der Ferne vernimmt man das Tackern von Maschinengewehren, den scharf bellenden Knall der Panzerabwehrgeschütze und das an- und abschwellende Grollen des Artilleriefeuers.

Mühselig bewegt sich unser Wagen zum nächsten Feldlazarett in Dno, das wir – mein Fahrer Gustel und ich – nach stundenlangem Warten an den Blockstellen der Rollbahn halb erfroren schließlich erreichen. Wir stellen den Wagen ab, laufen zur Tür und gehen hinein. Im Dienstzimmer finde ich den Chefarzt, einen ruhigen, besonnenen Mann. Wir kennen uns schon lange.

»Was – Sie sind bei diesem Hundewetter unterwegs?«

»Wie Sie sehen – ja. Ich will mir heute nur kurz die chirurgische Abteilung ansehen. Dann muß ich gleich weiter nach Porchow und Pleskau zu einem Treffen der beratenden Chirurgen der Heeresgruppe Nord. – Gustel, warten Sie bitte auf mich.«

Man reicht uns zum Aufwärmen heißen Tee mit Wodka, ein scheußliches Getränk, aber gut gegen die Kälte. Die Öfen glühen fast in den Räumen des Lazarettes, der Sturm dringt durch alle Ritzen.

»Woher kommen Sie denn, Professor?«

»Ich war wieder einmal im Kessel. Eben komme ich von Staraja Russa. Die Rollbahn ist blockiert gewesen und mußte erst freigekämpft werden.«

»Konnten Sie denn nicht aus dem Kessel ausfliegen?«

»Nein, leider nicht, der Betrieb ist wegen des Schneesturmes eingestellt worden. Auf den Flugplätzen liegt der Schnee meterhoch, die Schneisen sind durch Schneewehen gesperrt. Ich mußte durch den ›Schlauch‹ ausfahren. Sie kennen die schmale Landbrücke ja. Das war ziemlich heiter. Die Russen rennen unentwegt von beiden Seiten an, wie Sie wissen. – So – nun möchte ich aber zu Ihrem Chirurgen.«

»Er ist im Operationssaal, Professor, und versucht eben ein Geschoß aus dem Wirbelkanal zu entfernen.«

Ich kenne den jungen, begabten, aber noch zu wenig erfahrenen Chirurgen, der hier eingesetzt ist.

»Eine Laminektomie also. Ist das nicht ein bißchen viel für den jungen Mann? Ich bezweifle, ob er das schafft. Er hat meines Wissens noch nie einen solchen Eingriff gemacht. Gehen wir doch gleich hin und sehen uns die Geschichte an. Kann ich einen weißen Mantel haben?«

Man reicht ihn mir. Ich ziehe meine Uniformjacke aus und schlüpfe in den weißen Chirurgenmantel. Wir betreten den Operationsraum, wo gerade ein Patient vom Operationstisch auf eine Bahre gehoben wird. Dr. Stadler steht noch in seiner sterilen Operationskleidung da, auf seinem Mantel sind rote Blutspuren. Ziemlich konsterniert sieht er mich an. Es scheint ihm nicht sehr angenehm zu sein, daß ich in diesem Augenblick auf der Bildfläche erscheine.

»Na, Doktor – wie steht's – was haben Sie eben operiert?«

»Ich habe eine Laminektomie gemacht, um eine Infanteriekugel aus dem Rückenmarkskanal zu holen. Sie sollte in der Höhe des zweiten Lumbalwirbels sitzen.«

»Sollte sagen Sie? – Zeigen Sie mir doch bitte die Röntgenbilder.«
»Jawohl. – Ich habe die Kugel nicht gefunden. Sie ist mir wahrscheinlich ausgeglitten und in die Tiefe gerutscht.«
»Und nun? Sie sagen, Sie hätten das Geschoß nicht gefunden. Haben Sie aufgegeben und wieder zugemacht?«
»Jawohl, Herr Professor.«
»Stop!« rufe ich in den Saal. »Das Ganze zurück. Legen Sie den Mann wieder auf den Operationstisch. Ich werde den Fall selbst übernehmen. – Doktor, ich sehe, Sie haben in Narkose operiert, das ist für eine Laminektomie nicht notwendig. Aber davon später. Schläft der Mann noch?«
»Ich glaube ja.«
»Dann lassen Sie sofort die Narkose fortführen. Ich wasche mich inzwischen. Sie assistieren mir.«
Man hält mir die Röntgenbilder, die in zwei Ebenen angefertigt worden sind, so gegen das Licht, daß ich den Befund gut erkennen kann. Tatsächlich, es besteht kein Zweifel: Das kaum deformierte Infanteriegeschoß projiziert sich in Höhe des zweiten Lendenwirbels in beiden Ebenen genau auf den Wirbelkanal. Das Geschoß muß also entweder innerhalb des Durasackes oder außerhalb der harten Rückenmarkshaut liegen. Meines Erachtens müßte man die Verletzungsstelle an irgendwelchen Veränderungen der Gewebe oder einer Verfärbung durch Blutungen erkennen können.
»Wie alt ist denn der Fall? Wann wurde der Mann verletzt?«
»Etwa vor drei Wochen.«
»Hat er Ausfallerscheinungen?«
»Ja, Herr Professor, er hat sensible und motorische Störungen, hauptsächlich am rechten Bein.«
»So – –«
Ich überlege einen Augenblick. Es ist mir unbegreiflich, warum der Doktor das Projektil vorhin nicht gefunden hat. Nun, das wird sich ja herausstellen.
Inzwischen ist der Patient wieder auf den Feld-Operationstisch gelegt worden. Er liegt auf dem Bauch. Man hat den provisorischen Verband am Rücken abgenommen, das Operationsfeld nochmals desinfiziert und schon steril abgedeckt. Auch wir sind fertig mit unseren Vorbereitungen, haben

die weißen OP-Mäntel angezogen, Gummihandschuhe übergestreift und treten nun an den Operationstisch. Mit Schere und Pinzette werden rasch und mühelos die Haut- und Muskelnähte entfernt, große Muskelhaken in die Wunde eingesetzt und diese breit auseinandergezogen, so daß ich die Lücke, die der Doktor im knöchernen Wirbelkanal angelegt hat, gut übersehen kann. Sie ist viel zu klein, wie sich sofort erkennen läßt. Außerdem sitzt sie zu hoch.

»Doktor, von so einer kleinen Öffnung aus können Sie das Geschoß nicht finden. Sie haben zu wenig Überblick und Bewegungsfreiheit. Außerdem sind Sie zu hoch eingegangen. Wir müssen oben den ersten und nach unten die Wirbelbögen drei und vier wegnehmen.«

Also mache ich mich sofort an die Arbeit und trage zunächst die Dornfortsätze des ersten Lendenwirbels, dann diejenigen des dritten und vierten Lendenwirbels ab und knabbere mit der scharfen Luerschen Knochenzange die Wirbelbögen vorsichtig so weit ab, daß eine zwei Zentimeter breite, etwa 8–10 cm lange Öffnung entsteht, die nun genügend Übersicht bietet. Natürlich blutet es aus vielen kleinen Gefäßen. Wir müssen ständig tupfen und absaugen, um freie Sicht zu haben. Die Sanitäter haben eine Absaugpumpe improvisiert, die in der normalen Feldausrüstung fehlt. Warum, weiß niemand.

Schließlich liegt die weißliche Dura frei vor meinem Blick. Ich kann auch erkennen, daß in Höhe des zweiten Lendenwirbels die Dura geöffnet und mit einigen feinen Seidennähten wieder geschlossen wurde. Die Nähte entferne ich wieder und schlitze danach die derbe Rückenmarkshaut, soweit die Knochenlücke reicht, nach oben und unten auf. Vorsichtig werden die Ränder mit Seidenfäden, die wir als Zügel verwenden, angeschlungen und auseinandergezogen.

»So, nun lassen Sie uns das Rückenmark näher betrachten.«

Am obersten Ende sieht man die Kabel der Rückenmarksnerven ganz dicht beieinander liegen. Hier münden sie in den Endbereich des Rückenmarks selbst, etwa in Höhe des ersten Lendenwirbels. In diesem Gebiet kann ich keinerlei Veränderungen wahrnehmen. Weiter unten aber, in Höhe des dritten Lendenwirbels, läßt sich eine dunkle Verfärbung der Nervenkabel erkennen, die miteinander verklebt sind.

»Doktor, hier an dieser Stelle hätten Sie suchen müssen. Hier sind doch zweifellos Gewebsveränderungen und Reste von Blutungen vorhanden. Sie können nur von einer Gewalteinwirkung herstammen. Wir müssen nun die einzelnen Kabel der Lenden- und Kreuzbeinnerven vorsichtig voneinander trennen. – Ich vermute, daß irgendwo dazwischen das Geschoß liegt.«

Das geschieht in mühsamer Feinarbeit. Aber ich finde nichts. Wo mag das Geschoß stecken? Wir suchen angespannt weiter.

»Da – sehen Sie mal, Doktor, hier ist ein Nervenkabel durchtrennt worden, darunter ist ein zweites Nervenkabel defekt. Jetzt müssen wir in unmittelbarer Nähe der Kugel sein.«

Mühsam arbeiten wir weiter, separieren die einzelnen Nervenstränge, ohne sie zu verletzen. Es gelingt mir schließlich, an die Hinterwand der Cauda equina – den »Pferdeschwanz«, wie man die Büschel von Nerven nennt – vorzudringen. Mit schmalen, runden Häkchen lasse ich mir die Kabel auseinanderhalten. Eine braungelbe Masse, zweifellos der Rest einer Blutung, wird sichtbar. Dahinter verbirgt sich ein Loch in der Vorderwand der Dura, ein deutlicher Hinweis, daß wir an der richtigen Stelle sind. Mit einer feinen Sonde gleite ich der Hinterwand entlang und spüre plötzlich einen Wulst, offenbar verdicktes Gewebe über dem Geschoß. Sehr sorgfältig wird die Wunde ausgetupft, damit ich ganz genau die Stelle sehen kann. Mit einer Handlampe lasse ich die Wundtiefe ausleuchten, denn ich muß in die merkwürdige Hülle einschneiden. Sofort stößt mein Skalpell auf einen harten Gegenstand. Die Häkchen halten die Wundränder auseinander, und nun sehe ich einen schwarzen, metallischen Körper. Zweifellos bin ich etwa auf die Mitte des querliegenden Geschosses gestoßen. Der kleine Einschnitt wird erweitert. Solch ein Geschoß ist schwer zu fassen, weil es sehr leicht aus den Branschen einer Faßzange gleitet; ich kann deshalb nicht mit einer gewöhnlichen anatomischen oder chirurgischen Pinzette die Kugel festhalten. Längere Zeit suche ich nach einem geeigneten Instrument. Schließlich finde ich eine breitere, angerauhte Klemme, fasse damit in der Tiefe zu und versuche vorsichtig das Geschoß unter Drehbewegungen aus seinem Wundbett zu winden. Nach einiger vergeblicher Mühe gelingt es mir, die Kugel festzuhalten. Vorsichtig hebe ich das Projektil aus dem Rückenmarkskanal und halte es hoch.

»Da haben wir das Ding, Doktor. Es lag hinter der vorderen Dura. Die Rückenmarkshaut werde ich noch selbst mit einigen Seidennähten verschließen. Versorgen Sie dann bitte die Wunde. Ich kann leider nicht hierbleiben. Die Zeit drängt, und ich muß gleich weiterfahren – ich bin sowieso schon viel zu spät dran. Bitte lassen Sie den Patienten mindestens drei Tage auf dem Bauch liegen und geben Sie mir laufend Bericht über seinen Zustand.«

Nach diesem Zwischenfall wechseln wir rasch die Kleider, ziehen die Mäntel an, verabschieden uns, und weiter geht die Fahrt im dämmrigen Licht des Abends.

Wiederum quälen wir uns durch unzählige Schneewehen. Allmählich erstarren die Glieder vor Kälte, die Muskeln schmerzen, die Füße sind fast gefühllos. Etwa eine halbe Stunde können wir in dem fahlen Mondlicht mit unserem Wagen ohne Beleuchtung fahren. Er gleitet fast geräuschlos über die dünne Schneedecke hinweg, nur der Motor summt. Plötzlich sehen wir dunkle Gestalten auf der Rollbahn. Ein Hund bellt. Gustel nimmt vorsichtig das Gas weg, läßt den Wagen ausrollen und stoppt den Motor. Wir lauschen längere Zeit angespannt in die Ferne. Vorsicht ist geboten. Schließlich hören wir Stimmen, deutsche Kommandos, und fahren näher heran. Eine fast drei Meter hohe Schneewehe hat die Straße versperrt. Der Ortskommandant des nächstgelegenen kleinen Dorfes, ein Unteroffizier, hat sämtliche Einwohner – Männer und Frauen – zusammengetrommelt, die jetzt den Schneeberg abtragen. Ein Schneepflug nähert sich von der anderen Seite, man hört das dumpfe Brummen des starken Motors. Die schuftenden Dorfbewohner, besonders die Frauen, erinnern mich immer wieder an Bilder von Breughel. Sie sind dick vermummt, in Pelze eingehüllt; die Männer haben die typischen russischen Pelzmützen mit den Ohrenschützern auf dem Kopf, während die Frauen nur dicke Tücher tragen. Alle haben sie Walinki, die unförmigen hohen Filzschuhe, an.

Niemand weiß, wie lange das Abtragen des Schneeberges dauern wird, es schneit und stürmt unaufhörlich weiter. Wir steigen aus dem Wagen und vertreten uns die Füße, um nicht zu erfrieren. Immerhin haben wir 37 Grad Kälte. Nach einiger Zeit tauchen noch andere Wagen hinter uns auf, zwei Lkws und ein

Pkw. Wir sind froh, wenigstens im Konvoi die gefährliche, von Partisanen unsicher gemachte Strecke durch die Sumpfwälder fahren zu können, sobald der Weg frei ist.
Nach einer Stunde ist es endlich soweit. Der Unteroffizier gibt uns ein Zeichen. Wir können weiterfahren. Gott sei Dank springt der Motor sofort an, denn bei einem Wind von etwa 5 m/sec und dieser Kälte kühlt die Maschine in kürzester Zeit aus. Weiter geht die Fahrt. Immer wieder sind die Scheiben beschlagen, wir müssen sie mit Salzbeuteln abwischen. Nach zweieinhalb Stunden erreichen wir ein Feldlazarett in dem kleinen Städtchen Porchow, wo ich mich angemeldet hatte, um zu übernachten. Der Wagen hält vor dem Eingang eines Ziegelsteinhauses. Die Tür wird geöffnet, der Chefarzt kommt uns aufgeregt entgegen:
»Wir haben schon lange auf Sie gewartet, Professor – ist denn was passiert?«
»Nichts Schlimmes, ich mußte nur bei einer schwierigen Operation in Dno aushelfen. Deshalb sind wir viel zu spät abgefahren. Unterwegs haben wir auch noch viel Zeit durch riesige Schneewehen auf der Rollbahn verloren. Gustel, versorgen Sie bitte den Wagen, wir bleiben heute nacht hier. Weiterfahrt morgen früh gegen elf Uhr.«
»Kommen Sie doch bitte gleich in unser Kasino, wenn man das so nennen darf. Dort ist es warm. Ich habe eine Schlafgelegenheit für Sie und Ihren Fahrer vorbereiten lassen.«
»Vielen Dank.«
»Wir haben auch die Operation für morgen früh um neun Uhr vorbereitet.«
»Das ist der Junge mit dem Durchschuß der Beinschlagader, der Femoralis, soviel ich mich erinnere, den ich mir auf der Hinfahrt nach Staraja Russa angesehen habe.«
»Jawohl – genau der. Das Aneurysma ist in der Zwischenzeit wesentlich größer geworden. Der Allgemeinzustand ist aber recht gut, und er hat auch kein Fieber.«
»Das klingt ja beruhigend. Wie alt ist die Gefäßverletzung eigentlich heute? Wann ist der Mann verwundet worden?«
»Etwa vor 15 Tagen.«
»Gut. – Ich rechne, daß ich nicht länger als zwei Stunden für die Operation brauche, wahrscheinlich sogar wesentlich weni-

ger. – Lassen Sie bitte mein spezielles Gefäßbesteck auskochen. Gustel weiß Bescheid, er kann es Ihnen herausgeben. – Anschließend muß ich gleich weiter nach Pleskau zur Konferenz der beratenden Chirurgen fahren, die übermorgen früh stattfindet. Ich möchte noch bei Tageslicht ankommen, es wird ja schon gegen vier Uhr dunkel.«

Allmählich taut die Wärme meine Glieder auf. Wir verbringen den Abend noch in zwanglosem Gespräch. Aus weiter Ferne hört man von Zeit zu Zeit das Grollen der Artillerie, das der Wind herüberträgt. Mir fällt auf, daß in dieser Nacht die russischen Nähmaschinen am Himmel fehlen. Obwohl der Schneesturm unvermindert weitertobt, fallen wenigstens die Flocken nicht mehr so dicht. Bald gehen wir zu Bett, aber wir schlafen nur unruhig.

Am Morgen flaut der Sturm etwas ab. Die Außentemperatur ist auf 20 Grad Kälte angestiegen und mutet geradezu sommerlich an. Nach kurzem Frühstück stehen wir Punkt neun Uhr im Operationssaal. Ich sehe mir den verwundeten Landser noch einmal genau an. Er hat unerträgliche Schmerzen in der rechten Wade und der Knieregion, genau unterhalb der in der Mitte des Oberschenkels sitzenden Verletzungsstelle. Der Unterschenkel ist bläulich verfärbt und zweifellos sehr gefährdet. Die quälenden Schmerzen sind ganz klar als Sauerstoffhungerschmerzen zu deuten. Wenn nicht bald die Blutversorgung des Unterschenkels und Fußes verbessert wird, droht eine Gangrän, also der Verlust des Unterschenkels. Genau das müssen wir vermeiden.

»Sollen wir am Oberschenkel oben eine Esmarch-Schnürbinde anlegen?« fragt unser OP-Sanitäter.

Ich überlege einen Augenblick: »Nein – das ist nicht nötig. Ich werde oberhalb des Aneurysma als erstes die Femoralis freilegen und anschlingen, so daß uns nichts mehr passieren kann.«

Gefäßoperationen sind für uns schon zur Routine geworden, und niemand regt sich mehr über die Naht einer verletzten großen Arterie auf. Diesmal ist der Eingriff insofern besonders schwierig, als die Verletzung der Beinschlagader mit der Ausbildung eines Aneurysma in jenem Muskelkanal an der Innenseite des Oberschenkels unten liegt, welchen die Arterie passiert, um in die Kniekehle zu gelangen. Ich öffne den Kanal und

kann danach mühelos den Sack entfernen, die Gefäßwunde freilegen und durch feinste Seidennähte wieder verschließen. Bei Freigabe des Blutstroms erweist sich das Gefäß sofort als dicht und bleibt auch weiterhin gut durchgängig.
Nur eine knappe Stunde habe ich für diesen Eingriff gebraucht. Wir sind alle zuversichtlich, daß der Mann sein Bein behalten wird.
Nach einer kurzen Erholungspause fahren wir weiter nach Pleskau. Wiederum quält sich der Wagen mühsam durch schräg verlaufende Schneewehen. Trotz der Ketten schleifen die Räder, und wir rutschen oft seitlich ab. Nach knapp einstündiger Fahrt im Schneetreiben werden wir plötzlich von einem Feldgendarm angehalten.
»Was ist los?« frage ich ihn durch das geöffnete Fenster.
»Herr Stabsarzt, Sie dürfen nur im Konvoi weiterfahren. Heute morgen ist hier eine Verpflegungskolonne von Partisanen überfallen worden. Dort drüben stehen noch die verbrannten Wagen. Sie haben fast alle Fahrer bestialisch ermordet.«
»Das ist ja schrecklich! Hat man die Gruppe denn erwischt?«
»Sie werden verfolgt, mehr weiß ich nicht.«
In diesem Augenblick hört man aus der Ferne Infanteriefeuer, das abgehackte Knattern einer Schießerei, die sich zu einem kurzen Gefecht entwickelt. Wir lauschen.
»Na – das sieht ja so aus, als hätte man die Partisanen erreicht. Was geschieht mit den Verwundeten?«
»Die sind längst abtransportiert, Herr Stabsarzt.«
Er gibt uns ein Zeichen, hinter mehreren anderen Wagen – meist Lkws – im Schleichtempo weiterzufahren. Viel Zeit geht so verloren. Erst in der Dämmerung erreichen wir das Kriegslazarett in Pleskau, in dem am kommenden Morgen die Besprechung stattfinden soll. Einige Kollegen sind schon eingetroffen. Die Unterkunft ist primitiv, aber wenigstens warm. Wir verbringen den Abend im Gespräch.
Am nächsten Morgen: Ich sitze mit acht Kollegen um einen langen Tisch im warmen Raum des Lazarettes in Pleskau. Alle sind beratende Chirurgen an der Nordfront, alle haben die schwere Winterschlacht 1941/42 mitgemacht. Da ist der Dozent Dr. Heintze, ein blonder, besonders sympathischer Mann, den ich sehr schätze und den ich schon oft getroffen und gesprochen habe.

Er ist stets heiter und unternehmungslustig. Ganz im Gegensatz dazu der immer blasse, versonnene Professor Bucher, dessen Lebensweise von der aller anderen abweicht. Er spielt bis zwei oder drei Uhr nachts Skat, operiert nur wenig, schläft morgens bis gegen elf Uhr und hat sich ganz der Hirnchirurgie zugewandt. Etwas anderes interessiert ihn kaum noch. Ihm gegenüber sitzt der schon ältere Professor Winter, forsch, etwas aggressiv, eine Landsknechtsnatur und ein Chirurg alter Schule, eigensinnig, leicht verletzend und noch leichter verletzbar in der Diskussion. Er verträgt keinen Widerspruch. Das wissen wir alle und vermeiden es deshalb, ihn zu reizen. Daneben sehe ich den noch jüngeren Dozenten Dr. Georg, einen feinnervigen Chirurgen, der als vorzüglicher Diagnostiker und Wissenschaftler über ein erstaunliches operatives Talent verfügt. Man erwartet von ihm eine große Karriere. Neben mir sitzt Dozent Dr. Fürholzer, der aus einem alten Schweizer Geschlecht stammt. Man erkennt die Herkunft noch an Resten seines Schweizer Dialekts und Tonfalles. Mit seiner pedantisch exakten Arbeitsweise wirkt er wie ein Schulmeister – gewissenhafter als er kann man nicht operieren. Am oberen Ende des Tisches hat Professor Leitholz, der einzige Ordinarius der Chirurgie unter uns, Platz genommen, ein kleiner, untersetzter Sachse, immer lebhaft, etwas rechthaberisch und schlau; zweifellos hält er sich für bedeutend und läßt uns dies spüren. Er ist der Älteste unter uns. Daher überlassen wir ihm selbstverständlich die Leitung unserer Aussprache über die dringlichen Probleme der Kriegschirurgie. Am unteren Ende der Tafel, ihm gegenüber, hat Professor Paulsen, ein magerer, nervöser, immer überanstrengter Mann, der schwer zugänglich und noch schwerer zu überzeugen ist, Platz genommen. Auch er vertritt beharrlich die alte Schule und lehnt Neuerungen, überhaupt jedes Wagnis, das nicht in sein Denkschema paßt, emotionell betont ab. Er ist abrupt in seinen Entscheidungen wie in seinen Urteilen und wenig anpassungsfähig.

Über alles mögliche haben wir schon diskutiert: über die Versorgung der Gliederschüsse, Hirnverletzungen, Bauch- und Lungenschüsse. Schließlich sind wir bei den Gefäßverletzungen angelangt, ein heißumstrittenes Gebiet. Die meisten Kollegen hören schweigend zu, offensichtlich um sich keine Blöße zu geben, weil sie sich nie ernsthaft mit der Gefäßchirurgie befaßt haben – vielleicht aber ist es auch Skepsis gegenüber meinem aktiven Vorgehen und meinen Empfehlungen. Die Diskussion wird immer lebhafter, immer hitziger, und führt schließlich zu einer Art Duell zwischen Professor Paulsen und mir.

»Aber meine Herren Kollegen, sehen Sie denn nicht die großen Vorteile der Gefäßnaht und der Frühoperation eines Aneurysma nach Verletzung einer großen Arterie ein? Die Entfernung des provisorisch angelegten aneurysmatischen Sackes ist zu diesem Zeitpunkt kinderleicht. Nach Abklemmung der dazugehörigen Arterien können Sie das ganze primitiv angelegte Gebilde einfach aus der Wunde heben, weil noch keine Verwachsungen vorliegen. Und so wird aus einer mühevollen, nicht immer ungefährlichen Operation ein simpler Eingriff, der sich auf die Freilegung der Verletzungsstelle, d. h. der Lücke in der Gefäßwand, beschränkt. Der Verschluß erfolgt durch Gefäßnaht.«

»Ich muß Ihnen entschieden widersprechen«, wirft Paulsen sofort ein, »eine arterielle Gefäßnaht unter primitiven Frontverhältnissen halte ich für viel zu riskant. Ich lehne sie prinzipiell ab und stütze mich auf das Urteil Ferdinand Sauerbruchs und auf seine Weisungen als Beratender Chirurg der Heeressanitätsinspektion, die Sie ja genau kennen. Auch er lehnt eine Gefäßnaht im Rahmen der Kriegschirurgie strikt ab und fordert die Unterbindung. Danach sollten wir uns richten.«

»Herr Kollege Paulsen, das ist mir alles sehr gut bekannt. Ferdinand Sauerbruch hat sich zwar während des Ersten Weltkrieges viel mit kriegschirurgischen Problemen befaßt, aber niemals speziell mit der Gefäßchirurgie. Sein Spezialgebiet ist immer die Thoraxchirurgie geblieben. Deswegen ist seine Ansicht hinsichtlich der Versorgung von Gefäßverletzungen für mich nicht maßgeblich.«

Professor Leitholz rückte unruhig auf seinem Stuhl hin und her, dann unterbricht er mich:

»Das ist ja allerhand – Sie gehen zu weit!«

Er möchte das Prestige Sauerbruchs retten.

»Ich glaube nicht, daß ich zu weit gehe, Herr Professor Leitholz, denn meine Ansicht schließt die Hochachtung vor Ferdinand Sauerbruch und seinem Lebenswerk nicht aus.«

Professor Winter, der Landsknecht, meldet sich zu Wort – ihm paßt die ganze Geschichte nicht:
»Gefäßnaht, na ja, ist ja ganz schön, aber sie führt doch sofort oder später zur Thrombose, und was haben Sie dann von all Ihrer Mühe?«
»Was Sie sagen, Kollege Winter, stimmt ganz und gar nicht, sonst würden wir auf die Gefäßnaht verzichten. Bei richtiger Technik und einigen Tricks läßt sich die Verstopfung der Arterie an der Nahtstelle ohne weiteres verhindern. Die Gefäße bleiben in über 90 Prozent der Fälle durchgängig – unsere Kontrollen beweisen es.
Die Forderung nach der Arterienunterbindung im Krieg ist zu einem Dogma erstarrt, das auf Grund unserer Erfahrungen an der Front absolut nicht mehr berechtigt erscheint.
In unserer Armee haben wir bis heute etwa 120 Arteriennähte und Aneurysmaoperationen ausgeführt. Wir haben bei durch- oder abgeschossenen Arterien und Venen nicht nur die Gefäßnaht angewendet, sondern ich selbst habe mit Erfolg neunmal die Transplantation eines Venenstückes bei einem zu großen Arteriendefekt gewagt. Aus diesem Grund habe ich den Kollegen von der Chirurgie in meinem Armeebereich dringend empfohlen, bei frischen Gefäßschüssen größerer Arterien die Unterbindung möglichst zu vermeiden und die Wiederherstellung des Blutstromes durch Gefäßnaht zu versuchen.
Sie, Herr Kollege Paulsen, lehnen unser Vorgehen ab – wie ich annehmen muß, ohne eigene Erfahrung und ohne eigene Begründung. Sie beziehen sich nur auf die Meinung Sauerbruchs. So geht das aber nicht. Wenn wir alles, was unsere Lehrmeister uns gepredigt haben, für richtig und für der Weisheit letzten Schluß halten würden, wäre ein weiterer Fortschritt in der Chirurgie überhaupt nicht möglich.«
Ich spüre die wachsende Unruhe unter den Kollegen. Unbeirrt fahre ich aber fort:
»Als Hauptgrund Ihrer Ablehnung haben Sie die erhöhte Gefahr einer Infektion an der Front angegeben. Daß sie vorhanden ist, wissen wir alle, doch spielt sie bei der Versorgung unserer Gefäßverletzten nachweislich eine weit geringere Rolle, als wir vorher angenommen und befürchtet hatten. Die beste Abwehr gegen Infekte ist eben eine gute Blutversorgung der

Gewebe. Schlecht durchblutete Gewebspartien sind immer, wie Sie wissen, anfällig für Infektionen. Hierzu einige Zahlen: Unter etwa 100 Gefäßoperationen zur Wiederherstellung der Strombahn durch Gefäßnaht haben wir nur in acht Fällen schwerere Infektionen erlebt, die vom Schußkanal ausgingen. Sie zwangen nachträglich zur Unterbindung. In sechs Fällen hat der Betreffende danach sein Glied durch Gangrän und Amputation verloren. In den übrigen 92 Fällen aber wurde durch Gefäßnaht oder Venentransplantation die Blutversorgung aufrechterhalten, die Gefäße blieben durchgängig, und die Verletzten behielten ihre Glieder. Im übrigen ist die Gefäßnaht, meine Herren, durchaus kein Kunststück. Sie erfordert nur etwas Geduld und eine exakte Technik. Vor Freigabe des Blutstromes nach vollendeter zirkulärer oder Längsnaht injizieren wir in das Lumen der Gefäße das gerinnungshemmende Mittel Vetren und sorgen dafür, daß im Augenblick der Stromfreigabe die Kreislauflage ausgeglichen und der Blutdruck hoch genug ist, so daß ein wirksamer und schneller Blutstrom in den ersten Sekunden die Nahtstelle passieren kann. Daß sich unsere Mühe lohnt, geht sehr klar und eindeutig aus meinen Notizen hervor.«
Ich schlage mein kleines Notizbuch auf und blättere darin, um einige Fälle herauszusuchen.
»Hören Sie bitte einige Daten. 26. November: Operation eines Aneurysma der Armschlagader im mittleren Bereich. Das Gefäß war total abgeschossen, die Stümpfe hatten sich weit in die Gefäßloge zurückgezogen. Sie wurden angefrischt und durch zirkuläre Gefäßnaht vereinigt. Glatte Heilung. Der Arm blieb erhalten und ist voll funktionsfähig. Am selben Tag Operation einer Granatsplitterverletzung der Arteria carotis communis rechts und eine Operation der Vena jugularis. Arteriovenöses Frühaneurysma. Die Gefäße konnten separat durch Gefäßnaht verschlossen werden. Glatter Heilverlauf, keine Hirnstörungen. 21. November: Operation eines Aneurysma der linken Halsschlagader. Frühaneurysma. Der Schuß ging mitten durch den Carotissinus mit seinen Pressorezeptoren. Wir haben aber keinerlei Kreislaufkrisen während der Operation erlebt. Glatte Heilung. Weiter: am 4. März Operation eines Aneurysma der linken Armarterie dicht oberhalb des Ellenbogens. Erfolgreiche Längsnaht des Gefäßschlitzes. 7. März: Operation

eines großen arteriellen Aneurysma der Arteria subclavia an der Übergangsstelle zur Arteria axillaris. Zirkuläre Gefäßnaht mit Erfolg. 16. März: Operation eines arteriovenösen Aneurysma der Arteria subclavia. 20. März: Operation eines Aneurysma der Arteria vertebralis in Höhe des IV. Halswirbels usw. usw.

Meine Herren, ich habe bisher persönlich 21 frische Carotisverletzungen mit Frühaneurysma erfolgreich durch Gefäßnaht versorgt. Ferner habe ich nach meiner neuen Methode – der klassische Zugang hat versagt – an der Front bisher 14 Subclavia-Aneurysmen operiert, deren Schwierigkeit und Gefahr Sie kennen. Nur die erste Operation scheiterte durch Herzstillstand. Damals hatte ich eben noch zu wenig Erfahrung. Alle anderen waren erfolgreich, kein Arm mußte amputiert werden.

Auf Grund dieser Erfolge habe ich im Bereich unserer Armee eine Zentralstelle für Gefäßoperationen, insbesondere für nur wenige Tage alte Frühaneurysmen, geschaffen. Dort operiere ich mit geschulter Mannschaft die meisten Gefäßverletzten selbst. Mancher Chirurg ist meinem Beispiel gefolgt und hat ebenso gute Resultate erzielt wie wir.

Glauben Sie wirklich, meine Herren Kollegen, daß ich dieses erfolgreiche Vorgehen aufgeben werde, nur weil einige prominente Chirurgen es ablehnen? Oder weil Ferdinand Sauerbruch, den wir alle sehr hoch schätzen, anderer Meinung ist? Nein, meine Herren Kollegen, im Gegenteil, ich empfehle auch Ihnen, Ihre Skepsis zu überwinden. Sie werden genau dieselben Erfolge haben und vielen Soldaten ihre Glieder erhalten können. Das ist meine Überzeugung.

Meine Herren Kollegen, wir sind nicht dazu da, Glieder zu amputieren, sondern sie zu erhalten. Nur im höchsten Notfall und aus zwingenden Gründen darf man ein Glied opfern, dann nämlich, wenn das Leben des Patienten unmittelbar bedroht ist. Ich fordere kategorisch die Wiederherstellung der natürlichen Strombahn des Blutes, nicht nur bei Verletzungen im Frieden, sondern ganz besonders im Krieg.«

Die letzten Worte stoße ich in großer Erregung hervor. Es ist mir einfach unverständlich, daß man uns von oben herab zwingen will, keine Gefäßnähte zu machen. Schon während des

Ersten Weltkrieges haben einige wenige kühne Chirurgen der Westfront mit Erfolg die Gefäßnaht gewagt. Danach geriet sie beinahe in Vergessenheit.

Die meisten Kollegen haben mir schweigend und sichtlich beeindruckt zugehört. Ob sie aber meiner energischen Aufforderung, ihrerseits das gleiche zu wagen, folgen werden, das ist eine andere Sache. Von meinem Kollegen Dr. Paulsen erwarte ich das nicht, denn sein starrer Charakter läßt Nachgiebigkeit einfach nicht zu.

Ein Soldat betritt plötzlich den Raum und überreicht mir eine Meldung. Ich unterbreche kurz und werfe einen Blick auf den Inhalt. Das Fernschreiben ist – wie ich sogleich sehe – vor zwei Stunden aufgegeben worden. Ich lese: »Feldlazarett Demjansk anfordert Ihre Hilfe wegen Halsschlagaderverletzung. Ersuche Sie, sich auf schnellstem Wege nach dort in Marsch zu setzen. Armeearzt AOK 16.«

»Meine Herren, es tut mir leid, Ihren Kreis verlassen zu müssen. Eben erhalte ich von unserem Armeearzt die Weisung, mich auf schnellstem Wege nach Demjansk in den Kessel zum Feldlazarett 12 zu begeben. Es handelt sich um eine Carotisverletzung. Sie sehen, die Gefäßverletzungen reißen nicht ab.«

Ich stehe auf, verabschiede mich von jedem einzelnen und suche dann den Chefarzt des Kriegslazarettes auf:

»Herr Oberstabsarzt, ich muß sofort in den Kessel fliegen. Befehl vom AOK 16.«

»Das wird sehr schwer sein. Soviel ich weiß, ist der Flugbetrieb wegen der ungünstigen Wetterlage eingestellt worden. Aber wir rufen am besten gleich den Flugplatz Nord an.«

Die Antwort fällt negativ aus: Kein Flugbetrieb.

»Versuchen wir es doch einmal beim Flugplatz Süd.«

Wieder rasselt das Telefon. Kurze Unterhaltung. Hier sind die Aussichten anscheinend günstiger.

»Kann ich selbst mit dem Flugplatzkommandanten sprechen?«

»Bitte.«

Er übergibt mir das Telefon. Ich melde mich und bitte den Kommandanten, mich bei dem ersten Einflug in den Kessel mitzunehmen. Er meint zwar, daß bei dieser Wetterlage ein Start sehr fraglich sei, aber immerhin habe sich der Himmel ja etwas

aufgeklärt. Dann wendet er sich plötzlich von der Sprechmuschel ab, und ich höre nur noch ein Flüstern. Der Kommandant spricht mit irgend jemanden im selben Raum. Ich warte. Schließlich vernehme ich wieder seine Stimme:
»Sie haben Glück, Professor. Um 15 Uhr starten drei Ju-Maschinen nach Demjansk. Das Wetter soll sich dort wesentlich gebessert haben, die Einflugschneise wird gerade vorbereitet. Kommen Sie also schleunigst zum Flugplatz und melden Sie sich bei mir persönlich. Ich werde alles Weitere dann sofort veranlassen.«
»Wird gemacht. Besten Dank. Ende.«
Es klappt also. Ich lasse meinen Fahrer Gustel holen, der sofort erscheint:
»Wir müssen gleich zum Flugplatz Süd fahren. Bitte packen Sie meinen Kram zusammen und vergessen Sie ja nicht, die Instrumententasche mitzunehmen. Ich fliege nach Demjansk – allein. Bringen Sie bitte nach meinem Start den Wagen mit unseren Sachen zum Sanitätsstab zurück.«
»Jawohl, Herr Stabsarzt. –«
»Der Chefarzt meint, Sie sollten noch etwas zur Brust nehmen und nicht allein fahren. Nehmen Sie irgendeinen Kameraden mit, der nach Porchow muß.«
Ich bekomme noch eine Tasse heißen Tee und ein Butterbrot, da erscheint schon Gustel mit meinem Handgepäck. Kurzer Abschied. Man wünscht mir einen guten Flug. Dann fahren wir beide los. Der Wagen rollt durch die kleine russische Provinzstadt in die Außenbezirke. Wir überqueren die große Brücke über die vereiste Welikoja. Nach 20 Minuten hören wir das Brummen heißlaufender Flugzeugmotoren. Schon passieren wir das Tor zum Flugplatz und fahren weiter zur Baracke des Kommandanten, bei dem ich mich melde.
»Ach – Sie sind das wieder«, empfängt er mich. »Dieses Mal haben Sie sich aber kein schönes Wetter ausgesucht, Professor.«
»Ausgesucht ist gut gesagt, Herr Major. Befehl ist Befehl. Aber wir fliegen auch ohne Befehl, wenn es irgendwo brennt. Also was ist, klappt alles?«
»Ja. – Es starten drei Ju 52. Sie fliegen mit der mittleren Maschine.«

Wir treten zum Fenster. Der Kommandant zeigt mir die Ju und nennt die Nummer, damit ich nicht in die falsche Maschine steige.
»Fahren Sie mit Ihrem Gepäck gleich hin und melden Sie sich beim Flugzeugführer Leutnant von Trebisch. Er weiß Bescheid. Sobald Sie eingestiegen sind, gebe ich den Start frei.«
»Danke für Ihre Hilfe.«
Wir reichen uns die Hand.
»Guten Flug.«
»Hoffentlich!«
Ich klettere in den Wagen.
»Los, Gustel! Dort drüben, die mittlere Maschine. Fahren Sie dicht ran und helfen Sie mir bitte meine Sachen einladen.«
Drüben laufen schon die drei Motoren meiner Maschine warm, während die Propeller der anderen Ju 52 eben erst angeworfen werden. Der Wagen hält, und ich steige aus. Der Flugzeugführer kommt auf mich zu. Er ist bereits orientiert.
»Hallo! –«
Wir begrüßen uns. Mit ihm bin ich schon mehrmals geflogen.
»Na, wo brennt's denn heute, Professor?«
»Im Feldlazarett 12 in Demjansk. Halsdurchschuß. So etwas ist immer sehr gefährlich.«
»Verdammt! Da müssen wir uns wohl beeilen, trotz dieses Sauwetters.«
»Das dürfte durchaus stimmen. Na ja – Sie werden es schon schaffen.«
Wir klettern in die Maschine, mein Fahrer reicht mir mein Gepäck.
»Danke, Gustel, und gute Fahrt!«
Es paßt ihm offenbar gar nicht, daß ich allein fliege. Ich suche mir einen Sitz im vorderen Teil der Maschine auf Stapeln von Artilleriemunition. Dort hocken schon einige Landser, junger Ersatz. Ich winke Gustel nochmal zu. Traurig steht er neben der Maschine, hebt den Arm und winkt zurück. Die Türe wird geschlossen, der Flugzeugführer gibt Gas; die Maschine erzittert, dreht sich und rollt langsam über das Schneefeld zur Abflugschneise. Die anderen Maschinen folgen. Gleich wird der Start freigegeben. Wir fegen über den weißen Platz, verlieren an Boden, steigen auf und drehen eine Runde über dem Flug-

platz. Von oben können wir das Starten der beiden anderen Maschinen beobachten Sie folgen uns. Die drei Jus bilden eine Keilformation. Wir fliegen an der Spitze in der Mitte voraus, Kurs Staraja Russa, wo ich erst vor drei Tagen war.
Die Sicht ist schlecht. Wir fliegen blind durch Schneewolken über die unendlich weite russische Ebene. Dichte Schneeschauer hüllen uns ein. Nur hie und da können wir tief unten Wälder, Teile der Rollbahn oder kleine Dörfer erkennen. Heftige Böen schütteln die Maschine, die zittert und schwankt. Oft verlieren wir die dicht neben uns fliegenden Nachbarmaschinen aus den Augen. Ein unangenehmes Gefühl: Wie leicht können die Flugzeuge zusammenstoßen.
Nach eineinhalbstündigem Flug nähern wir uns den Ruinen von Staraja Russa. Von hier aus werden die Flugzeuge mit einem Leitstrahl genau durch den wenige Kilometer schmalen Schlauch in den Kessel eingepeilt. Unser Kurs ändert sich etwas nach Südosten. Die Maschinen gleiten jetzt im Tiefflug dicht über die Wälder hinweg. Zwei deutsche Jäger tauchen als Begleitschutz auf. Am Lowat wird es wie immer brenzlig werden. Dort haben die Russen freie Sicht und eine Menge Flak-Geschütze stehen. Wenn wir Glück haben, passieren wir die gefährlichste Stelle bei Ramschewo über den Lowatstrom in Richtung des Kessels in Nebel oder in Wolken. Wer weiß das im voraus? Ansonsten ist die Passage überaus gefährlich – ein Flug durch Salven russischen Flakfeuers. In wenigen Minuten werden wir es wissen. Die Maschinen gleiten keine 50 Meter hoch über verschneite Tannenwälder hinweg. Wir sehen manchmal Fetzen deutscher Stellungen. Kommando aus der Kanzel: Stahlhelm aufsetzen. Ich habe keinen. Nun drückt der Flugzeugführer die Ju noch tiefer herunter. Die Sicht ist schlecht. Wir scheinen Glück zu haben. Die Maschinen fegen haarscharf in Baumwipfelhöhe zum Ufer des Lowat, dann knapp über den Wasserspiegel des Stromes hinweg. Da wird es plötzlich heller. Im gleichen Augenblick krepieren ringsum auch schon die Flakgranaten, ein mächtiger Spektakel beginnt. Schon fegt unsere Maschine über die Böschung des jenseitigen Ufers und verschwindet im Tiefflug über den Wäldern der Landbrücke zum Kessel. Besorgt halten wir Ausschau nach unseren Nachbarn. Auch sie haben es geschafft. Ob es an Bord drüben Verwundete

gegeben hat, wissen wir nicht. Wir haben keine. Nach zehn Minuten setzt Leutnant von Trebisch zur Landung auf dem Flugplatz mitten im Kessel nahe bei Demjansk an. Auch das ist immer eine riskante Sache, denn russische Bomber warten auf diesen Augenblick. Nichts passiert. Die Russen haben offenbar nicht angenommen, daß wir bei diesem scheußlichen Schneesturm den Einflug in den Kessel wagen. Schon steht die Maschine, die Tür wird aufgerissen, und wir steigen hastig aus. Von allen Seiten nähern sich Sankas und Lkws, um die Munition abzuholen und Verwundete einzuladen. Ein Sanka des Feldlazarettes 12 ist auch darunter. Die Männer kennen mich. Ein Fahrer kommt angerannt:
»Professor, wir nehmen Sie mit.«
Die Bahren verschwinden in den drei Flugzeugen, die mit laufenden Motoren warten. Kaum sind die Türen geschlossen, starten die Maschinen schon wieder zum Rückflug. Alles ist glattgegangen.
Das Wetter ist hier tatsächlich etwas besser, die Schneestürme scheinen abzuflauen.
Nach Demjansk ist es nicht weit. Der Chefarzt und Dr. Krüger, der Chirurg aus Lübeck, begrüßen mich herzlich. Durch meine vielen Besuche und Operationen hier fühle ich mich wie zu Hause.
»Na, nun bin ich aber gespannt, was Sie mir diesmal vorstellen werden. Ihr Fernspruch klang ziemlich besorgt. Ich habe ihn in Pleskau während einer Konferenz der beratenden Chirurgen der ganzen Heeresgruppe erhalten. Übrigens hatte ich großes Glück, von der ersten Ju 52 mitgenommen zu werden. Der Flugbetrieb war ja wegen der Schneestürme eingestellt.«
»Ja, wir wissen es und sind sehr froh, daß Sie so rasch hergekommen sind. Ein Halssteckschuß macht mir große Sorgen, es hat sich ein großes Aneurysma gebildet«, sagt Krüger.
»So, so, also wieder eine Arterienverletzung. Gerade haben wir uns über die Gefäßchirurgie, von der die meisten nichts wissen wollen, gestritten. Sehen wir uns den Mann doch gleich an, bitte.«
Auf dem kurzen Weg durch das Schulhaus zu dem Krankenzimmer erscheinen einige jüngere Kollegen, Assistenzärzte, die mich begrüßen. Doktor Krüger öffnet die Türe. Wir treten

ein – sechs Verwundete sind hier untergebracht – und gehen zu einem schmalen Feldbett. Halb aufgerichtet liegt auf seinem Lager ein junger, magerer Landser, dinarischer Typ, ein Gebirgler offensichtlich. Er scheint große Schmerzen zu haben und hält seinen Kopf nach rechts geneigt und abgedreht. Eine große pulsierende Geschwulst hat sich an der rechten Halsseite gebildet. Das Hemd steht offen, man erkennt die Geschwulst auf den ersten Blick. Auf der Tafel über seinem Bett steht der Name: Andreas Lindhofer, ein Süddeutscher vermutlich. Etwa 20 Jahre alt mag er sein, wenn nicht sogar jünger. Ich setze mich an sein Bett:

»Grüß Gott! Was ist denn passiert?«

»Es hot mich derwischt, Herr Stabsarzt, so a sakrische Granaten is neben mir krepiert. Splitter hob i kriagt, oan do in Hals. Und nacher is die Geschwulst dorten gwachsn, die sich mit jedem Puls bewegt und rauscht, Herr Stabsarzt.«

Sein Dialekt klingt eher steirisch als bayrisch. Deshalb frage ich:

»Sagen Sie mal, Lindhofer, wo stammen Sie denn her?«

»Aus dem Kleinen Walsertal.«

»So, Lindhofer, aus dem Kleinen Walsertal. Und wo genau?«

»Aus Mittelberg. Unser Hof liegt mitten im Dorf, nahe der Kirche.«

»Und was macht die schöne Sophie?«

Er richtet sich auf und strahlt mich aus leuchtenden Augen an.

»Jo was – die schöne Sophie, dös is doch mei Mutter, die kenna Sie?«

»Ja, ja – die kenn' ich, aber das ist schon sehr lange her, daß ich droben bei euch in Mittelberg war und deine schöne Mutter kennengelernt hab'. Sie stammt aus dem Ötztal – stimmt's? Sie hat damals auf unsere Bitte extra einmal ihre wunderschöne Ötztaler Tracht mit der Biberfellmütze angezogen. Ich erinnere mich noch ganz genau. Und du bist also der Sohn der schönen Sophie.«

Einen Augenblick versinke ich in Erinnerungen an diese herrliche Zeit in den Bergen, an dieses bildschöne Geschöpf, eine bäuerliche Venus mit einem hinreißenden natürlichen Charm und Liebreiz. Sie erinnerte mich immer an die Bilder von Leibel.

»Und was macht der Vater?«
Damals hatte sie gerade geheiratet.
»Der Vater ist schon vor Jahren bei der Bergwacht abgstürzt.«
»Ach, das tut mir aber leid, er war ein Prachtkerl. Hast du Geschwister, Andreas?«
»Ja, eine Schwester; mei Bruder – der Sepp – ist in Finnland gefallen.«
»Dann bist du also jetzt Erbbauer, Andreas?«
»Ja gewiß – i soll den Hof übernehmen – wann's – wann's geht.«
»Es wird schon gehen, deshalb bin ich ja hier. Also schauen wir uns jetzt zuerst den Hals an. – Wo bist du denn verwundet worden?«
»Bei Saproschje, im Ostteil vom Kessel, Herr Doktor.«
»Und was ist genau geschehen? – Erzähl mal.«
»Der Iwan hot wieder mal angriffe und unsern Wald beschosse. Grad bin i hinterm Baum gstande, do is so ane Granaten a paar Meter neben mir eingschlage. Ein Haufen Splitter ham mi derwischt. So an kloaner is auch in den Hals rechts einigfahren. I hobs garnet gmerkt.«
»So. Bist du in dem Augenblick gestanden oder gelegen?«
»Gschtande, Herr Stabsarzt, der Baum hat mi halb verdeckt. Deretwege san die Splitter nur rechts in mi einigfahre.«
»Die Splitter sind also von rechts unten gekommen?«
»Joo freili, der am Hals auch. Umkeit bin i durch den Luftdruck und in Schnee gfalle. Nachher weiß i nix mehr. Die Kameraden ham mi wegbracht.«
»Hat's aus der Halswunde gespritzt? Hast du viel Blut verloren?«
»Sell weiß i net gwiß, aber die Kamerade hams gsagt.«
»Hast du unter Atemnot gelitten oder Blut gespuckt?«
»Sell weiß i halt au net.«
»Und wie fühlst du dich jetzt – ist die Luft knapp?«
»Sell eigentlich net, aber i kann kaum schlucke und spreche, Herr Doktor, ständig hab i Schmerze rechts im Hals, es druckt und rauscht miserabel bei jedem Pulsschlag im Kopf, i kann keine Nacht mehr schlafe. Dös wird immer schlimmer.«
Ich taste, während er durch das Gespräch abgelenkt ist, die pulsierende Geschwulst ab – klar, ein mächtiges arterielles Aneu-

rysma von merkwürdig birnenförmiger Gestalt. Es reicht bis unter den Kieferwinkel, der größte Durchmesser ist aber unten, direkt über dem Schlüsselbein.

»Das glaub' ich gern, und genau darum geht es, Andreas. Wir können die Geschwulst nicht weiter wachsen lassen, wir müssen schleunigst operieren. Hoffentlich verstehst du das.«

»Jawohl, Herr Stabsarzt, machens dös Ding weg. Bittschön.«

»Recht so! Die Zeit ist knapp, wir müssen möglichst bald 'rangehen.«

»Jo freili«, meint er fast heiter. Er ist zufrieden, daß etwas geschieht.

»Also bis gleich.«

Wir gehen hinaus auf den Gang und bleiben vor einem Fenster stehen.

»Doktor, wir können nicht länger warten, wir müssen operieren! Sehen Sie sich doch die Haut über dem pulsierenden Gebilde an, sie ist schon papierdünn geworden und braun verfärbt, also miserabel ernährt. Der Aneurysmasack droht jeden Augenblick bei einer kleinen Anstrengung zu platzen, ein Hustenstoß reicht schon, und der Junge kann in wenigen Sekunden oder Minuten verbluten.«

Dr. Krüger macht ein skeptisches Gesicht. Es fällt ihm sichtlich schwer, mir zuzustimmen, obwohl er doch wissen muß, daß der junge Lindhofer verloren ist, wenn dieses hochgefährliche Aneurysma eines der großen Halsgefäße nicht schleunigst beseitigt wird.

»Wieviel Zeit ist eigentlich seit der Verwundung verstrichen?«

»Den Papieren nach ungefähr fünf Wochen. Der Mann lag etwa drei Wochen vorne auf dem Hauptverbandsplatz im Nordostteil des Kessels. Erst dann wurde er nach Demjansk in unser Feldlazarett gebracht. Bei uns liegt er knapp zweieinhalb Wochen.

»Also müßte die bindegewebige Kapsel des aneurysmatischen Sackes schon ziemlich derb mit der Umgebung verwachsen sein. Schade – eine Frühoperation wäre viel einfacher und leichter gewesen. Diese Erfahrung habe ich trotz gegenteiliger Ansichten mancher älteren Chirurgen gemacht. Sicherlich werden uns die Verwachsungen des Sackes mit den umgebenden Geweben und

Gebilden nun Schwierigkeiten bereiten, aber damit müssen wir eben fertig werden. – Sagen Sie mal, Kollege, wie groß war eigentlich der Sack, als der Mann zu Ihnen kam? Präziser: Haben Sie den Eindruck, daß sich das Aneurysma in den letzten vierzehn Tagen rasch vergrößert hat?«

»Unbedingt. Das Ding ist sehr rasch gewachsen. Deshalb haben wir Sie ja über den Armeearzt rufen lassen. Natürlich muß etwas geschehen, da die Situation von Tag zu Tag bedrohlicher wird – aber eine Operation hier draußen im Feld? Sollten wir den Mann nicht lieber gleich in ein Heimatlazarett überweisen?«

»Damit der Sack dann unterwegs platzt und keiner sich zu helfen weiß! – Nein Kollege, dafür bin ich nicht. Meine Abneigung hat aber noch einen anderen Grund: Der Transport mit dem Lazarettzug dauert neun bis zehn Tage. Und die Heimat ist, wie Sie wissen, längst arm an Ärzten. Fast alle fähigen Chirurgen sind an der Front. Die Zahl der namhaften Chirurgen in den Heimatlazaretten ist sehr klein geworden, und Ärzte mit Gefäßchirurgieerfahrung gibt es nur ganz wenige; die müssen Sie schon mit der Lupe suchen. Wir wollen also den Mann nicht ins Ungewisse verlegen, wer weiß, wie lange der Transport dauert und in wessen Hände der Junge gerät. Es ist schon mancher zu Tode transportiert worden, und diese Operation eilt. Noch eines: Können Sie mir sagen, in welcher Richtung sich der pulsierende Sack entwickelt hat? Ist die Vorwölbung erst dicht über dem Schlüsselbein im seitlichen Halsdreieck, der Schlüsselbeingrube, aufgetreten und hat sich nach oben entwickelt oder umgekehrt, ist die erste Vorwölbung an der Halsseite oben unter dem Kieferwinkel entstanden und hat sich immer mehr nach unten in Richtung des rechten Schlüsselbeins ausgedehnt?«

»Das weiß ich nicht. Auch im Krankenblatt stehen darüber keine präzisen Angaben. Der Mann wurde durch mehrere Granatsplitter gleichzeitig verwundet, hauptsächlich auf der rechten Seite am Oberkörper und am Arm. Anfänglich hat man gar nicht bemerkt, daß auch ein kleiner Splitter von rechts her in den Hals eingedrungen war, man hat den Steckschuß glatt übersehen. Erst als sich dann in der zweiten Woche eine pulsierende Vorwölbung im rechten seitlichen Halsdreieck zeigte, sind die Kollegen vorne auf diese Gefäßverletzung aufmerksam geworden. Sie diagnostizierten eine Verletzung der Carotis. An dem Vorliegen eines arteriellen Aneurysma hat niemand gezweifelt; man kann das rhythmische Rauschen der Pulsationen ja auch gut mit dem Stethoskop hören und die Bewegungen abtasten. Auch sieht man ja äußerlich die konzentrische Pulsation des Sackes. Der Junge leidet sehr, er hat zunehmende Schmerzen und kann keine Nacht mehr schlafen, weil er das Rauschen im Aneurysma hört.«

»Das glaube ich gerne. Um so wichtiger ist es, sofort zu operieren und nicht zu warten, bis er keine Widerstandskraft mehr hat. – Soweit ist ja wohl alles klar, Herr Kollege, aber wir wissen absolut noch nicht, von welchem Gefäß nun tatsächlich das Aneurysma ausgeht. Was haben Sie sich denn gedacht?«

»Ich selbst vermute eigentlich eher ein Subclavia-Aneurysma nach Verletzung der Armschlagader, denn der größte Umfang des Sackes liegt direkt über dem Schlüsselbein, also ziemlich tief, sicher bin ich allerdings nicht.«

»Doktor, wenn es sich um ein Subclavia-Aneurysma handelt, dann müßte doch eigentlich der Puls am rechten Arm verändert und schwächer sein – meine ich.«

»Aber natürlich! Daß ich daran nicht gedacht habe.«

»Na, dann gehen wir doch gleich nochmals zu dem Jungen und sehen nach.«

Wir öffnen wieder die Tür zu dem kleinen Krankenzimmer, treten an das Bett von Andreas, der uns erstaunt anschaut, und prüfen abwechselnd den Puls am rechten und linken Handgelenk.

»Ich kann keinen Unterschied finden«, sagt Dr. Krüger enttäuscht.

»Ich auch nicht. Eine merkwürdige Geschichte. Danach kann das Aneurysma eigentlich nicht der Arteria subclavia angehören, obwohl die Lokalisation des Sackes dafür spricht. Also doch ein Carotis-Aneurysma, oder einer der Äste.«

Ob das stimmt, weiß keiner.

»Können wir denn keine Arteriographie machen oder wenigstens eine Röntgenaufnahme der Halsregion, um den Sitz des Granatsplitters festzustellen? Das würde uns einen wichtigen Hinweis geben.«

»Leider nein.«
»Wieso nicht? Durch eine Arteriographie könnten wir den Fall klären, obwohl es bei der Größe des Sackes schwierig sein dürfte, die großen Arterien im unteren Halsbereich mit der Kanüle perkutan zu treffen. Ich würde eine direkte Punktion des Sackes und Auffüllung mit dem Kontrastmittel vorziehen, so wie wir dies im Feld entwickelt haben. Sie sagen, das geht nicht – warum nicht?«
»Wir haben kein Aggregat und kein Röntgengerät im Lazarett.«
»Soso. Überall das gleiche Elend.«
Ich bin verärgert und brumme weiter:
»Ich möchte wirklich wissen, was sich die hohen Herren eigentlich bei der Ausrüstung der Sanitätsformationen gedacht haben. Wie kann man denn heutzutage ohne Röntgengerät auskommen? Wann endlich wird dieser Mangel behoben? Wissen Sie, daß so manche Sanitätsformation sich während des Frankreichfeldzuges eigenmächtig kleine Röntgengeräte organisiert hat und daß dann der Befehl kam, des raschen Vorgehens wegen alles schwere Gepäck, darunter diese mühevoll organisierten Röntgengeräte, in der Etappe zurückzulassen? Ich habe es selbst erlebt.«
Dr. Krüger schüttelt überrascht den Kopf.
»Das wußte ich ja gar nicht.«
»Ja – ja, so ist das. Was haben wir uns schon darum bemüht, diesen Mißstand zu beseitigen und wenigstens eine Röntgenkugel oder ein kleines Feldgerät an die vorderste Front zu bekommen, aber wir haben soviel wie nichts erreicht.
Wenn wir kein Röntgengerät haben, müssen wir eben ohne vorhergehende Klärung des Falles durch Arteriographie den Eingriff wagen, um einer Katastrophe vorzubeugen. Übrigens, was ist mit den anderen Wunden? Eitern sie?«
»Nein, Herr Professor, sie sind alle geheilt und geschlossen, auch der kleine Einschuß am Hals ist zu.«
»Na, wenigstens das. Dann droht uns von dieser Seite keine absonderliche Gefahr. – Wann können wir operieren? Geht es morgen früh? Ich bleibe dann so lange bei Ihnen hier im Lazarett, bis der Junge über den Berg ist. – Sagen Sie, haben Sie schon einmal eine solche Aneurysma-Operation im Halsbereich,

eine Carotis- oder Subclavia-Aneurysmaoperation selbst gemacht? Das ist ja schließlich auch im Feld kein alltägliches Ereignis.«

»Nein, Herr Professor, niemals. Ich kenne solche Eingriffe nur aus der Literatur. Ritter von Haberer hat ja nach dem Ersten Weltkrieg solche schwierigen Operationen an der Subclavia beschrieben.«

»Ganz recht. Diese Eingriffe sind oft sehr mühsam und schwierig, es gehört Erfahrung dazu. Der klassische Zugang zur Subclavia hat sich mir gar nicht bewährt, ich operiere jetzt seit einem halben Jahr nach meiner eigenen Methode, die ich im Feld ausgearbeitet habe. Wenn es Ihnen recht ist, werde ich Ihnen den Fall voroperieren, dann können Sie selbst sehen, wie leicht man mit der neuen Methode zu den großen Arterien im unteren Halsbereich vordringen kann und welch glänzende Übersicht man hinter das Brustbein bis zum Aortenbogen hinab bekommt. – Sind Sie damit einverstanden, Doktor.«

»Aber natürlich bin ich einverstanden, da lerne ich doch noch etwas.«

Das alles sage ich so dahin auf Grund meiner Überzeugung und guten Erfahrung mit meinem schon so oft angewandten Verfahren, ohne zu ahnen, welche Überraschung uns dieser Fall noch bereiten sollte.

Die Nacht vergeht in großer Turbulenz. Es sind etwa dreißig Frischverwundete eingeliefert worden, darunter schwere Verletzungen, die sofort versorgt werden müssen. Wir arbeiten bis nach Mitternacht, dann endlich ist es geschafft. Trotzdem bleibt noch genügend Zeit übrig, uns den Operationssaal für die geplante Aneurysma-Operation vorzubereiten.

In der Nacht kommt Sturm auf, der heulend an den Dächern zerrt. Das Holz der Wände knarrt, der Himmel wird reingefegt, Sterne leuchten. Das Mondlicht scheint so hell, daß ich davon jäh erwache.

In der Ferne dröhnt die Schlacht. Timoschenko versucht noch einmal den Schlauch, diese schmale Landbrücke, zu durchbrechen. Gelingt es ihm, sind wir wieder aussichtslos umzingelt.

In den Morgenstunden steigert sich der Kampf der Artillerie zum Trommelfeuer. Es ist die Stunde, in welcher die Russen gewöhnlich angreifen. Mit Bangen denkt man an die Männer, die

dort kämpfen. Die Übermacht der Russen ist einfach erdrükkend. An manchen Stellen sind der Roten Armee schon Einbrüche gelungen. Notdürftig konnten sie abgeriegelt werden.
Über den verschneiten Wäldern taucht das erste rötliche Morgenlicht auf. Es ist eiskalt, der Schnee knirscht bei jedem Schritt, aber der Wind hat nachgelassen. Meterhohe Schneewehen türmen sich hinter den Holzhäusern auf. Wir treten ins Freie. Da trifft uns der erste Sonnenstrahl, und mit ihm befällt uns eine unbeschreibliche Zuversicht.
Im Operationssaal herrscht eine erregte, hoffnungsvolle Stimmung, die jeder spürt. Die Männer sind hellwach auf ihren Posten, sie begreifen schneller als sonst und sind ganz bei der Sache.
Andreas Lindhofer wird in den Operationssaal geschoben. Er ist schon medikamentös vorbereitet worden und döst. Noch kann ich einige Worte mit ihm wechseln.
»Andreas« – er reagiert prompt –, »nun wollen wir den Hals in Ordnung bringen. Ich werde ihn örtlich betäuben. Du spürst nicht viel, nur einige Einstiche in die Haut, dann wird die ganze Gegend gefühllos. Verstanden?«
Er nickt.
»Wenn du trotzdem noch Schmerzen hast, mußt du es uns sagen, dann können wir dich vorsichtig einschläfern. Ist das klar?«
»Jawohl, Herr Professor.«
»Wenn alles vorbei ist, schicken wir dich heim zu deiner Mutter, dann grüßt du die schöne Sophie recht herzlich von mir. Das mußt du mir versprechen.«
»Jawohl, Herr Professor.«
Er dreht gleich danach den Kopf müde zur Seite und döst weiter.
Andreas wird nun korrekt in Operationslage gebracht, der Oberkörper etwas erhoben. In den Nacken bekommt er ein weiches Kissen, so daß der Kopf ganz bequem liegt. Die Hals- und Brustregion wird sorgfältig desinfiziert, dann steril abgedeckt, während ich mich wasche und sterile Gummihandschuhe überziehe.
Die Lokalanästhesie im Halsbereich mache ich nach variierter Technik selbst, was keine Schwierigkeiten bereitet. Danach gehe

ich zurück zu meinen beiden Kollegen, um mir gemeinsam mit ihnen die Arme und Hände nochmals gründlich zu waschen. Wir reden kaum, alle sind wir in Gedanken bei dem Eingriff. Dr. Krüger assistiert mir, ein Unterarzt, Dr. Roth, hilft als dritter Mann mit.

»Falls wir die Regionalanästhesie durch eine intravenöse Narkose ergänzen müssen, wer macht das?«

»Sanitätsfeldwebel Müller, er hat genügend Erfahrung.«

»Ausgezeichnet, also Müller, halten Sie sich bitte bereit. Füllen Sie gleich eine Evipanspritze und injizieren Sie vorsichtig, langsam, wenn eine Allgemeinbetäubung notwendig wird. Wir wollen dem Jungen keine tiefe Narkose zumuten. Übrigens – haben wir Blutspender, falls eine Transfusion notwendig werden sollte?«

»Alles vorbereitet.«

»Gut.«

»Ich werde meinen neuen Zugang anwenden, der gewährt uns in jedem Fall die beste Übersicht.«

Wir sind soweit, ziehen die weißen Mäntel und die Gummihandschuhe an. Andreas hat die Augen geschlossen und schlummert. Im ganzen rechten Halsdreieck und oberen Brustbereich prüfe ich die Wirksamkeit meiner regionalen Betäubung, löse aber keine Schmerzreaktion mehr aus. Wir können den Eingriff wagen.

»Bitte ein Skalpell. Aufgepaßt! – Wenn es blutet, fassen Sie bitte sofort mit Kocherklemmen die spritzenden Gefäße.«

Während meine linke Hand den rechten Kopfnicker abtastet, ziehe ich an seinem Vorderrand einen Hautschnitt bis fast über die Mitte des oberen Brustbeines und verlängere ihn im großen Bogen am Schlüsselbein entlang zur Schulter hin. Rasch wird das Unterhautgewebe durchtrennt, so daß nun die Anatomie der rechten Halsregion übersichtlich zutage tritt. Einige kleinere spritzende Gefäße oder gestaute Venen werden unterbunden. Nach kleinem Einschnitt in das Bindegewebe der mittleren unteren Halsgrube gleitet mein Zeigefinger hinter das Brustbein in den oberen Mittelfellraum.

»Doktor, tasten Sie mal nach. Sie werden merken, daß die Hinterwand des Brustbeines vollkommen glatt ist und alle großen Gefäße in die Tiefe gedrängt sind.«

Dr. Krüger bestätigt es nach kurzer Prüfung.
»Bitte nun meine Ahle.«
Es ist eine Spezialanfertigung wie fast alle meine Instrumente. In dem üblichen Feldoperationsbesteck sind derartige feinere Instrumente nicht zu finden.
Genau in der Mitte, etwa drei Zentimeter unterhalb des Oberrandes des Brustbeines, bohre ich vorsichtig ein Loch und sichere mit dem linken Zeigefinger das Durchdringen der Hinterwand, um nicht plötzlich in die Tiefe durchzustoßen. Das Loch wird auf Zentimeterbreite erweitert.
»Die Gigli-Säge bitte.«
Man reicht mir die Drahtsäge, die der berühmte italienische Chirurg Gigli erfunden und eingeführt hat. Der Sägeschaft wird durch das Loch geführt und danach ohne Schwierigkeiten der erste Sägeschnitt im knöchernen Anteil des oberen Brustbeines schräg nach außen hin angelegt. Ich bedecke die Wunde einen Augenblick und erkläre Dr. Krüger:
»Das war der erste Sägeschnitt. Jetzt kommt der viel schwierigere zweite. Passen Sie auf!«
Ich taste den Hinterrand des Schlüsselbeines ab und schiebe eine schmale, gekrümmte Mayo-Schere mit der konischen Spitze zwischen der ersten Rippe und dem Schlüsselbein hindurch und in den Mittelfellraum so weit vor, daß sie meinen suchenden Finger berührt. Eine Kocherklemme wird durch die Lücke nachgeführt. Damit fasse ich das eine Ende der Drahtsäge, ziehe es nach außen, führe das andere Ende von hinten her durch das Loch im oberen Brustbein ebenfalls nach außen und spanne dann die Drahtsäge an.
»Achtung! Es folgt der zweite Sägeschnitt. Passieren kann nichts. Die großen Gefäße sind ja weit weg in der Tiefe.«
Ich beginne mit den Hinundherbewegungen der Arme. Die Drahtsäge durchtrennt zügig die erste Rippe, dann den angrenzenden 2–3 cm dicken Teil des Brustbeins unter vollkommener Erhaltung des Gelenkes zwischen ihm und dem Schlüsselbein.
»So.«
Jetzt brauchen wir nur noch den Ansatz des großen Brustmuskels und den kleinen Musculus subclavius am Unterrand des Schlüsselbeines scharf zu durchtrennen, dann schnellt das

Schlüsselbein mitsamt dem Gelenkanteil durch den Zug der Halsmuskeln nach oben.

»Da – sehen Sie! So einfach ist das.«

Der Eindruck ist jedesmal verblüffend.

»Phänomenal«, entschlüpft es Dr. Krüger.

»Schauen Sie sich nun einmal diesen Befund an. Hier dies quere Gefäß ist die Vena anonyma, dort der Abgang der Halsvene. Wenn ich sie etwas beiseite ziehe, blicken Sie direkt auf die mächtige Arteria anonyma, aus der die dicken Hals- und Armschlagadern rechts entspringen. Zwei Bändchen bitte.«

Ich schlinge je eines um die Abgangsstelle der Halsschlagader und die Armschlagader rechts und fixiere die Enden mit einer Kocherklemme.

»So. Nun wollen wir sehen, was passiert, wenn ich die Carotis verschließe.«

Das geschieht durch Anziehen und Ausdehnen des Zügels.

»Na, was ist? Pulsiert das Aneurysma noch oder nicht? Bitte überzeugen Sie sich.«

Jeder sieht, daß es kräftig weiterpulsiert.

»Also kann dieser Aneurysmasack nicht von einer Verletzung der Halsschlagader herrühren. – Klarer Fall. – Nun die Gegenprobe.«

Wir wiederholen das gleiche an der Armschlagader. Ich drehe den Zügel so stark zu, daß er den Blutstrom unterbricht.

»Na, Doktor, wie sieht es aus? Pulsiert das Aneurysma noch?«

Er beobachtet zweifelnd eine Weile. Der Aneurysmasack pulsiert nämlich immer noch rhythmisch weiter.

»Was meinen Sie?«

»Der Sack pulsiert immer noch, aber viel schwächer.«

»Und was könnte das bedeuten?«

Krüger überlegt: »Ich meine, der Armschlagader selbst kann das Aneurysma eigentlich nicht angehören, denn sonst müßte das Pulsieren ganz aufhören.«

»Eben.«

»Vielleicht rührt es von der Verletzung eines Astes der Arteria subclavia her, der unteren Schilddrüsen-Arterie oder der queren unteren Halsarterie.«

»Das wichtigste Gefäß haben Sie noch nicht genannt: die Arteria vertebralis.«

»Aber natürlich. Die stammt ja direkt aus der Subclavia. Es muß sich um die Arteria vertebralis handeln.«
»Das meine ich auch, aber wo sitzt dann die Verletzung: unten im freien Teil oder oben in ihrem Wirbelkanal? – Das werden wir gleich haben. Legen wir doch rasch noch die Arteria vertebralis frei, eine Kleinigkeit bei meinem Zugang. Am leichtesten findet man sie an der Eintrittsstelle in ihren Knochenkanal in Höhe des sechsten Halswirbels.«
Ich greife in die Wunde und taste unterhalb des Querfortsatzes des sechsten Halswirbels, einem Höcker, mit dem Finger die Pulsationen der Arteria ab und lege sie frei.
»Da haben wir ja die Vertebralis. Klemmen wir sie mal ab.«
»Na, Doktor, wie sieht es aus?«
»Die Pulsation hat erheblich nachgelassen, aber der Sack pulsiert immer noch etwas. Wie soll man sich das erklären?«
»Durch einen rückläufigen Strom über den Gefäßring an der Hirnbasis, den Circulus welisii, wie die Herren Anatomen ihn nennen.«
»Was können wir jetzt tun?«
»Vorsorglich wollen wir gleich die Arteria vertebralis genau an der Stelle, wo ich den Zügel angelegt habe, unterbinden, dann werden wir weitersehen. Sollte es dennoch rückläufig zu einer Blutung kommen, wird sie sicherlich nicht so stark sein wie bei voll erhaltenem Zustrom aus der Armschlagader.«
Es ist eine mühsame Arbeit, den Aneurysmasack, der schon mit den Weichteilen der Umgebung verwachsen ist, allmählich zu befreien. Damit sind wir unerwartet in eine äußerst kritische Situation geraten, der sich allerdings meine Helfer nicht bewußt geworden zu sein scheinen.
Ich mache eine kurze Pause und schweige. Der Sack des Aneurysmas reicht nämlich so weit in den Kieferwinkel hinauf, daß ich an die Arteria vertebralis oberhalb der Verletzung in der Region zwischen dem ersten und zweiten Halswirbel nicht herankommen kann. Gelingt es mir nicht, den Stiel des Sackes frei zu präparieren, muß ich mitten durch das strotzend mit arteriellem Blut unter hohem Druck gefüllte Aneurysma vordringen – immer ein sehr kühnes Wagnis –, um die Gefäßlücke von innen her abzutamponieren bis die Unterbindung zwischen dem ersten und zweiten Querfortsatz der Halswirbel gelungen ist.

Das führt stets, wie ich aus Erfahrung weiß, zu einer gewaltigen arteriellen Blutung mit all ihren Gefahren.
Noch eine ganz andere Sorge befällt mich: die Unterbindung einer Arteria vertebralis kann nämlich bei minderwertigem Gefäßring an der Hirnbasis üble Folgen für die Ernährung des Hirnstammgebietes und des Kleinhirnes haben. Niemand vermag dies vorauszusagen. Immerhin scheint in unserem Fall der rückläufige Blutstrom ausreichend zu sein, sonst wären die Pulsationen nicht sichtbar geblieben. Ein Hoffnungsschimmer. Klar – ich muß die Unterbindung wagen. Noch immer schweige ich und sage kein Wort von meinen Zweifeln und schweren Sorgen.
»Also weiter, meine Herren!«
Mein Plan liegt fest. Kurzerhand entschließe ich mich, zum Schutz gegen eine massive Blutung, den oberen engen Teil des Sackes abzuklemmen, um jenseits davon den riesigen Aneurysmasack glatt zu durchtrennen. Wenn mir das gelingt, kann ich die Hauptgefahr vermeiden.
»Achtung!«
Die Klemme umfaßt den Stiel des Sackes, ich presse sie zu, sie sitzt fest.
»Skalpell bitte.«
Frech schneide ich den Sack ab. Endlich haben wir Platz, um an den oberen ziemlich langen Teil der Arteria vertebralis zwischen dem ersten und zweiten Halswirbel zu gelangen. Den Pulsationen der Arteria in dieser Lücke folgend, gelingt es mir, die Muskulatur und Weichteile beiseite zu schieben und das Gefäß oberhalb des Sackes nun auch zu unterbinden. In dem Rest des Sackes hört schlagartig die Pulsation auf. Wir können die Klemme öffnen und nun von innen her die Verletzungsstelle der Arterie durch den Granatsplitter zwischen dem zweiten und dritten Halswirbel freilegen, um den Stumpf des Sackes nun mühelos zu entfernen.
»So etwas habe ich noch nie erlebt«, murmelt Krüger.
Alles strahlt. Die Sonne scheint draußen. Wir haben einen guten Tag erwischt.
»Sie werden sehen, wie einfach die Reposition des Schlüsselbeines mitsamt dem knöchernen Anteil des Brustbeines und dem Schlüsselbeingelenk ist.«

An geeigneter Stelle bohre ich ein Loch durch das Brustbein, ein anderes durch den ausgesägten Teil, ziehe einen Stahldraht durch und fixiere das ganze Gebilde in exakt anatomischer Stellung. Wir nähen mit wenigen Stichen die Muskelstümpfe an ihre Ansatzstellen und schließen die Wunde.
Andreas hat nur wenige Kubikzentimeter Evipan gegen Ende der Operation gebraucht, und der ganze Eingriff ist in kurzer Zeit und in viel befriedigenderer Weise beendet worden, als wir es zu hoffen wagten.
»Was meinen Sie nun, Herr Kollege, hätten wir diesen Fall besser in die Heimat schicken sollen?«
»Nein, das glaube ich nun auch nicht mehr.«
»Lassen Sie auf alle Fälle eine Bluttransfusion machen und eine Wache ans Bett setzen.«
Alle freuen sich, daß diese schwierige Operation so glatt verlaufen ist. Auch ich bin natürlich sehr glücklich, daß mein 15. Versuch, nach eigener Methode vorzugehen, wieder erfolgreich verlaufen ist. Wir müssen nicht einmal den rechten Arm eingipsen. Die einfache Drahtnaht genügt, um die Funktion des rechten Schultergürtels zu erhalten. Eine knöcherne Überbrückung der Sägeschnitte tritt sehr rasch ein.
Trotz des Grollens der Schlacht in der Ferne geraten wir in Hochstimmung.
Draußen nimmt die Kraft der Sonne zu. Es glitzert über den Schneefeldern. Von Zeit zu Zeit hören wir das Geräusch herabstürzender Schneemassen, die sich von Dächern oder Bäumen lösen. Andreas wird hinausgefahren, nachdem der Verband angelegt worden ist. Der rechte Arm bleibt auf einem weichen Kissen gelagert, so daß er ihn bald vorsichtig bewegen kann. Er befindet sich in recht gutem Zustand. Der Puls schlägt regelmäßig, der Blutdruck ist normal. Andreas sieht blühend aus, seine Atemleistung ist unbeeinflußt geblieben.
An den folgenden Tagen verläuft alles glatt, Zeichen einer Schädigung des Stammhirnes und Infektion bleiben aus. Ein tiefes Glücksgefühl befällt mich angesichts der gelungenen Operation – nun wird der schönen Sophie ihr Bub am Leben bleiben.

Bald nach dem Zweiten Weltkrieg entwickelte sich die Gefäßchirurgie in ungeahnter Weise. Man lernte durch Ersatzgefäße aus Kunststoff riesige Defekte zu überbrücken. Ganz zufällig treffe ich auf der Heimfahrt von dem internationalen Kongreß in Turin, wo wir die Gesellschaft für Angio-Cardio-Chirurgie gegründet hatten, im Zug Professor Leitholz. Auch er hat alles durch den Krieg verloren. Wir kommen auf die Entwicklung der Gefäßchirurgie zu sprechen.

»Erinnern Sie sich noch an die heftige Debatte über die Gefäßnähte in Pleskau?«

»O ja, natürlich, sehr gut«, sagt er. »Offen gestanden haben wir Sie alle damals für ziemlich verrückt gehalten.«

»Keine Sorge, das bin ich heute noch.«

Unser Schlechtestes findet noch Verständnis und Verzeihung. Unser Bestes aber keine Heimat unter den Menschen als nur in eigener Brust. *(E. Gött)*

BOMBEN

Es ist gegen Mitternacht. Wir sitzen zusammengepfercht in dem Abteil eines Eilzuges, der eben Aschersleben hinter sich gelassen hat. Gleichförmig dröhnt das Geräusch der Räder. In tiefer Dunkelheit rollen wir dahin, denn der Halbmond ist durch Wolken verdeckt. Plötzlich knirschen die Bremsen, der Zug hält so scharf an, daß wir alle durcheinanderfallen. Alles flucht, schimpft, dann aber wird es ruhiger – ein ganz anderes Geräusch dröhnt uns jetzt in die Ohren, ein kontinuierliches Rauschen über uns, das wir nur allzugut kennen: Bombengeschwader, Hunderte von Flugzeugen, sind in der Luft. Ein Bomberstrom zieht wieder einmal in Richtung Bitterfeld, Magdeburg, Berlin. Überall im Land heulen die Sirenen.

Der Zug steht, wir reißen die Türen auf, springen ab, um besser hören und sehen zu können, was los ist. Am an- und abschwellenden Ton erkennen wir, daß ein Geschwader nach dem anderen über uns wegfliegt. Bündel von Scheinwerfern flammen grell am Horizont auf und suchen den Himmel nach den Maschinen ab. Jetzt hört man auch heftiges Flakfeuer und sieht am dunklen Himmel das fahle Leuchten krepierender Granaten.

Eine böse Nacht bricht an. Es wird wieder Trümmerfelder und Tausende von Verwundeten und Toten geben.

Nach dem Verlust Breslaus, einer friedlichen Stadt, die man zur Festung erklärt hatte, bin ich Beratender Chirurg in Mitteldeutschland geworden. An drei Tagen jeder Woche besuche ich die Lazarette in weitem Umkreis, um die unklaren und schwersten Fälle anzusehen, an Ort und Stelle zu operieren oder sie in unser Lazarett zur Behandlung verlegen zu lassen. Autos gibt es für die beratenden Chirurgen nicht mehr, alle sind auf die Bahn angewiesen.

Auf offener Strecke müssen wir so lange warten, bis die Sirenen Entwarnung heulen und die Einfahrt in unsere Stadt frei ist.

Wie lange das dauern wird, weiß niemand. Alle starren wir in den Himmel und warten, warten. Ferne Einschläge kündigen an, daß die Flugzeuge ihre Bombenlast abwerfen. Über eine Stunde harren wir schon frierend im Dunkeln aus – es ist kalt, ein scharfer Nordostwind weht.

Bis jetzt ist glücklicherweise unser Hauptlazarett, in dem ich selbst operiere, verschont geblieben. Aber wie lange wird das noch dauern? Der Amerikaner steht am Rhein, der Russe dringt gegen Berlin vor. Was soll denn unter solchen Bedingungen noch gewonnen werden können? Alle wissen, daß der Krieg längst verloren ist – aber es wird weitergekämpft, ohne Sinn und Verstand.

Das Krankenhaus, in dem unser Lazarett untergebracht ist, soll im Frieden eine Goldgrube gewesen sein. Der ganze Gebäudekomplex – Mutterhaus, Kapelle und die Krankenanstalt – ist Besitz eines Ordens, der von einer selbstbewußten Äbtissin beherrscht wird. Ihr zur Seite steht der zivile Chefarzt, ein älterer Internist und unangenehmer Herr, der zielstrebig seine eigenen Interessen verfolgt. Offenbar war zu Beginn des Krieges das Krankenhaus der NSDAP, insbesondere dem Herrn Kreisleiter, ein Dorn im Auge. Deswegen wurde es sofort in toto beschlagnahmt und zur tiefen Erbitterung der Ordensschwestern und des Chefarztes in ein Militärlazarett umgewandelt. Kein Wunder, daß man die Parteibonzen haßte. Aber manche übertrugen nun den Haß gleich auf alles, was Uniform trug, auch auf Ärzte und die Verwundeten. Eine sehr bedauerliche Erscheinung.

Trotz personeller und materieller Schwierigkeiten hatte sich der operative Betrieb gut eingespielt. Über chirurgisch gut ausgebildete Assistenten verfügten wir natürlich nicht, ich mußte mit eingezogenen Medizinstudenten auskommen. Zwei darunter waren recht begabt, willig und lernten rasch. Auch die im Operationssaal eingesetzten Ordensschwestern gaben sich große Mühe, sich meiner Technik anzupassen, obwohl ihnen das sicherlich nicht immer leichtfiel.

Unsere Hauptarbeit erstreckte sich auf die Wiederherstellungschirurgie jeglicher Art, also auch auf Gewebsverpflanzungen. Viele jener armen Teufel, deren zerschossene Arme und Beine nicht heilen wollten, deren zersplitterte Knochen in unmöglichen Stellungen zusammengewachsen und deren Gelenke versteift waren, sammelten sich bei uns an. Andere hatten verletzte Gefäße oder durchschossene Nerven. Manch Verwundeter kam in geradezu groteskem Zustand bei uns an. Daran hatten wir uns gewöhnt, und wir kannten auch die Gründe dafür. Die meisten dienstfähigen Chirurgen befanden sich eben an der Front. Viele Ärzte waren schon gefallen. Die Überfüllung der Frontlazarette zwang dazu, die Verwundeten so schnell wie nur möglich in die Heimatlazarette abzuschieben. Dort gerieten sie oft in die Hände alter, in der Not eingesetzter Sanitätsräte, die sich mangels Erfahrung nicht zu helfen wußten und die Männer mit ihren schiefstehenden Schußbrüchen im Transportgips einfach liegen ließen. Kaum ein Operationstag verging, ohne daß wir nicht mindestens zwei oder drei schlecht eingerichtete oder gar nicht geheilte Schußbrüche zu operieren hatten.

Immer noch stehen wir auf freier Strecke und hören das mächtige Rauschen der Bomberströme, die sich auf dem Rückflug befinden. Sie haben sich in einzelne Gruppen aufgelöst und werden von den Scheinwerfern der Flak verfolgt. Sicherlich sind auch Nachtjäger aufgestiegen, denn man hört aus großer Höhe Maschinengewehrfeuer – also werden die Flugzeuge angegriffen. Langsam ziehen sie gen Westen, das Rauschen in der Luft ebbt ab, aber es vergeht noch eine lange Zeit, bis endlich die Sirenen aufheulen und das Entwarnungszeichen geben. Schleunigst steigen wir in den Zug, der langsam anfährt.

Nach einer halben Stunde erreichen wir den Hauptbahnhof unseres Standortes. Deprimiert, müde und erschöpft wandere ich einsam durch die finsteren Straßen in unser Lazarett. Wenigstens einige Stunden Ruhe hoffe ich zu finden, aber damit ist es nichts. Vor dem Portal der Klinik erkenne ich im fahlen Blau der Notbeleuchtung einen Armee-Sanka. Daneben steht auch noch ein städtischer Krankenwagen. In der Aufnahme bemühen sich der diensttuende Arzt Dr. Strasser, ein fixer Norddeutscher, der bei der Marine diente, und zwei Schwestern um die neu eingelieferten Verwundeten.

»Was gibt es denn, Doktor? Kann ich die Aufnahmezettel sehen?« frage ich.

Dann wende ich mich an den Fahrer: »Warum kommen denn die Männer so spät?«

»Magdeburg ist durch den Luftangriff blockiert. Wir mußten die Stadt weit umgehen. Passiert ist uns nichts, aber wir hatten auch noch eine Reifenpanne.«
Auf dem Aufnahmezettel steht der Name: »Hans Berber, Leutnant im Ulanenregiment 5. Diagnose: Schußbruch des linken Oberschenkels. Langwierige Eiterung, vierzehn Zentimeter Verkürzung, in schlechter Stellung geheilt.«
Der zweite Zettel lautet auf den Namen: »Heinrich Bisak, Panzergrenadier Regiment 12. Diagnose: Verlust der unteren Knochenhälfte des linken Oberarmes mit Gelenkanteil nach Zertrümmerungsschußbruch.«
Der dritte Verwundete wird mit Verdacht auf Nierensteine eingeliefert. Mehrere Koliken hat er gehabt, wie ich lese.
»Schwester, bitte bringen Sie die drei Männer gut unter. Morgen früh werden wir weitersehen. – Wer ist in dem anderen Wagen, dem Krankenwagen aus der Stadt?«
»Autounfall, Herr Oberfeldarzt«, meldet der Fahrer.
»So, sind irgendwelche Papiere mitgekommen?«
»Jawohl. Hier. Ein Brief des einweisenden Arztes.«
Ich öffne ihn. Der Arzt schreibt kurz, daß der Patient, Ernst Chlodewig, Großkaufmann, vor vier Stunden einen schweren Autounfall hatte. Diagnose: Brustquetschung mit mehreren Rippenbrüchen. Diesen Fall muß ich gleich ansehen, denn so etwas kann gefährlich werden. Der Patient liegt noch auf der Bahre. Ich trete neben ihn und spreche den etwa fünfzigjährigen sympathischen Mann mit grauen Schläfen an:
»Herr Chlodewig – so heißen Sie doch? – können Sie mich verstehen?«
Er antwortet mit schwacher Stimme:
»Ja, Herr Professor. Das Atmen fällt mir so schwer. Ich habe starke Schmerzen in der Brust.«
Vorsichtig betaste ich seinen Brustkorb und finde beiderseits Rippenbrüche in der mittleren Axillarlinie. Diese allein können durchaus heftige Schmerzen und Atembeschwerden auslösen. Aber ich suche weiter, komprimiere von vorn her vorsichtig den Brustkorb und merke sofort, daß das Brustbein oberhalb der Mitte quer gebrochen ist. Eine typische Verletzung durch Aufprall auf das Lenkrad. Dabei geht es dem Patienten eigentlich relativ gut. Er ist zwar kurzatmig, aber im Gesicht nicht blau.

Die Sauerstoffversorgung muß also noch ausreichend sein. Ein Griff nach dem Puls. Er ist gespannt und viel zu schnell. Die Frequenz beträgt etwa 180 pro Minute. Das ist auffallend, weil ja kein ernster Sauerstoffmangel vorliegt. Ich vermute eine mäßige Herzkompression. Wenn der Patient Ruhe hat, wird sich das bald ändern, nehme ich an.

»Haben Sie sich sonst noch irgendwie verletzt, Herr Chlodewig?«

»Nein, abgesehen von ein paar Prellungen und Schürfungen.«

»Gut. Dann will ich Ihnen gleich einen Dachziegelverband zur Ruhigstellung der Rippenbrüche anlegen. Sie werden sehen, wie gut das tut.«

Dann bitte ich die Schwester:

»Lassen Sie Herrn Chlodewig in die Poliklinik bringen. Wir legen dort gleich unseren Spezialverband an, damit der Brustkorb gestützt und die Atmung erleichtert wird. Dann kommt er in ein Einzelzimmer. Bitte, Schwester, lassen Sie ein Sauerstoffgerät heraufbringen. Wir brauchen auch eine Nachtwache. Ich möchte laufend den Puls, den Blutdruck und die Atemfrequenz gemessen und registriert haben. Das wär's.«

Abgespannt und müde schleiche ich auf mein Zimmer, werfe mich aufs Bett und schlafe sofort tief ein.

Am nächsten Morgen beginnen wir mit der Visite, es sind während meiner Abwesenheit neue Fälle gekommen. Mit meinen zwei jungen Assistenten Dr. Fritz, einem sehr aufgeweckten dunkelhaarigen Bayern, und Dr. Strasser wandere ich von Bett zu Bett. Eigentlich können wir mit dem Zustand der Verwundeten zufrieden sein. Da macht mich Fritz auf einen älteren Mann aufmerksam, der tags zuvor in die Klinik gekommen ist, weil er unerträgliche Schmerzen in seinem rechten Bein hat. Dr. Fritz hat ihm vorerst lediglich Schmerzmittel für die Nacht gegeben.

»Um was handelt es sich denn?«

»Er hat eine Geschwulst in der rechten Kniekehle, die offenbar die Gefäße abdrückt«, meint Dr. Fritz, »aber ich kann noch nichts Näheres sagen, ich habe ihn noch nicht genauer untersucht.«

»Dann wollen wir mal nachsehen.«

Wir treten an das Bett des kräftigen, untersetzten dreiundsechzigjährigen Mannes.
»Was fehlt Ihnen denn?«
»Ein Kniegelenkdurchschuß aus dem Ersten Weltkrieg, Herr Professor. Danach hat sich eine Geschwulst in der Kniekehle gebildet. Bis jetzt ging es gut, aber seit ein paar Tagen habe ich unerträgliche Schmerzen im rechten Unterschenkel, der ist wie gelähmt.«
Seine Angaben sind knapp und klar, sie haben etwas Militärisches an sich.
»So. Hat die Geschwulst in der Kniekehle manchmal pulsiert?«
»Anfänglich schon, aber seit mehreren Jahren pulsiert sie nicht mehr. Wenn man in die Kniekehle faßt, kann man aber so ein Schwirren feststellen.«
»Dann wird es sich um ein Aneurysma handeln. Offenbar wurde damals die Kniekehlenarterie durchschossen.«
»Jawohl, Herr Professor. Das haben die Ärzte auch gesagt.«
»Wurde operiert?«
»Nein, es ist nie operiert worden. Man hat mir gesagt, das ginge von allein weg. Noch was, Herr Professor – auf der Innenseite des rechten Oberschenkels habe ich einen mächtigen pulsierenden Strang. Er liegt ganz dicht unter der Haut. Was ist das?«
»Sie machen mich neugierig. Das wollen wir uns gleich mal ansehen.«
Er schlägt selbst die Bettdecke zurück, und wir können uns von dem höchst merkwürdigen Befund überzeugen. Der Mann hat tatsächlich in der Kniekehle eine steinharte Schwellung. Beim Betasten fühle ich nur ein leichtes Schwirren, aber wenn man das Stethoskop auflegt, hört man ein kontinuierliches rhythmisches Rauschen. Und die Eigenart dieses Rauschens überzeugt mich sofort davon, daß es sich um eine abnorme Verbindung zwischen der angeschossenen Kniekehlenarterie und der Vene handeln muß. Mit etwas Erfahrung kann man ganz gut an Ton und Rhythmus der Geräusche erkennen, ob nur die Arterie verletzt wurde oder ob beide Gefäße getroffen sind.
Nun sehe ich mir die Innenseite des Oberschenkels an und fahre staunend zurück. Na, so was – der Mann hat recht. Die ganze Oberschenkelarterie, die sogenannte Arteria femoralis, die von der Leistenbeuge auf der Innenseite des Oberschenkels bis in die

Kniekehle zieht, ist über daumendick geradezu beängstigend erweitert, prall gefüllt und pulsiert so mächtig, daß man die Druckwellen in ganzer Länge unter der Haut sehen kann. Wie konnte sich nur eine solche hochgradige Veränderung ausbilden?

»Seht euch das mal an.«

Diese Erweiterung der Oberschenkelschlagader bis zur Größe einer Aorta ist überwältigend und außerordentlich selten. Ich habe nie einen solchen Fall zu sehen bekommen, erinnere mich aber, daß mein ehemaliger Chef zwei derartige Fälle von einem seiner Assistenten veröffentlichen ließ. Beide Male hatte er zu operieren versucht und Katastrophen erlebt, weil keine Unterbindung oder Gefäßnaht der riesig vergrößerten Arterie mehr möglich war. Jeder Stich, jede Ligatur schnitt ein. Beide Patienten verbluteten.

»Aber warum hat der Mann denn solche Schmerzen im Unterschenkel?« fragt mich Dr. Fritz leise.

»Das ist mir gut verständlich. Wegen der weit offenen Verbindung zwischen Arterie und Vene, also des Kurzschlusses der Strombahn, bekommt der Unterschenkel zuwenig Blut. Ich glaube, wir gehen nicht fehl, wenn wir diese unerträglichen Unterschenkelschmerzen als Sauerstoffhungerschmerzen deuten. Sehen Sie doch – der ganze Unterschenkel und der Fuß sind ja auch bläulich verfärbt. Diese Schmerzen sind ein Alarmsignal für Sauerstoffmangel. Anders können wir sie nicht deuten. Es muß vor Tagen eine akute Verschlechterung eingetreten sein.«

Ich greife nach dem Puls des Mannes. Er ist sehr kräftig, überfüllt und auffallend langsam. Das bringt mich sofort auf den Gedanken, daß eine Vergrößerung des Herzens vorliegt, wie man das manchmal bei solchen Aneurysmen beobachten kann. Deshalb klopfe ich die Brust ab, bestimme die Herzgrenzen und höre das Herz ab. Kein Zweifel, das Herz ist mächtig nach beiden Seiten hin vergrößert, besonders nach der linken Seite. Das bedeutet, daß der linke Ventrikel vergrößert und muskelstark geworden ist; eine Anpassungserscheinung an den erhöhten Blutbedarf des verletzten Beines. Um trotz des Kurzschlusses den rechten Unterschenkel am Leben zu erhalten, muß das Herz eben ein Vielfaches der Norm leisten.

Nochmals greife ich nach dem Puls und betaste zufällig gleichzeitig das Aneurysma in der Kniekehle. Da gibt es eine neue Überraschung: Wenn ich nämlich auf das Aneurysma drücke, wird sofort reflektorisch eine starke Pulsverlangsamung ausgelöst. Das ist so verblüffend, daß ich es nicht glauben will und deshalb den Druckversuch sofort wiederhole. Genau dasselbe. Eine rätselhafte Geschichte ...

»Kommt mal her. Fühlt dem Mann mal den Puls. Paßt auf, jetzt drücke ich auf das Aneurysma in der Kniekehle. Na – was bemerkt ihr?«

»Der Puls verlangsamt sich sofort, Herr Professor. Wie ist denn das nur möglich?«

»Darüber reden wir später. Das muß ich mir nämlich selbst erst überlegen! Wahrscheinlich handelt es sich um einen reflektorischen hämodynamischen Effekt. Zuerst mal folgendes: Lassen Sie sogleich Röntgenaufnahmen des Herzens machen, dazu ein Elektrokardiogramm, und zwar im Normalzustand und während des Druckes auf dieses Aneurysma. Ferner wollen wir eine Arteriographie des rechten Beines vornehmen. Die will ich aber selbst durchführen. Bereiten Sie bitte alles vor.«

Eine Punktion dieser erweiterten Arterie ist nämlich ziemlich riskant. Zu treffen ist das Gefäß zwar sehr leicht, aber die Gefäßwände sind wahrscheinlich papierdünn, haben ihre Elastizität verloren, und daher ist die Gefahr einer Nachblutung aus dem Stichkanal abnorm hoch. Ich will deshalb in der Stromrichtung schräg von oben in die Gefäßwand einstechen und gleichzeitig oberhalb der Leistenbeuge das Hauptgefäß komprimieren lassen. Wir müssen diesen Fall genau durchstudieren, bevor ich mich entscheide, was zu tun ist.

Die Visite geht weiter. Unserem jungen, stets heiteren Ulanenleutnant geht es gut, er sitzt in einem Sessel. Beim Aufstehen sieht man, wie sehr der angeschossene linke Oberschenkel deformiert und verkürzt ist. So kann er nie mehr richtig und unbehindert laufen.

»Bitte sagen Sie mir, wie alt ist der Schußbruch?«

»Etwa ein Jahr, Herr Professor.«

»Und wie lange hat die Wunde geeitert, genauer, wann hörten die Eiterungen auf?«

»Etwa vor sechs Monaten.«

»So. Dann könnte man schon eine Korrektur riskieren, aber das müssen Sie selbst entscheiden. Die Bruchstücke sind in starkem Winkel zusammengewachsen und die Verkürzung beträgt schätzungsweise vierzehn Zentimeter. Überlegen Sie sich also bitte, ob ich das ausgleichen soll oder ob Sie den Zustand so belassen wollen. Um wieder eine ausreichende Beinlänge herzustellen, muß ich natürlich die knöcherne Brücke zwischen beiden Fragmenten durchtrennen, durch Zug die normale Länge wieder herstellen und dann in korrekter Achse die Knochen so fixieren, daß sie fest verheilen können. Darüber sind Sie sich wohl im klaren.«

»Jawohl, Herr Professor. Vollkommen. Ich will nicht zeitlebens als Krüppel herumlaufen. Bitte operieren Sie mich.«

»Na gut. Aber zunächst müssen wir neue Röntgenaufnahmen machen, um genau zu sehen, wie hochgradig die Verkürzung und die Verschiebung der Fragmente ist. So lange müssen Sie sich noch gedulden.«

Wir kommen zu dem zweiten Fall, der gestern nacht eingeliefert worden ist. Der junge blonde Panzergrenadier trägt am linken Arm eine Armschiene mit Scharnieren für das Ellenbogengelenk. Wenn man sie entfernt, fällt der linke Arm halt- und kraftlos herab, er baumelt am Oberarm und der Schulter. Die ganze untere Hälfte des Oberarmknochens fehlt. Dabei sind seltsamerweise die Nerven und Gefäße des Unterarmes noch erhalten. Er kann sein linkes Handgelenk und seine Finger fast normal bewegen. Ein Wunder bei dieser Verletzung. Es muß sich um eine schwere infizierte Zertrümmerungsfraktur des Knochens gehandelt haben. Der Frontchirurg hat offenbar die Knochentrümmer einschließlich des Ellenbogengelenkanteils entfernt, denn man sieht eine lange Operationsnarbe auf der Hinterseite des Armes.

»Wann haben Sie denn Ihre Verwundung bekommen?«

»Vor anderthalb Jahren, Herr Professor.«

»Hat es stark geeitert?«

»Jawohl, Herr Professor – endlos. Es sind viele Knochensplitter herausgeeitert, die Wunde wollte nie heilen. Deshalb hat der Herr Stabsarzt operiert und alle kranken Knochenreste herausgenommen. Um wenigstens meine linke Hand gebrauchen zu können, muß ich diese Hülse tragen. Der Arm hat sonst überhaupt keinen Halt.«

»Ja, das sehe ich. Man könnte das ändern und dem Arm wieder Stütze und Festigkeit geben. Dazu brauche ich einen großen Knochenspan. Den müssen wir aus einem Ihrer Schienbeine holen. Der Span wird dann da oben in den Defekt verpflanzt. Verstehen Sie das?«
»Jawohl, Herr Professor.«
»Wann war die letzte Eiterung?«
»Nach der großen Operation, das ist über ein halbes Jahr her.«
»Gut. Das würde uns reichen.«
»Was ist mit dem Bein, Herr Professor, wenn Sie ein Knochenstück herausnehmen? Kann ich es dann nicht leichter brechen – und kann ich überhaupt damit gehen?«
»Keine Sorge, der entnommene Span ergänzt sich von allein wieder. Ihre Gehfähigkeit wird nicht beeinträchtigt. Aber Sie müssen natürlich eine Zeitlang mit der Belastung und beim Gehen vorsichtig sein. Überlegen Sie sich's mal, ob ich operieren soll – das heißt also, ich müßte Ihnen den fehlenden Teil des Unterarmknochens ersetzen und ein künstliches Ellenbogengelenk bilden. Wenn Sie noch Fragen haben, will ich sie gern beantworten.«
In diesem Moment kommt Dr. Strasser, der zweite meiner Assistenten, hereingestürzt und bittet mich, doch gleich zu Herrn Chlodewig zu gehen, es ginge ihm schlechter. Sofort laufe ich hin und finde ihn in leicht erregtem Zustand, kein gutes Zeichen nach einer solchen Verletzung. Der Puls ist noch rascher geworden. Die Frequenz beträgt jetzt 200 in der Minute, das Herz überanstrengt sich.
»Bitte holen Sie gleich den Internisten.«
Es dauert eine Weile, bis er den Oberarzt der inneren Abteilung gefunden hat, einen sehr verständigen, ruhigen, netten Kollegen, der wirklich etwas kann. Ich reiche ihm die Hand, wir begrüßen uns kurz.
»Doktor, Herr Chlodewig, unser Patient, hat gestern einen Autounfall gehabt, Rippenbrüche und einen Querbruch des Brustbeines. Wahrscheinlich fand dabei auch eine Herzkompression statt. Er hat jetzt eine Pulsfrequenz von 200. Wir haben eigentlich gehofft, daß sich die Tachykardie beruhigt, aber leider ist das nicht geschehen. Bitte, übernehmen Sie die

internistische Behandlung des Herzens. Versuchen Sie alles, um die Herzfrequenz zu senken.«
»Das ist ja klar.«
Er nimmt sein Stethoskop, macht die Brust des Kranken frei und hört sorgfältig das Herz ab. Ich sehe an seiner besorgten Miene, daß ihm der Befund ebenso mißfällt wie mir.
»An den Knochenbrüchen können wir im Augenblick nichts machen, Herr Kollege. Die Brustwand ist der Rippenbrüche wegen durch einen Dachziegelverband gestützt. Er hat eine Ampulle Morphium bekommen, damit er besser durchatmet. Natürlich haben wir Sauerstoff gegeben, wie Sie hier ja sehen. Vielleicht erreichen Sie etwas mit Chinidin oder Kalium zur Senkung der Pulsrate. Den Sympathikus sollte man dämpfen, er beschleunigt ja die Herztätigkeit.«
Der Kollege macht einige Vorschläge.
»Ich bin Ihnen für Ihre Hilfe sehr dankbar. Noch eine andere Frage: Wo ist denn Ihr Chef? Können wir ihn nicht als Konsiliarius zuziehen? Es wäre mir eine große Beruhigung.«
»Ich will gern versuchen ihn zu erreichen, aber versprechen kann ich es Ihnen nicht.«
Dabei macht er ein merkwürdiges Gesicht. Wir verlassen das Zimmer.
»Was ist mit Ihrem Chef? Im Vertrauen natürlich ...«
»Er läßt sich kaum noch auf den Stationen blicken und hat offensichtlich ganz andere Dinge im Kopf. Soviel ich weiß, ist er zur Zeit politisch höchst aktiv. Näher möchte ich mich darüber aber nicht äußern ...«
»So, so. Dennoch möchte ich gern, daß Sie ihn als Konsiliarius zu Herrn Chlodewig bitten. Tun Sie mir den Gefallen.«
Unsere Unterhaltung wird durch einen peinlichen Zwischenfall gestört. Ein SS-Oberscharführer, ein massiver Bursche, wird nämlich mit einem eingeklemmten Leistenbruch eingeliefert. Man berichtet mir kurz, er habe ein Frontkommando. Auf der Fahrt habe sich plötzlich eine Darmschlinge in einem größeren Bruchsack eingeklemmt. Trotz vergeblicher Versuche, den Darm wieder zurückzudrücken, trotz heftiger Beschwerden und Schmerzen wollte er absolut weiterreisen und wurde geradezu mit Gewalt von einer Sanitätswache aus dem Zug geholt und in

das Lazarett gefahren. Jetzt liegt er auf einer Bahre im Aufnahmeraum.
Ich gehe hin und untersuche ihn sofort. An einer starken Vorwölbung und prallen Schwellung der rechten Leistenregion und des Hodensackes kann man mühelos die Einklemmung einer Darmschlinge erkennen.
»Seit wann haben Sie den Leistenbruch?«
»Schon viele Jahre, Herr Oberfeldarzt.«
»Haben Sie ein Bruchband getragen?«
»Nein, Herr Oberfeldarzt.«
»Warum ist das nicht vor Ihrem Dienstantritt operiert worden?«
»Ich weiß nicht, Herr Oberfeldarzt. Der Bruch machte mir keine Beschwerden.«
»Und seit wann ist der Bruch eingeklemmt? Bitte genau.«
»Seit zwei Tagen. Ich konnte ihn nicht mehr zurückdrükken.«
»Was – schon seit zwei Tagen? Und damit fahren Sie durch die Gegend? Mann, begreifen Sie denn nicht, daß die Darmpassage unterbrochen ist, daß der eingeklemmte Darm abgeschnürt wird, daß er abstirbt, wenn man nicht sofort operiert?«
»Ich lasse mich nicht operieren. Ich muß an die Front.«
»Sind Sie wahnsinnig, Mann? Sie kommen nicht an die Front, Sie gehen nämlich vorher an dem Darmverschluß jämmerlich zugrunde.«
»Das glaube ich nicht. Ich lasse mich nicht operieren. Ich muß zu meiner Truppe. Ich kann es mit meiner SS-Ehre nicht vereinbaren, den Fronteinsatz zu versäumen.«
»Das hat mit Ihrer SS-Ehre nicht das geringste zu tun. Sie sind in Lebensgefahr. Ich muß operieren, eine andere Möglichkeit, Sie zu retten, gibt es nicht. Verstehen Sie denn das nicht?«
So was von Sturheit ist mir noch nie vorgekommen.
»Es hat gar keinen Zweck, daß wir darüber diskutieren. Wenn Sie so unvernünftig sind und nichts begreifen wollen, dann muß ich Ihnen eben den dienstlichen Befehl erteilen, sich sofort operieren zu lassen. Wenn Sie schon von Pflicht und Ehre reden, dann ist es doch als Soldat Ihre erste Pflicht, sich gesund zu erhalten. Ist das klar?«

»Nein, Herr Oberfeldarzt. Ich lasse mir von Ihnen nichts befehlen und ich lasse mich nicht operieren. Ich muß an die Front.«

Was soll man mit dem sturen Burschen machen? Ich wende mich brüsk ab und bitte den Chefarzt des Lazarettes, einen sehr verständigen älteren Kollegen, zu uns zu kommen. Kurz erkläre ich ihm die ungewöhnliche Situation und bitte ihn, mit diesem unverständigen Landsknecht zu reden.

»Vielleicht gelingt es Ihnen, den Mann zur Vernunft zu bringen, andernfalls ist er verloren.«

Mein Kollege bemüht sich redlich – alles bleibt vergeblich. Auch ihm gegenüber betont der Mann seine SS-Ehre. Was sollen wir jetzt machen?

Schließlich schlage ich vor, den dienstältesten SS-Offizier der Stadt, einen Sturmbannführer zu alarmieren. Ein Befehl von ihm könnte wirken! Wir versuchen sofort ihn zu erreichen, aber bis er endlich im Lazarett erscheinen kann, werden wiederum kostbare drei Stunden vergehen. Auf alle Fälle lasse ich den Mann für eine Operation vorbereiten, er hat nämlich erbrochen.

Inzwischen sind in der Poliklinik einige Fälle zu untersuchen, darunter ein Metzger, ein wohlgenährter Vierziger.

»Was fehlt Ihnen?« frage ich ihn.

»Mir fehlt eigentlich gar nichts, Herr Doktor. Ich will nur meine Nase verändert haben. Sie ist zu groß.«

»Was wollen Sie? Ihre Nase soll ich korrigieren? Ja, bekommen Sie denn keine Luft? Oder haben Sie sonst was Krankhaftes an der Nase?«

»Nein, Herr Professor. Sie ist nur zu groß. Sehen Sie doch. Die Leute machen sich über mich lustig.«

»Aber Ihre Nase ist doch gut geformt, sie gibt Ihrem Gesicht ein charakteristisches Aussehen. Wenn Sie Ihre Nase ärgert, dann schauen Sie eben nicht in den Spiegel.«

»Nein, ich will meine Nase operiert haben. Meine Frau will das auch.«

»So! Und das ausgerechnet jetzt, unter diesen Verhältnissen. Wir wissen nicht, wie wir mit der Arbeit fertig werden sollen, und Sie verlangen von mir eine Schönheitsoperation. Nein, mein Lieber, das kommt überhaupt nicht in Frage. Ihr Zinken ist sehr schön, an dem wird nicht herumoperiert. Und jetzt gehen Sie nach Hause.«

Er gibt immer noch nicht auf.

»Herr Professor, tun Sie mir den Gefallen. Sie werden es nicht bereuen. Ich bin Metzger. Ich kann Ihnen einen Schinken oder sonst was zukommen lassen.«

»Das fehlte gerade noch. Und wenn Sie mir zehntausend Würste schenken – Ihr Zinken wird nicht operiert. Ihre Frau hat Sie so wie Sie sind geheiratet. Damit basta.«

Ich lasse ihn einfach stehen.

Dr. Fritz ist mir nachgelaufen.

»Dr. Fritz, was ist mit diesem fraglichen Nierenstein?«

»Wir haben mit den Voruntersuchungen schon angefangen.«

»Gut. Lassen Sie bitte eine Röntgen-Leeraufnahme von den Nierenlagern machen, vielleicht kann man einen Stein darauf erkennen. Ich will den Mann heute abend um sechs Uhr urologisch untersuchen, eine Zystoskopie und ein retrogrades Pyelogramm machen. Schwester Almeria soll alles vorbereiten. Gibt es sonst noch was?«

»Ja, Herr Professor. Eben ist ein Anruf gekommen. Ein Oberarzt Dr. Primel bittet um Ihren Besuch als Konsiliarius. Er hat eine Grenzstrangresektion bei einer jungen Frau gemacht. Die Indikation kenne ich nicht, aber es soll der Patientin sehr schlecht gehen. Sie werden heute nachmittag mit dem Dienstauto um drei Uhr abgeholt.«

»So. Um welches Lazarett handelt es sich denn?«

»Um das Reservelazarett 4/76. Es ist nicht weit, etwa dreißig Kilometer von hier entfernt.«

»Vorher muß aber die Entscheidung über den SS-Mann fallen. Legen wir doch gleich das Operationsprogramm für morgen früh fest. Wenn der junge Soldat mit einer Oberarmplastik einverstanden ist, will ich ihn um acht Uhr als ersten drannehmen. Anschließend folgt der Ulanenleutnant. Das gibt eine Küntscher-Nagelung. Haben wir sonst noch was zu operieren?«

»Jawohl, aber nur Kleinigkeiten.«

»Gut. Schreiben Sie das Programm und verständigen Sie Dr. Strasser und die Operationsschwester. Das Aneurysma können wir erst vornehmen, wenn der Fall geklärt ist.«

Auf dem Gang nähern sich schwere Schritte. Der SS-Sturmbannführer persönlich, na endlich. Ich begrüße ihn.
»Es tut mir leid, Herr Sturmbannführer, daß ich Sie hierher bitten mußte. Wir haben einen SS-Oberscharführer vom Bahnhof direkt eingeliefert bekommen. Er war auf der Fahrt zur Front. Unterwegs hat er plötzlich eine Darmeinklemmung in den großen Sack eines alten Leistenbruches bekommen. Die Einklemmung ist leider schon zwei Tage alt, das verträgt kein Darm. Der Mann ist in äußerster Lebensgefahr, der Darm wahrscheinlich schon abgestorben. Er will sich aber nicht operieren lassen, sondern unbedingt weiter an die Front zu seiner Einheit fahren. Wenn wir nicht sofort operieren, ist der Mann verloren. Auch wenn ich operiere, kann ich nicht mehr mit Sicherheit sagen, daß er durchkommt. Es ist also unsere letzte Chance. Bitte bringen Sie ihn zur Vernunft, uns gehorcht er nicht.«
»Werde ich in Ordnung bringen – wo ist der Mann?«
Man führt ihn in das Krankenzimmer, er verschwindet. Man hört ein mächtiges Gebrüll, dann wird mir mitgeteilt, der Mann könne jetzt operiert werden.
»Rauf in den Operationssaal mit ihm!«
Die Diagnose stimmt. Nach Durchtrennung des Schnürringes in der Leiste und Öffnung des gefüllten Bruchsackes stoßen wir auf eine schwarzgefärbte größere Dünndarmschlinge, die auf heiße Kochsalzlösung nicht mehr reagiert. Sie ist also schon abgestorben. Da bleibt nichts anderes übrig, als den Darm nun weit genug vorzuziehen, den abgestorbenen Teil zu resezieren und eine neue Darmverbindung herzustellen. Das ist rasch gemacht. Damit ist dieses Zwischenspiel erledigt.
Er kam übrigens durch. Darm und Wunde heilten glatt. Bei der Entlassung hatte er nicht das Bedürfnis, sich zu entschuldigen oder gar zu bedanken. Offenbar konnte er das auch nicht mit seiner SS-Ehre vereinbaren.
Um Punkt drei Uhr fährt ein Militärwagen vor. Ich steige vorn ein, um mich unterwegs mit dem Fahrer unterhalten zu können. So erfahre ich, daß in dem Lazarett 4/76, welches in einem alten Krankenhaus untergebracht ist, ein noch sehr junger Chirurg auf dem zivilen wie militärischen Sektor tätig ist.
»Na ja«, bemerke ich dann so nebenbei, »da muß ja eine

scheußliche Sache passiert sein. Es soll eine junge Frau operiert worden sein, der es sehr schlecht geht.«

»Jawohl, Herr Professor, das ist meine Frau.«

Entsetzt fahre ich zurück.

»Meine Güte, entschuldigen Sie bitte vielmals meine Bemerkung. Ich hatte ja keine Ahnung, daß der Kollege mich Ihrer Frau wegen zu sich bat. Was hat ihr denn gefehlt? Erzählen Sie mir bitte.«

»Sie hat einen offenen Fuß – links, Herr Professor, schon seit Jahren. Durchblutungsstörungen, sagen die Ärzte, seien Schuld daran. Jetzt hat der Doktor sie operiert, damit die Durchblutung besser wird und das Geschwür heilt.«

»So. Was hat er denn operiert?«

»Das weiß ich nicht genau, aber die Schwestern haben mir erzählt, daß er an der linken Seite aufgemacht und einen Nervenstrang entfernt hat.«

Das stimmte mit dem überein, was mir Dr. Fritz mitgeteilt hatte. Es mußte sich um eine Grenzstrangresektion handeln. Anscheinend war dabei irgend etwas passiert.

Bald fährt der Wagen vor das Portal des Reservelazarettes. Ich gehe hinein, frage sofort nach dem Chirurgen Dr. Primel, aber der ist nicht da. Wir rufen bei ihm zu Hause an. Auch dort ist er nicht, er sei auf der Jagd, teilt man uns mit. Natürlich ärgert mich das. Da ich nicht viel Zeit habe, lasse ich mich sofort zu der gefährdeten Patientin bringen.

Eine totenblasse, hübsche junge Frau liegt da vor mir im Bett. Sie sieht verfallen aus. Ich lasse mir berichten und studiere ihre Fieberkurve. Daraus ist zu ersehen, daß sie vor drei Tagen operiert worden ist. Vorher war sie fieberfrei, aber jetzt hat sie hohes Fieber, und die Untersuchung ergibt einen gespannten, hoch aufgeblähten Leib. Darmgeräusche kann ich nicht hören, also liegt eine Darmlähmung vor. Dieser bedrohliche Zustand kann durch eine Infektion der Bauchhöhle oder auch durch eine massive Blutung in dem hinter dem Bauchfell gelegenen Raum verursacht sein. Für das letztere spricht eine leichte Gelbverfärbung der Augen und der Haut. Es sieht schlimm aus, der Kreislauf ist miserabel. Abwarten, bis der Herr Chirurg gefunden wird, kann man nicht. Deshalb lasse ich die arme Frau sofort in den Operationssaal bringen, um die Wunde zu öffnen. Plötzlich erscheint nun doch der Chirurg, wirklich ein sehr junger Mann. Er entschuldigt sich für sein spätes Kommen und erklärt unumwunden, daß er auf der Jagd gewesen sei.

»Eine Nachsuche. Ich habe heute morgen einen Bock angeschossen und nicht gefunden, Sie verstehen, Herr Professor.«

»Na hören Sie mal, Herr Kollege, Sie gehen auf die Jagd, während auf Ihrer Abteilung ein so verzweifelter Fall liegt? Ich bin zwar auch Jäger, habe für eine Nachsuche volles Verständnis, aber über Ihr Verhalten muß ich mich doch sehr wundern. Berichten Sie bitte kurz, was Sie überhaupt gemacht haben.«

»Eine linksseitige Grenzstrangresektion, Herr Professor. Die Frau leidet an Durchblutungsstörungen am linken Bein und hat trophische Schäden, ein offenes Geschwür, das nicht heilt.«

»Haben Sie denn wenigstens vorher das Gefäßsystem gründlich untersucht? Haben Sie eine Arteriographie der linken Femoralis gemacht?«

»Nein, das nicht ... Die Pulse haben wir überprüft. Eine Arteriographie kann ich hier gar nicht machen.«

»So, dann haben Sie also einfach drauflos operiert, anstatt die Frau an anderer Stelle voruntersuchen zu lassen oder zu verlegen. So geht das natürlich nicht, Herr Oberarzt. Und was ist nun passiert?«

»Das weiß ich nicht. Sie hat am zweiten Tag einen paralytischen Ileus bekommen. Deshalb habe ich um Ihre Hilfe gebeten.«

»Und nun suchen Sie Rückendeckung. Sie überlassen es mir großzügig, das arme Geschöpf zu retten, was wahrscheinlich gar nicht mehr möglich ist. Versuchen müssen wir es. Kommen Sie mit. Ich habe sie schon in den Operationssaal bringen lassen. Ich werde selbst die Wunde breit öffnen, Sie assistieren mir.«

Wütend denke ich daran, wie viele ältere tüchtige Kollegen draußen an der Front sich in grimmiger Kälte um ihre Verwundeten bemühen und die ganzen Leiden des Frontdaseins erdulden. Jeder einzelne von ihnen wäre in der Lage, eine solche Lazarettabteilung bestens zu betreuen. Vermutlich hat dieser Jüngling aber irgendeinen Gönner, wahrscheinlich den Herrn Kreisleiter selbst, weil er, wie ich höre, mit dessen Tochter ver-

heiratet ist und bis zum Endsieg konserviert werden soll. Für die Friedenschirurgie reicht sein Können einfach nicht aus.
»Wir dürfen dieser Frau nicht mehr viel zumuten. Können wir eine Lachgas-Narkose ansetzen? – Nein? – Das ist sehr bedauerlich. Dann lassen Sie eine ganz leichte Evipan-Narkose machen.«
Als sie schläft, entferne ich die Hautnähte, dann auch die Muskelnähte der Bauchdecken und gerate danach sogleich in eine riesige Höhle zwischen der Flankenmuskulatur und dem abgehobenen Bauchfell. Große Mengen übelriechenden, verjauchten Blutes fließen ab. Faulende Blutkoagula können wir aus der Tiefe schöpfen. Fäulnisgifte – das also war es, was die Darmlähmung und den trostlosen Kollapszustand verursacht hat. Leise, so daß es die anderen nicht hören können, sage ich:
»Das kommt davon, Herr Kollege, wenn man nicht genügend Erfahrung mit solchen Eingriffen hat. Ist das die erste Grenzstrangresektion, die Sie gewagt haben?«
Er muß es zugeben.
»Bei korrekter Durchführung einer solchen Resektion des sympathischen Grenzstranges blutet es nicht stark. Jeder Operateur vermeidet eine Blutung und setzt sehr sorgfältige Unterbindungen, sonst kann man nämlich den weißlichen Grenzstrang nicht gut finden. Hat es denn während Ihrer Operation abnorm stark geblutet? Haben Sie eine sorgfältige Blutstillung gemacht?«
»Ich glaube schon«, meint er verlegen, »aber ich sehe ja jetzt, daß es doch zu einer schweren Nachblutung gekommen ist. Das wird mir eine Lehre sein.«
»Hoffentlich, Herr Kollege. Eine Grenzstrangresektion ist kein Kinderspiel, sondern ein schwieriger Eingriff mit vielen Risikofaktoren. Die Wunde bleibt offen, wir wollen Gazestreifen einlegen und sie drainieren. Machen Sie sofort eine massive Periston-Infusion, besser noch eine Bluttransfusion, geben Sie Coramin und stützen Sie das Herz mit Strophanthin-Glukose. Vielleicht gelingt es Ihnen noch im letzten Moment, das Unheil abzuwenden. – Ich muß leider zurückfahren, bitte halten Sie mich auf dem laufenden. Sie können mich jederzeit in unserem Lazarett telefonisch erreichen.«

Der junge Mann bedankt sich für meinen Rat und meine Hilfe mit halb verlegener, halb säuerlicher Miene. Ich steige in den Wagen, grüße, und wir fahren zurück.
Stumm sitze ich längere Zeit neben dem Fahrer, um mich zu beruhigen. Da fragt er mich auch schon:
»Was macht meine Frau, Herr Professor? Was halten Sie von ihrem Zustand?«
»Es geht ihr sehr schlecht, ich kann es Ihnen nicht verhehlen. Sie hat eine mächtige Nachblutung bekommen, davon rührt die Darmlähmung her und ihr miserabler Zustand. Wir haben die Wunde aufmachen müssen und das Letzte versucht, ihr zu helfen. Jetzt bleibt uns nichts anderes übrig, als zu hoffen.«
Noch in der gleichen Nacht erreicht mich die Meldung, daß die junge Frau gestorben ist.

In unserem Lazarett hat sich während meiner Abwesenheit nichts Dramatisches ereignet. Um achtzehn Uhr gehen wir also verabredungsgemäß in den kleinen Operationssaal im Erdgeschoß, der für urologische Untersuchungen hergerichtet ist. Der Mann mit dem fraglichen Nierenstein ist schon vorbereitet und liegt auf dem Spezialuntersuchungstisch. Über ihm schwebt eine Röntgenkugel. Ich mache mich für die Zystoskopie fertig, da heulen plötzlich die Sirenen in der ganzen Stadt. Vorwarnung – das hat uns gerade noch gefehlt. Nicht transportfähige schwere Fälle und Frischoperierte haben wir sowieso im Kellergeschoß untergebracht. Die übrigen müssen erst in den Luftschutzraum getragen werden. Alle Gehfähigen laufen. Das zu regeln, ist Sache des Chefarztes und seiner Hilfskräfte. Ich hoffe, noch genügend Zeit für die Zystoskopie zu haben, und beginne mit der Anästhesie der Harnröhre. In diesem Augenblick meldet der Rundfunksprecher, daß ein feindliches Geschwader direkt in Richtung unserer Stadt abgebogen ist.
»Los, 'runter vom Tisch. Ziehen Sie sich an und laufen Sie in den Keller.«
Ich selbst halte das Zystoskop noch in der Hand, da heult es auch schon direkt über uns in der Luft. Eine riesige Bombe schlägt gegenüber auf der anderen Seite der Straße ein. Der Luftdruck ist so gewaltig, daß die Fenster zersplittern und wir

beide durch die einkrachende Tür auf den Gang geschleudert werden. Außer einigen Prellungen sind wir aber unverletzt geblieben. Mein Patient erholt sich, steht auf und wankt in den Luftschutzraum. Ich sitze am Boden und halte immer noch das Zystoskop in der Hand. Bei meinem Sturz ist das Instrument fast rechtwinkelig verbogen und die Optik zertrümmert worden. Fassungslos starre ich auf das komische Ding: Damit kannst du wirklich keine Zystoskopie mehr machen, denke ich und rapple mich auf. Mühsam und ziemlich zerschlagen schleppe ich mich nun auch in den Luftschutzkeller hinunter.

Alle verhalten sich ruhig. Viele Verwundete liegen in ihren Betten und drücken den Kopf in die Kissen, am Boden knien Schwestern und beten. Man hört ihr Gemurmel, sonst fällt kein Wort. Jeder lauscht dem Dröhnen draußen. Die Erde erzittert bei jedem Einschlag, der Boden schwankt unter den mächtigen Hammerschlägen der schweren Luftminen. Kalk rieselt von den Wänden, es staubt auf die bleichen Gesichter. Alles wartet. Eine junge Schwester zittert und weint. Sie kniet und hält mit den Händen ihre Augen zu. Sie hat Todesangst, ich versuche, sie zu beruhigen.

Jetzt merken wir, daß der Bombenhagel sich entfernt und nachläßt. Nur einzelne schwere Bomben sind in unserer Nähe gefallen, die Flugzeuge haben offenbar ein anderes Ziel, den Hauptbahnhof, der böse zugerichtet wird. An dem Rauschen über uns läßt sich feststellen, daß das Geschwader abdreht und den Rückflug beginnt. Es dauert aber noch mindestens eine halbe Stunde, bis die Entwarnung erfolgt und die Gehfähigen wieder ihre Zimmer aufsuchen können.

Dieser Angriff wird nur ein Vorbote sein, das denkt wohl jeder, aber niemand spricht davon. Wir verbringen eine bange Nacht. Wäre nicht die Erschöpfung so groß gewesen, hätte keiner Schlaf gefunden.

Am nächsten Morgen ist mein erster Gang zu dem Großhändler Chlodewig. Das Herz hat sich noch immer nicht beruhigt. Es rast unentwegt im Tempo von über 200 Schlägen pro Minute. Unmöglich, daß es das auf die Dauer aushält. Ohne Rücksprache mit dem Internisten kann und will ich nichts unternehmen.

Der Chefinternist, den ich als Konsiliarius zu diesem Patienten bat, ist nicht erschienen. Er läßt uns im Stich. Konspirationen, in der Hoffnung auf einen baldigen Machtwechsel, sind ihm anscheinend wichtiger. Also lasse ich seinen Oberarzt benachrichtigen.

Voller Unruhe über dieses rasende Herz, steige ich die Treppen in den vierten Stock hinauf in den Operationssaal, wo die beiden großen Operationen vorbereitet sind. Als erstes kommt die Ellbogenplastik dran, dann der Oberschenkelschußbruch unseres Ulanenleutnants. Beide Eingriffe vollziehen sich schulmäßig und in recht zufriedenstellender Weise. Nur die Durchtrennung der elfenbeinharten Knochenbrücke zwischen den Oberschenkelfragmenten des Leutnants bereitet mir große Schwierigkeiten, sie kostet uns einige Lexer-Meißel – die Schneiden brechen ein. Meine Hände sind nach dieser Operation so überanstrengt und lahm, daß ich die folgenden kleineren Operationen absagen muß.

Dadurch ist Zeit gewonnen, die ich zu einem Gang in die Bibliothek ausnütze, um nach Fällen von arteriovenösen Aneurysmen mit Herzerweiterung und Dilation der großen Zustromarterien zu suchen. Sechs Fälle, nicht mehr, kann ich aufspüren, darunter zwei, bei denen genau dieselbe merkwürdige Erscheinung einer Pulsverlangsamung bei Druck auf das Aneurysma beobachtet wurde. Man hat das Phänomen, wie ich lese, als »Branham-Effekt« bezeichnet, aber keine plausible Erklärung dafür gegeben. Hier hakt meine Phantasie ein, ich will mich später damit befassen. Unseren älteren Patienten müssen wir schleunigst operieren. Es ist keine Zeit zu verlieren – er hat nicht nur unerträgliche Schmerzen, es droht auch das Absterben des Unterschenkels und Fußes. Das würde bedeuten: Amputation.

Plötzlich klopft es an der Tür. Der nette Oberarzt der Inneren Abteilung will mich sprechen.

»Was ist, Doktor? Was macht unser Herzpatient?«

»Es tut mir leid, Herr Professor, ich habe nun wirklich alles versucht, um die Herzfrequenz zu drosseln, aber das ist nicht gelungen. Das Herz vergaloppiert sich, die Frequenz ist jetzt auf 220 gestiegen.«

»Mein Gott! Was sollen wir nur machen?«

Ich überlege einen Augenblick. Es muß doch noch einen Ausweg geben.
»Doktor, lassen Sie uns mal theoretisch überlegen: Zwei Herznerven gibt es: den sympathischen Accelerans, den Beschleuniger der Herztätigkeit, und den Vagus, den Hemmer. Eine Vagusreizung erzeugt eine Pulsverlangsamung, manchmal sogar einen Herzstillstand. Den Sympathikus haben Sie sicher schon medikamentös gedämpft. Was halten Sie davon, wenn ich nun den linken Vagus am Hals freilege und elektrisch reize?«
Er überlegt einen Augenblick.
»Ja, das wäre vielleicht noch eine Möglichkeit. Man müßte es eben versuchen.«
»Wenn schon, dann sofort. Sind Sie einverstanden?«
»Ja, natürlich.«
»Ich will selbst vorher mit Herrn Chlodewig sprechen. Bei dem Eingriff sind Sie bitte zugegen.«
Wir gehen zusammen auf die chirurgische Abteilung zurück.
»Dr. Fritz, kümmern Sie sich bitte gleich um den Operationssaal und lassen Sie den Pantostaten richten.«
Wir beide gehen zu dem Einzelzimmer, in dem Herr Chlodewig liegt, öffnen die Tür, treten an sein Bett. Ich überzeuge mich nochmals von dem rasenden, ungebändigten Tempo der Herzschlagfolge. Der Patient ist jetzt sichtlich übererregt, sein Blick flackert, seine Hände zittern.
»Herr Chlodewig, hören Sie mir bitte zu! Es ist uns mit Medikamenten nicht geglückt, die Schlagfolge Ihres Herzens zu verlangsamen. Ich will nun versuchen, den einen der Herznerven elektrisch zu reizen. Dazu aber muß ich diesen Nerv am Hals freilegen. Das ist ein kleiner Eingriff, den ich gut unter örtlicher Betäubung durchführen kann. Geben Sie uns hierzu die Erlaubnis?«
»Ja, Herr Professor. Tun Sie, was Sie für richtig halten. Ich selbst kann ja meinen Zustand nicht beurteilen. Helfen Sie mir. Eine Bitte noch: Benachrichtigen Sie meine Frau und lassen Sie sie kommen.«
»Das ist schon geschehen. Wir haben aber keine Zeit zu verlieren und können nicht warten, bis sie eintrifft. Ich lasse Sie jetzt in den Operationssaal bringen. – Schwester, bitte geben

Sie dem Patienten zur Vorbereitung eine Ampulle S. E. E., die schwache Lösung.«
Ich drücke ihm die Hand: »Also bis gleich.«
In wenigen Minuten sind wir alle im Operationssaal versammelt. Der Patient wird sehr vorsichtig in halbsitzender Stellung gelagert, damit er während des Eingriffes gut durchatmen kann und keine Schmerzen hat. Nach einer Alkoholdesinfektion beginnt die Lokalanästhesie der linken Halsseite.
»Jetzt ein kleiner Einstich am Hals – links, bitte bleiben Sie ganz ruhig.«
Mit einer feinen Kanüle setze ich eine kleine Hautquaddel mit einprozentiger Novocainlösung, infiltriere von hier aus die Schnittlinie und blockiere die wichtigen Hautnerven. Danach wird der Operationsbezirk noch einmal desinfiziert und der Patient steril abgedeckt. Wir machen uns zur Operation fertig.
Neben dem Vorderrand des Kopfnickers öffne ich rasch mit dem Skalpell die linke Halsseite. Wir setzen Haken ein und ziehen den Kopfnickermuskel zur Seite. Vorsichtig, aber ohne große Mühe lege ich die Gefäßloge frei. Hier, zwischen den großen Gefäßen, zieht der Nervus vagus vom Schädel kommend abwärts durch die obere Brustöffnung und gibt wichtige Äste für das Herz und andere Organe ab. Die Herzfasern dieses Nervs will ich elektrisch reizen, um eine Verlangsamung der Schlagfolge zu erzwingen. Durch das zarte Bindegewebe der Gefäßloge sehen wir den Nervus vagus als weißliches, relativ dickes Kabel durchschimmern. Wir brauchen ihn nicht anzuschlingen, ich muß ihn ja nur mit der Elektrode berühren.
Nun wird die Entscheidung fallen. Jeder im Raum weiß: wenn es mir nicht gelingt, das Herz zu bremsen, dann ist die letzte Karte verspielt. Das Herz wird sich dann in wenigen Stunden zu Tode galoppieren.
Der Apparat wird eingeschaltet, ich nehme die steril eingehüllte Elektrode in die rechte Hand und setze sie auf den Vagus. Was wird in den nächsten Minuten geschehen? Natürlich dürfen wir nicht mit hohen Stromstärken beginnen. Die geringste Stromstärke wird eingestellt. Alles wartet in höchster Spannung. Der erste Stromstoß erfolgt, während unser Internist die Pulsfrequenz und den Blutdruck überwacht – kein Effekt. Ich

lasse den Strom verstärken und nochmals einschalten – wiederum nicht die geringste Reaktion. Der Schaden muß im Herzen selbst liegen, an den Herznerven und Aktionszentren, eine Folge der Herzkompression, daran ist wohl kaum noch zu zweifeln. Noch einmal verstärken wir den Strom, schließlich erzeuge ich sogar eine Dauerirritation – doch keinerlei Erfolg. Das Herz rast weiter.

Herr Chlodewig hat nichts gespürt, auch nicht geklagt. Ob er ahnt, was dieses negative Ergebnis für ihn zu bedeuten hat? Wir wissen es nicht.

Tief enttäuscht schalte ich die Apparatur ab und nähe die Wunde wieder zu. Keiner spricht ein Wort, denn wir wissen alle in dieser Minute, daß der Mann rettungslos verloren ist ... Schon nach einer Stunde wird die Herztätigkeit unregelmäßig. Das Herz flattert und flimmert. Chlodewig wird benommen, sein Herz steht still. Er stirbt, bevor noch seine Frau die Klinik hat erreichen können.

Wir aber haben keine Zeit zu verweilen. Wir kennen ihn, den Schatten, der immer wieder auf unsere Arbeit fällt. Deprimiert gehen wir mit dem nötigen Besteck in die Röntgenabteilung hinüber, um die Arteriographie, also eine Gefäßdarstellung mit einem Kontrastmittel, bei unserem Aneurysma-Patienten durchzuführen, natürlich unter besonderen Vorsichtsmaßnahmen. Ich will die starke Kanüle in Richtung des arteriellen Stromes unter dem Leistenband schräg durch die Gefäßwand einführen, damit eine Art Lippenventil entsteht, das sich beim Herausziehen der Kanüle durch den Binnendruck des Blutstromes von selbst schließen kann, obwohl die Eigenelastizität der Gefäßwand kaum mehr vorhanden sein wird.

Genauso machen wir es. Ich injiziere das Kontrastmittel erst, nachdem oberhalb des Leistenbandes der arterielle Zustrom durch Handdruck gedrosselt worden ist. In rascher Folge schießen wir Aufnahmen in zwei Ebenen, die sofort entwickelt werden. Unterdessen diskutieren wir noch über den eigenartigen Fall, suchen uns die enorme Herzverbreiterung nach beiden Seiten zu erklären.

Nach zehn Minuten reicht uns die Röntgenschwester, aus der Dunkelkammer kommend, die Aufnahmen. Wir hängen sie vor den Bildschirm. Die Arteriogramme sind hervorragend gelungen.

Man kann im ganzen Verlauf die auf Aortagröße erweiterte geschlängelte, aber sehr dünnwandige Arteria femoralis bis in die Kniekehle und das Aneurysma verfolgen. Unterhalb deutet ein dünner Kontraststreifen an, daß die Kniekehlenarterie bis zur Teilungsstelle in die Unterschenkelschlagadern noch gefüllt ist. Der Hauptanteil des Kontrastmittels ist aber durch die weite Kurzschlußöffnung in die hochgradig geschlängelte und erweiterte Kniekehlenvene abgeflossen. Das Aneurysma ist zum größten Teil in Kalkschalen eingebettet, die sich im Laufe der Zeit gebildet haben. Alle betrachten wir staunend diese überaus eindrucksvollen Bilder. Ich präge mir die abnorme Schlängelung der Arterien und Venen besonders ein, denn sicherlich wird es schwierig werden, die offene Verbindung zwischen beiden Gefäßen aufzufinden.

Die Arteriographie verläuft glatt. Wir bekommen trotz des hohen Binnendruckes und der dünnen Wandung der Arterie keine Nachblutung. Die Stichstelle schließt sich.

Eines ging aus unseren Kontrastbildern mit aller Deutlichkeit hervor: Weder eine Unterbindung der riesig erweiterten Beinschlagader noch eine Gefäßnaht oder Plastik konnte in diesem Fall riskiert werden. Dazu waren die Wände der Arterie viel zu schwach geworden, die Kaliberdifferenzen der schwer erkrankten Arterie oberhalb und unterhalb des Kurzschlusses viel zu groß. Deshalb blieb mir nichts anderes übrig, als die abnorme, aber dickwandige Verbindung der beiden mächtigen Gefäße zu durchtrennen und durch feine Nähte zu verschließen, um das Herz des Patienten zu entlasten und damit sein Leben zu retten. Gelang uns das, konnte man auch hoffen, den Unterschenkel und Fuß zu erhalten.

In der folgenden Nacht bleiben wir zwar von feindlichen Fliegern verschont, aber am Morgen herrscht überall nervöse Stimmung. Die Rundfunkmeldungen überstürzen sich. Der Vormarsch der Amerikaner gewinnt immer mehr an Raum – die Herren Kreisleiter geben letzte Durchhalteparolen aus, während mancher schon heimlich die Koffer packt. Die Unruhe überträgt sich auch auf das Lazarett, auf die Schwestern, die Verwundeten.

Ungeachtet dessen stehen wir wieder pünktlich um acht Uhr im Operationssaal.

Unser 63jähriger Aneurysma-Patient liegt auf dem Operationstisch, zunächst seitlich mit angezogenen Beinen gelagert. Ich mache ihm selbst eine einseitige Lumbalanästhesie nach eigener Technik. So kann ich mich mit dem alten Mann während des ganzen Eingriffes unterhalten und ihn nötigenfalls beruhigen. Nach knapp zehn Minuten ist die Anästhesie so vollkommen ausgebildet, daß wir ihn auf den Bauch lagern können, denn ich muß ja von hinten die Kniekehle über dem Aneurysma öffnen. Alle meine zierlichen Spezialinstrumente für die Gefäßchirurgie liegen fein säuberlich auf dem Instrumentiertisch ausgebreitet. Der Kreislauf wird streng überwacht, das ganze Gerät für Notfälle steht bereit. Fritz assistiert mir aus erster Hand, Strasser hilft auf meiner Seite mit.

Wieder einmal spüre ich jene eigenartige Spannung, die mich vor solchen Gefäßoperationen befällt. Durch die vielen Arteriennähte und Aneurysmaoperationen an der Front bin ich zu einem Spezialisten hinsichtlich dieser schwierigen und riskanten Eingriffe geworden. Für mich haben sie ihren Schrecken verloren.

In aller Ruhe ziehe ich einen bogenförmigen Längsschnitt über das verkalkte Aneurysma hinweg mitten durch die Kniekehle. Auch das bindegewebige Planum, welches die Kniekehle abschließt, wird geöffnet. Es blutet kaum. Die Lampe wird nochmals genau auf die Wunde zentriert, der Tisch für mich etwas höher gekurbelt, denn nun beginnt eine gefährliche Feinarbeit. Absichtlich habe ich aus Sorge um die hochgradig erweiterte, dünnwandige Beinschlagader und die Gefährdung des Unterschenkels keine Blutleere anlegen lassen. Die arterielle Blutversorgung des Beines muß bis zum letzten Augenblick aufrechterhalten bleiben. Der Nervus tibialis, die Fortsetzung des Ischiasnerven, gerät in unser Gesichtsfeld. Fritz muß ihn anschlingen und beiseiteziehen.

Nun kommt es darauf an, ohne Verletzung die geschlängelten Gefäße freizupräparieren. Das ist nicht einfach, denn die Gebilde pulsieren ja alle. Der Arterienwand entlang kann ich mich millimeterweise in Richtung der abnormen Verbindung vorarbeiten und schließlich das Aneurysma, einen verkalkten Sack, freilegen. Teile der Kalkschale lassen sich entfernen. Schließlich gelingt es auch, den gefährlichen Verbindungskanal zwischen

Arterie und Vene so weit zu isolieren, daß man ihn durchtrennen kann. Das geht aber nur, wenn die Beinarterie und die mächtige, unter hohem Druck stehende Vene durch Gefäßklemmen verschlossen sind. Beide Gefäße werden ganz vorsichtig oberhalb der Verbindung untertunneliert. Langsam schiebe ich die unteren Branchen einer mit Gazestreifen gepolsterten Spezialgefäßklemme unter der über Daumendicke erweiterten Arterie hindurch.

»Bitte jetzt genau auf den Puls achten.«

Die Klemme schließt sich immer mehr. Ich fasse kräftig zu, denn der arterielle Druck ist zu überwinden.

»Der Puls verlangsamt sich«, wird mir zugerufen. Der Branham-Effekt macht sich geltend.

»Bitte die genauen Werte!«

»60 – 50 – 48 – 44 – 42.«

Wir warten ab. Nach einer Weile:

»42 – 46 – 50 – 52 – 52 – 52.«

Die Frequenz hat also wieder zugenommen, das Herz hat sich der neuen dynamischen Lage angepaßt. Gut so. Nun kann ich ruhig auch die mächtige Vene in gleicher Weise abklemmen.

Weiter, weiter.

»Bitte ein feines Messer.«

Die scharf geschliffene Schneide berührt den Verbindungskanal. Ich ziehe einen Schnitt durch das ganze Gebilde. Hellrotes Blut spritzt uns im ersten Augenblick entgegen. Dann schwächt sich der Strom ab und versiegt schließlich. In dem Sack des Aneurysmas liegen dunkle Blutkoagula, wie ich sehen kann. Ich lasse sie liegen, denn sie füllen den Hohlraum des Sackes, den ich zurücklassen will und muß, gut aus. Eine Entfernung des Sackes kann ja unter diesen Umständen nicht gewagt werden.

»Gefäßnähte bitte.«

Mit doppelreihigen feinen Nähten verschließe ich die beiden durch meinen Schnitt entstandenen Öffnungen.

Es naht der zweite kritische Augenblick: die Öffnung beider Gefäßklemmen. Ich beginne mit der Vene, absichtlich natürlich, denn der Blutabfluß muß bei Öffnung der Arterienklemme gesichert sein. Nochmals rufe ich:

»Jetzt wieder besonders auf den Puls achten! Messen Sie auch den Blutdruck!«
Ganz langsam und vorsichtig öffne ich die Arterienklemme. Das geschlängelte Gefäßstück unterhalb der Klemme füllt sich immer mehr, beginnt zu pulsieren. Die Naht der arteriellen Seite hält und ist dicht.
»Bitte die Werte.«
»Pulsfrequenz 60, Blutdruck 160/80.«
Wir warten.
»Nochmals die Werte prüfen!«
»Die Werte bleiben konstant.«
»Sehr gut!«
Rasch wird die Kniekehlenwunde schichtweise geschlossen. Wir drehen den Mann auf den Rücken, ich schaue ihm ins Gesicht. Er ist hellwach und sieht gut aus. Deshalb frage ich ihn:
»Na, wie ist Ihnen zumute? Haben Sie noch Schmerzen in dem Bein?«
»Herr Professor, sie lassen deutlich nach, das spüre ich ganz genau.«
»Und wie ist es mit dem Herzen?«
»Es klopft viel weniger, mir ist wohler, der ständige Druck im Kopf läßt nach.«
Alles gute Zeichen. Eine Weile bleibt der Mann noch auf dem Operationstisch zur Beobachtung liegen, dann wird er auf die Station gefahren, denn wir müssen den Operationsraum für die folgende Resektion eines Magengeschwürs frei machen.
Das wird ein typischer Eingriff ohne nennenswerte Aufregungen. Der Meinung sind wir alle und machen uns beruhigt an die Arbeit.
Der Patient schläft und ist gut entspannt. Dennoch füge ich eine örtliche Betäubung in der Mittellinie des Oberbauches wie immer hinzu, damit die Allgemeinnarkose so sparsam wie möglich durchgeführt werden kann. Schont man den Kreislauf auf diese Weise, hat man später kaum noch Komplikationen durch irgendwelche Thrombosen oder Embolien. Meine Privatstatistik und Kontrolle zeigten das recht deutlich. Auch vor das empfindliche Bauchfell spritze ich ein Depot anästhetischer Lösung, damit das Einsetzen der Bauchhaken keine Schmerzreflexe auslöst.

Nun ja – jeder hat seine eigenen Erfahrungen und Techniken. Das große Ulkus vor dem Magenausgang ist leicht zu finden. Es ist von Narbenmassen umgeben.
»Klassischer Resektionsfall! Tasten Sie mal nach, damit Sie das richtige Gefühl für derartige Befunde bekommen.«
Dr. Fritz und Dr. Strasser tun das nacheinander. Nun geht es schulmäßig weiter. Ich skelettiere den Magen an der kleinen und großen Kurve in ausreichendem Maße, steppe ihn dann mit meiner eleganten Nahtmaschine, die eine doppelreihige resorbierbare Metallnaht setzt, nach sorgfältiger Abdichtung der Region oberhalb der Mitte und hart jenseits des Magenausganges ab. Mein feines Skalpell durchtrennt die Gewebe zwischen den beiden Nahtreihen, zuerst die obere, dann nach Hochheben der Magenteile die untere, jenseits des Pförtners.
»Man kann das auch in umgekehrter Reihenfolge machen«, erkläre ich den Assistenten. »Nur dicht müssen die Nähte sein, darauf kommt es an.«
Der Magenstumpf wird in Gaze eingehüllt, den Darmstumpf verschließe ich mit Einzelnähten unter Einstülpung der stehengebliebenen Metallnahtreihe. Die feinen Klämmerchen stoßen sich später in den freien Darm ab.
Eine ziemlich langweilige Arbeit.
Plötzlich werden wir durch Fliegeralarm aufgeschreckt. Alle Sirenen ringsum heulen auf. Es ist elf Uhr, also ein Tagesangriff, kein gutes Omen.
Ein Sanitätsunteroffizier kommt in den Vorraum zum Operationssaal gerannt, bleibt in der Tür stehen und meldet:
»Herr Oberfeldarzt, ein starkes Geschwader nähert sich direkt der Stadt. Sie sollen sofort mit Ihrer Operationsgruppe in den Luftschutzkeller kommen.«
Eilig rennt er wieder fort. Man hört hastiges Getrampel der Verwundeten in den Gängen. Wir reagieren nicht.
»Weitermachen!« ordne ich an.
Der Stumpf des Zwölffingerdarmes ist nun dicht geschlossen, die neue Magen-Darmverbindung muß vorbereitet werden. Dazu vernähe ich zunächst die obere Hälfte des Magenstumpfes, wiederum unter Versenkung der feinen Metallnaht. Lange Haltefäden erleichtern meine Arbeit.

Mächtiges Rauschen und Brummen feindlicher Geschwader ertönt über uns, die Sirenen warnen immer wieder. Wir hören und spüren die ersten Bombeneinschläge aus einiger Entfernung. Die doppelten Scheiben unseres Operationssaales klirren. Erneut wird die Türe aufgerissen. Ein Dienstgrad brüllt:
»Befehl vom Chefarzt – Sie sollen sofort mit Ihrer ganzen Operationsgruppe in den Luftschutzkeller kommen.«
»Sagen Sie dem Chefarzt, das ginge nicht.«
Immer näher kommen die Einschläge, immer stärker erzittert das Haus wie unter schweren Hammerschlägen. Die Luft ist erfüllt von einem einzigen Dröhnen, dazwischen hört man das Pfeifen und Singen der fallenden Bomben fast ohne Unterbrechung.
Wir arbeiten weiter. Ich suche eben nach der ersten Schlinge des Zwölffingerdarmes, die ich durch eine Lücke hinter dem quer verlaufenden Dickdarm nach oben ziehen muß, um sie an den Magenstumpf so anzulegen, daß ich an günstiger Stelle und ohne jede Spannung einen neuen Magenausgang bilden kann.
»Haltefäden!«
Die Schwester weiß, was ich meine. Sie reicht mir mittelgroße runde Nadeln mit langen Zwirnsfäden, mit denen ich die vorgezogene Darmschlinge an dem vorbereiteten Magenstumpf anheften kann, bevor die endgültige hintere Fixationsnaht angelegt wird.
Unsere Situation wird jetzt bedrohlich. Der Operationssaal liegt im vierten Stock des Krankenhauses. Wir sehen über den Dächern benachbarter Gebäude Brände auflodern, Rauch und Qualm liegt über den Häusern. Die Fenster im Vorbereitungsraum sind eingedrückt und zersplittert, auch unsere Scheiben sind beschädigt und zeigen Risse. Glasscherben liegen ringsum auf dem Boden.
Zum drittenmal stürzt ein Sani in den Operationssaal:
»Der Chef will wissen, warum Sie seinem strikten Befehl nicht Folge leisten. Sie sollen sofort herunterkommen.«
»Nein – ich kann den Mann mit offenem Bauch nicht einfach liegen lassen, sagen Sie das dem Chefarzt. Es wird weiteroperiert.«
Und zu meinen Leuten gewendet: »Wenn es sein muß, wird eben jetzt gestorben.«

Keiner zittert – alle bleiben ruhig.
Die Haftnaht ist beendet. Ich unterpolstere den Magen mit Gaze und lege Darmklemmen an.
»Ein Messer bitte.«
Zunächst öffne ich den Dünndarm, dann den unteren Teil des Magenstumpfes unter Wegnahme der Metallklammern im umschriebenen Bereich. Wir tupfen vorsichtig das aus den Lumina quellende Sekret ab und entfalten die Schleimhäute.
Da heult es dicht über uns mächtig auf, schwerste Einschläge folgen im gleichen Augenblick in unmittelbarer Nähe. Das Haus schwankt, zerbrochene Fenster klirren, Mauern stürzen ein, das Lazarett muß getroffen sein. Einen Augenblick nur schrecken wir auf, unterbrechen die Arbeit und lauschen. Die Einschläge entfernen sich wieder.
»Weitermachen!« rufe ich meinen Mitarbeitern zu. »Einzelnähte – feine Seide, Schwester. Runde Nadeln.«
Methodisch wird Stich um Stich gesetzt, um die offene Verbindung zwischen Magen und Darm herzustellen. Erst wird die hintere, dann die vordere Naht doppelschichtig angelegt, bis alles dicht ist. Der neue Magenausgang liegt in guter Position und kann mit einigen Stichen fixiert werden.
In diesem Augenblick geben die Sirenen das Entwarnungszeichen. Wir beginnen das Bauchfell zu verschließen, dann schichtweise die Bauchdecken. Aus dem Haus klingt Lärm herauf.
»Dr. Strasser, wir werden hier allein fertig. Sehen Sie bitte mal nach, was passiert ist.«
Bald kommt er zurückgelaufen:
»Herr Professor, zwei Volltreffer im Schwesternheim! Vier Schwestern sind tot, zwei schwer verwundet. Die Kapelle ist beschädigt.«
»Wo sind die zwei verletzten Schwestern?«
»Noch drüben.«
»Lassen Sie sie bitte gleich hierherbringen, ich will sie selber ansehen. – Was ist mit dem Luftschutzraum?«
»Er hat nichts abbekommen. Die Verwundeten werden auf ihre Stationen gebracht.«
»Gott sei Dank, wenigstens das.«
Jetzt erscheint der Chefarzt im Operationssaal. Er ist toten-

blaß – tritt näher – sieht uns lange an und sagt kein Wort. Man merkt ihm die innere Erregung an.
»Bald wird alles vorüber sein, Herr Oberfeldarzt«, rufe ich ihm zu, »meinen Sie nicht auch?«
Erschüttert und schweigend verläßt er unseren Raum.

Wenige Tage danach rollten amerikanische Panzer in die Stadt ein. Sechs Tage lang lag unser Lazarett zwischen den feindlichen Fronten. Dann war alles zu Ende.

Höchster Adel schafft auch höchste Pflicht.
Strenges Recht will strengstes Selbstgericht.

(E. G.)

DAS PRESTIGE

Mein Oberarzt Gregori, ein sehr verläßlicher Mann, kommt in mein Zimmer gestürzt. Erschrocken fahre ich hoch, er hat nicht einmal angeklopft.

»Herr Professor, eine sehr traurige Nachricht – Dr. Werner ist tot!«

»Wie bitte? Der Werner ist tot? Was ist denn passiert? Stimmt das denn? Woher wissen Sie das?«

»Hier, lesen Sie. Ein Eilbrief von meinem Freund Dr. Jäger. Werner ist – verunglückt.«

Dabei sieht er mich so seltsam an, daß mir ein fataler Verdacht kommt. Vorsichtig stoße ich nach:

»Was heißt ›verunglückt‹ – ein Autounfall oder was anderes? Sie meinen doch nicht etwa ...? Nein, das kann ich mir nicht vorstellen, das halte ich für ganz ausgeschlossen.«

»Herr Professor, kennen Sie die Verhältnisse an dieser Klinik? Hat Ihnen Werner einmal erzählt, wie es ihm dort erging? Ich weiß, er fühlte sich sehr unglücklich. Offenbar verstand er sich mit dem Oberarzt nicht. Der hat ihm bös zugesetzt.«

»Ja, Sie können recht haben. Ich erinnere mich ... Werner hat einmal eine solche Bemerkung gemacht, aber ich habe sie nicht so tragisch genommen. Schwierigkeiten haben wir alle einmal. Schließlich ist – war Werner doch ein Mann, der sich nicht so leicht aus der Fassung bringen ließ, auch nicht in kritischen Situationen. Denken Sie denn an Selbstmord? Wissen Sie Näheres? – Wann ist übrigens die Beerdigung? Ich fahre hin. Wer will, kann mitkommen.«

Werner – nicht zu fassen –, dieser prächtige Bursche mit einer großen Zukunft, aufgeschlossen für eine Neuorientierung der Chirurgie, mit glänzender Vorbildung, dabei ein bescheidener, intensiver Arbeiter. Da hat man endlich einmal das Glück, auf einen jungen Assistenten zu stoßen, auf den man große Hoffnungen setzen kann – und dann geschieht so etwas. Er war einer der wenigen, die wirklich begriffen hatten, um was es bei all unseren wissenschaftlichen Arbeiten ging, bei allen Bemühungen um das Neue in der Chirurgie. Er trottete nicht auf ausgetretenen Pfaden dahin, sondern ganz im Gegenteil, es hatte ihn gepackt, er wollte der Chirurgie Neuland erschließen. Unzählige Versuche hatte er schon über die Änderungen der Kreislauflage unter den chirurgischen Bedingungen des Operationsschocks, bei Ausblutungszuständen und anderen gemacht und wollte demnächst alle seine Ergebnisse in einem Buch zusammenfassen.

Über diese traurige Nachricht konnte ich mich nicht beruhigen.

»Gregori, bitte, rufen Sie gleich Ihren Freund Dr. Jäger in meinem Auftrag an, ich muß genau wissen, was vorgefallen ist. Kommen Sie dann zu mir und berichten Sie.«

Übrigens ein seltsames Zusammentreffen: Ich soll einen Narkosetodesfall, der sich vor Jahren an derselben Klinik ereignete, für das Landesgericht begutachten. Vielleicht kann ich einiges darüber bei unserem Besuch erfahren.

Schon nach zwei Stunden kehrt Dr. Gregori zurück und berichtet mir, er habe nun Näheres über den Unfall erfahren. Werner sei nachts drei Stockwerke tief einen Treppenschacht heruntergestürzt und mit dem Schädel auf dem steinharten Boden aufgeschlagen. Er sei sofort tot gewesen. Weiteres kann er mir nicht sagen.

»Ich muß gestehen, das kommt mir alles rätselhaft vor. Nun, wir werden ja sehen. Wann ist die Beerdigung?«

»Morgen nachmittag um drei Uhr.«

»Gut. Richten Sie das Operationsprogramm so ein, daß wir um elf Uhr starten können. Wie gesagt, wer mich begleiten will, kann mitkommen. Sie selbst muß ich bitten hierzubleiben, um mich zu vertreten.«

»Jawohl, Herr Professor.«

Wir kommen so rechtzeitig an, daß ich vorher noch in die chirurgische Klinik gehen kann. Dort herrscht gedrückte Stimmung. Ich frage nach dem Chef, aber er ist, wie man mir sagt, nicht im Haus, er sei krank. Einen der älteren Assistenten, Dr. Hansen, den ich gut kenne, bekomme ich zu fassen, nehme ihn beiseite und frage:

»Kann man Ihren Chef zu Hause besuchen?«

»Tun Sie es bitte nicht, Herr Professor, er will niemanden sehen, er würde Sie abweisen.«

»So – meinen Sie? Sagen Sie mal, was ist denn nun eigentlich wirklich los gewesen? Werners Tod ist doch deprimierend.«

Hansen berichtet mir, daß Werner mit einigen Kollegen seinen Geburtstag gefeiert habe.

»Ich war auch dabei. Wir haben ziemlich viel getrunken. Um Mitternacht ist Werner auf einmal verschwunden. Er lief von seiner Bude aus einen Gang entlang, der unglücklicherweise unbeleuchtet war. Dabei sicherte er sich mit der rechten Hand an der Wand und hat offenbar auf der ersten Stufe der nach rechts steil abfallenden Treppe einen Fehltritt getan. Er muß das Gleichgewicht verloren haben und über das schräg abfallende Geländer in die Tiefe des Treppenhauses gestürzt sein. Sein längeres Ausbleiben fiel uns auf, schließlich fingen wir an, nach ihm zu suchen, konnten ihn aber nicht finden. Einer hat dann mal in die Tiefe des Treppenhauses geblickt und ihn unten im Keller liegen sehen. Wir rannten alle die Treppe hinunter ... Werner ist mit dem Kopf aufgeschlagen, er hat einen furchtbaren Schädelbruch erlitten, blutete aus dem Mund, den Ohren und der Nase – ein schrecklicher Anblick. Als wir ihn fanden, war er längst tot. Wollen Sie sich die Unglücksstelle mal ansehen, Herr Professor, sie ist im Nebenhaus?«

»Ja – das möchte ich schon.«

Wir gingen stumm hinüber, er zeigt mir zuerst die Stelle, wo Dr. Werner gelegen hatte, dann stiegen wir die Treppe hinauf bis in den dritten Stock und standen an dem Treppenabsatz. Sofort wurde mir klar, wie gefährlich das Treppenhaus hier angelegt war.

»Das sieht doch sehr nach einem echten Unfall aus, Doktor!«

»Gewiß, Herr Professor, aber so ganz sicher bin ich nicht.«

»Wieso? Was soll denn das heißen?«

»Nun ja, Werner fühlte sich an dieser Klinik sehr unglücklich – mehr oder weniger geht es uns allen so. Die Verhältnisse sind auch wirklich sehr unerfreulich.«

»Worauf bezieht sich das?«

»Auf den Chef.«

»Auf Ihren Chef? Das verstehe ich nicht. Ich kenne Ihren Chef gut und schätze ihn sehr. Wir waren beide an der Front in Rußland, und ich weiß, wie er sich für die Verwundeten aufgeopfert, sich seelisch und körperlich geradezu ruiniert hat. Ist vielleicht irgendein altes Leiden bei ihm ausgebrochen?«

»Das ist es ja gerade, Herr Professor. Er hat sich merkwürdig verändert. Wenn er zum Beispiel einen Magen resezieren soll, kann es vorkommen, daß er plötzlich erklärt, er könne nicht operieren, seine Messer seien nicht scharf genug.«

»Was hat er gesagt – seine Messer seien nicht scharf ...?« Ich bin über diese Bemerkung begreiflicherweise verblüfft, um nicht zu sagen bestürzt. Und während ich murmle: »Das ist sehr schlimm«, taucht blitzartig in meiner Erinnerung ein ähnliches Ereignis auf.

Im Ersten Weltkrieg, während der Krise der Marneschlacht, stieß ein ganzes französisches Kavalleriekorps auf Befehl Joffres im Norden bis weit hinter den rechten deutschen Flügel vor, um diesen zu umfassen. Der kommandierende General, sein Name ist mir entfallen, ritt, umgeben von seinem Stab, den Angriff mit und geriet um Mitternacht in eine Schießerei weit hinter der Front der deutschen 1. und 2. Armee unter den Generalen von Kluck und von Below. Er parierte sein Pferd durch, seine Offiziere hielten überrascht, er starrte in die Dunkelheit, lauschte – und da ergriff ihn wohl Panik. Er gab den Rückzugsbefehl für das ganze Kavalleriekorps, während man im Hauptquartier ungeduldig auf eine Erfolgsmeldung wartete. Das ganze entscheidende Umfassungsmanöver zerfiel in nichts.

Als Joffre durch Fliegermeldungen in der Frühe auf Rückwärtsbewegungen seiner Kavallerie aufmerksam gemacht wurde, rief er sofort wutentbrannt den General an und stellte ihn zur Rede. Der erklärte, es sei unmöglich gewesen, weiter vorzugehen, man hätte kein Wasser zum Tränken der Pferde gehabt. Joffre stutzte, schwieg in eiserner Ruhe und wußte, daß dieser Mann nicht mehr zurechnungsfähig war. Er beurlaubte ihn sofort, übergab das Kommando einem anderen fähigen Mann und jagte seine Kavallerie wieder nach vorn. Da war es allerdings zu spät.

In Sekundenschnelle fuhr mir diese Geschichte durch den Kopf, als ich Hansen weiterreden hörte:

»Auch die Kollegen sind aufmerksam geworden. Man macht sich schwere Sorgen um die Leitung der chirurgischen Klinik.«

»Kommt Ihr Chef denn wenigstens zur Beerdigung? Spricht er am Grab?«
»Nein, Herr Professor, das ist auch so eine Sache. Er hat es abgelehnt, er könne nicht sprechen.«
»Aber das ist doch unmöglich.«
»Herr Professor, Sie können ihn nicht beeinflussen. Er ist schwer krank, meiner Meinung nach psychisch schwer krank.«
»Hören Sie mal, was Sie mir da erzählen, ist tief bedauerlich. Zunächst eines: Ich nehme an, daß der älteste Chefarzt einige Worte bei der Beerdigung sprechen wird. Dann aber werde ich, quasi in Vertretung Ihres Chefs, ein paar persönliche Worte sagen, um die Verdienste, die Werner sich trotz seiner Jugend für die Chirurgie erworben hat, hervorzuheben. Ich meine, das sind wir Werner und seinem Vater schuldig. Ich hoffe, Sie begreifen mich.«
»Herr Professor, ich verstehe Sie nicht nur, sondern wir Assistenten sind Ihnen dafür sehr dankbar. Werner war ein feiner Kerl, wir hingen sehr an ihm.«
»Hören Sie, mich beschäftigt immer noch die Frage, warum Werner sich denn so unglücklich an dieser Klinik fühlte?«
»Das ist sehr verständlich. Er hatte Differenzen mit dem Oberarzt.«
»Warum?«
»Nun, als unser Chef krank wurde, war plötzlich Herr Oberarzt Kriegel der führende Mann. Er ist ein guter Techniker – von wissenschaftlichen Dingen aber will er nichts wissen, hat auch selbst kaum jemals wissenschaftlich gearbeitet. Kriegel war schon Oberarzt, bevor der Chef die chirurgische Klinik hier übernahm, und blieb. Um es deutlich zu sagen, er hat Werner schikaniert. Er fühlte wohl dessen Überlegenheit und ließ ihn deshalb nicht zur Entfaltung kommen.«
»Hm ... Und Sie meinen, daß das eine gewisse Rolle gespielt haben könnte?«
»Ich weiß es nicht, aber möglich ist es. Wahrscheinlich wollte Werner an jenem Abend seinen Kummer mit Alkohol wegschwemmen. Er taute auch auf, war relativ heiter und vergnügt. Dann allerdings wurde er immer stiller und einsilbiger. Wir empfanden sein Benehmen als bedrückend, geradezu unheimlich und konnten uns keinen rechten Vers darauf machen. Plötzlich

stand er dann auf und ging in den dunklen Gang hinaus ... Das weitere wissen Sie ja. Glauben Sie mir, wir haben Werner wirklich sehr geschätzt – wir haben alle viel von ihm gelernt. Er besaß außerordentliche Kenntnisse über die physiologischen Grundlagen der Chirurgie. An unserer Klinik konnte er sich nicht recht durchsetzen. Der Oberarzt ließ ihn kaum operieren, machte seine Versuche verächtlich und behinderte sie, natürlich ohne Wissen des Chefs. Das verträgt ein sensibler Mann wie Werner auf die Dauer nicht. Sie werden jetzt meinen Verdacht verstehen, daß sehr wohl ein gewisser Zusammenhang zwischen seinen Depressionen und dem tödlichen Unfall bestehen könnte ...«

Hatte er damit wirklich recht?

»Doktor Hansen, es wird Zeit, wir müssen zur Beerdigung. Soweit ich weiß, ist der Friedhof nicht weit. Wollen Sie mit uns fahren? Dann können Sie uns den Weg zeigen.«

»Gern. Dann lasse ich eben meinen Wagen hier stehen.«

Wir fuhren zusammen zum Friedhof. Ich legte mir unterwegs ein paar Gedanken zurecht, die ich am Grabe Werners sprechen wollte. Das fiel mir nicht schwer – ich hatte ihn ja gut gekannt und sehr gemocht.

In der Friedhofskapelle wartete Werners Vater, Chefkonstrukteur in einem großen Werk. Er tat mir unendlich leid. Ich stellte mich vor, versicherte ihm unser Mitempfinden und suchte ihn zu beruhigen.

Nachdem die kirchliche Zeremonie beendet war, hielt ein älterer Kollege des großen Klinikum eine kurze, rhetorisch vollendete Ansprache, die aber keinerlei persönliche Momente enthielt. Er tat seine Pflicht, mehr aber auch wirklich nicht. Nachdem er geendet hatte, trat ich vor den blumenbekränzten Sarg und sprach ein paar Worte der Trauer, der Anerkennung und des Dankes an den jungen Forscher, ging dann aber auf das Persönliche und Menschliche über. Selbst stark von den Ereignissen berührt, hatte ich eine gute Stunde und konnte meinen Gedanken den richtigen Ausdruck geben. Zurücktretend sah ich dem Vater in die Augen. Er konnte sich kaum fassen, kam zu mir und reichte mir die Hand.

Vielleicht war es mir vergönnt, den alten Herrn mit meinen Worten etwas zu trösten.

Wir gingen danach alle zum Wagen. Nach einer kleinen Weile unterbrach ich unser Schweigen:

»Etwas ganz anderes, Doktor Hansen. Ich soll einen Narkosetodesfall, der sich vor wenigen Jahren an Ihrer Klinik ereignete, beurteilen. Wissen Sie etwas darüber?«

»Sicher, Herr Professor. Vor etwa vier Jahren hatten wir bei einer ganz banalen Blinddarmoperation einen Narkosetodesfall. Den Namen des jungen Patienten habe ich nicht behalten, aber der läßt sich leicht feststellen.«

»Wenn es irgendwie geht, möchte ich auf der Rückfahrt den Vater des verstorbenen Patienten kurz sprechen. Vielleicht können Sie mir die Adresse verschaffen. Er muß in irgendeinem Ort der näheren Umgebung eine Drogerie besitzen.«

»Ich werde gleich in unserem Archiv nachsehen. Der Fall hat damals einigen Wirbel verursacht. Soviel ich hörte, ging auch tatsächlich so allerhand schief. Der junge Mann ist nicht während der Operation oder unmittelbar danach gestorben, sondern erst am dritten Tag nach der Operation mit den Anzeichen einer Gehirnschädigung. Der Vater hat eine Feststellungsklage angestrengt. Wie die Dinge zur Zeit liegen, ist mir nicht bekannt. Ich selbst habe mit dem Fall nichts zu tun gehabt, bin auch nie vernommen worden.«

Der Wagen biegt in den Hof des Klinikareals ein, und ich begleite Dr. Hansen auf das Sekretariat. Im Archiv finden wir in wenigen Minuten die Adresse des alten Drogisten.

Wie krank der Chef dieser Klinik, mein Kollege, tatsächlich war, konnten wir damals alle noch nicht wissen. Wenige Monate später erhielt ich die Todesnachricht. Für mich bestand kein Zweifel, daß er ein Opfer der körperlichen und seelischen Überanstrengung im Krieg geworden war. Als er heimkam, hat er sich vielleicht noch etwas erholt, erhielt dann die verantwortliche Stellung an dieser großen Klinik und fühlte sich offenbar der neuen Aufgabe nicht mehr gewachsen. Dies löste wohl eine tiefe Depression aus, die in einen ernsten Krankheitszustand überging. Er verfiel immer mehr und überließ die Klinik sich selbst, was sich natürlich ungünstig auswirkte. So ist das eben: Ohne eine straffe Führung kann keine chirurgische Klinik ihrer Verpflichtung gegenüber den Patienten, einer Fakultät, einer Universität, dem Staat nachkommen. Das ist eine unerbittliche

Erfahrungstatsache. Ob sie dem einen oder anderen nicht gefällt, spielt keine Rolle.
Unsere Rückfahrt ließ sich gut so einrichten, daß ich kurz mit dem Vater, falls wir ihn antrafen, sprechen konnte. Der Wagen hielt vor der Drogerie. Ein alter, vom Schicksal gebeugter hagerer Mann mit rot umränderten Augen kam mir entgegen.
»Sie sind doch Herr Weigele? Kann ich Sie einen Augenblick sprechen?« Ich stellte mich vor. »Herr Weigele, ich soll ein Gutachten über den Tod Ihres verstorbenen Sohnes machen und wollte Sie vorher kennenlernen und einige Fragen an Sie richten.«
»Ach Gott, Herr Professor, mein Leben ist zerstört. Ich habe so sehr an meinem Jungen gehangen, er war meine ganze Hoffnung. Wie lange ich mich noch aufrecht halten und arbeiten kann, weiß ich nicht. Otto, mein Sohn, sollte Teilhaber der Drogerie werden, er sollte in meinem Alter für mich sorgen. Was soll aus mir werden, wenn ich nicht mehr arbeiten kann?«
»Herr Weigele, ich kenne die Akten über den angeblichen Narkosetodesfall noch nicht, kenne auch das Krankenblatt der Klinik noch nicht. Weil ich mich fast dreißig Jahre mit der Narkosewissenschaft befaßt habe, hat mich das Landesgericht zu einer Begutachtung aufgefordert. Sie haben gegen die betreffende chirurgische Klinik eine Feststellungsklage eingereicht. Worauf begründen Sie Ihre Klage? Das möchte ich gern von Ihnen hören.«
»Mein Junge war kerngesund. Es hat ihm nie etwas Ernstliches gefehlt. Er hat Sport getrieben, war immer lustig und vergnügt. Dann bekam er eine Blinddarmentzündung. Es soll ein alter Entzündungsprozeß gewesen sein, der wieder aufgeflackert ist. Man hat die Operation sofort nach der Einlieferung unter Narkose durchgeführt. Es muß ein Fehler unterlaufen sein. Entweder passierte eine Verwechslung mit einem anderen Mittel, oder man hat ihm zuviel von dem Narkotikum gegeben. Jedenfalls bin ich der Meinung, daß mein Junge an einer Narkosevergiftung zugrunde gegangen ist. Der stellvertretende Oberarzt, ein Dr. Federle, hat mir am dritten Tag nach der Operation selbst mitgeteilt, daß mein Sohn an den Folgen einer Narkosevergiftung gestorben sei. Mit der Blinddarmentzündung und der Operation an sich habe das nichts zu tun gehabt.«

»Ich verstehe ... Ihr Sohn ist doch seziert worden. Wissen Sie, was der Pathologe als Todesursache angegeben hat?«

»Ja, Herr Professor, das ist mir bekannt. Er hat behauptet, daß der Tod meines Sohnes auf eine Leberschädigung zurückzuführen sei. Ich aber behaupte, daß mein Sohn nie leberkrank gewesen ist. Das hat mir ebenfalls Herr Dr. Federle bestätigt. Wenn ein Leberschaden entstanden ist, so meine ich, muß er eben auch mit der Narkosevergiftung zusammenhängen.«

»Das klingt recht plausibel. Noch eine Frage: Hat der junge Mann in der Jugend mal eine Diphtherie oder einen Scharlach gehabt?«

»Nein, Herr Professor, nie. Er hat die üblichen Kinderkrankheiten gehabt: Masern, Keuchhusten und so was, aber eine Diphtherie oder einen Scharlach hatte er nie. Er war überhaupt nie ernstlich krank. In der Familie sind keine Erbkrankheiten, das weiß ich genau. Ich selbst bin eigentlich auch nie krank gewesen. Nur jetzt – der Todesfall, der hat mir zugesetzt, das werden Sie begreifen.«

»Ihr Sohn hat Sport getrieben, sagten Sie. Was für Sport denn?«

»Ach, alles mögliche. Er war oft auf dem Sportplatz. Sie haben Fußball gespielt, er hat auch geschwommen, er ist mit seinen Freunden viel gewandert oder Rad gefahren. Mein Sohn war nicht krank, mit Ausnahme der Blinddarmentzündung. Er hat auch nie geklagt. Er war willig, fleißig und ordentlich – mein Gott ...«

»Ich weiß jetzt genügend, Herr Weigele. Sie haben viel zu tun, ich werde Sie nicht länger aufhalten. Wir müssen auch zurückfahren. Sie werden übrigens gehört haben, daß Dr. Werner verunglückt ist?«

»Ja, Herr Professor, das habe ich gehört. Das war ein netter Arzt. Den kannten wir alle, er war sehr beliebt.«

Ich verabschiedete mich, ging zum Wagen und wir fuhren weiter. Meine Mitarbeiter wagten es nicht, mich auszufragen, deswegen sagte ich ihnen nach schweigsamen zehn Minuten von selbst:

»Der Vater, der Drogist, ist ein alter armer Mann, dem seine einzige Stütze für sein Alter, sein Sohn, gestorben ist. Das ist kein Nörgler, sondern ein tief unglücklicher Mensch, dem man

zu seinem Recht verhelfen muß. Dazu bin ich jetzt fest entschlossen.«
Bisher war ich mir noch nicht im klaren darüber gewesen, ob ich den Auftrag als Obergutachter annehmen oder ihn ablehnen sollte. Man ist zwar zu gutachtlichen Äußerungen für ein Gericht verpflichtet, aber es gibt immer Möglichkeiten, aus fachlichen Gründen einem Berufeneren die Begutachtung so schwierig gelagerter Fälle zu überlassen. Diesen Fall wollte ich selbst beurteilen.
Wir kamen wieder heim, trennten uns und jeder widmete sich seiner Arbeit.
Zwei Wochen später erreichte mich das Anschreiben der Staatsanwaltschaft mit den ganzen Akten. Das Originalkrankenblatt mit allen Unterlagen war beigefügt. Auch das Sektionsprotokoll fehlte nicht, dazu eine Vorbegutachtung des Pathologen. Nach dem mühsamen Studium dieser Akten ergab sich folgendes Bild:
Der Junge heißt Otto Weigele, er ist siebzehn Jahre alt geworden. Ich greife mir aus dem Stapel der Akten zunächst mal das Einweisungsschreiben des Hausarztes. Seine Diagnose lautet: Appendicitis acuta. Er berichtet in seinem Begleitschreiben, der Junge habe zwei bis drei Tage Schmerzen im rechten Unterbauch gehabt, die immer mehr zunahmen, er habe die Schule verlassen müssen und sei mit Übelkeit und Brechreiz zu Hause angekommen. Besonders beim Husten seien heftige Schmerzen in der rechten Unterbauchregion aufgetreten. Der Junge sei zwar schmächtig gebaut, von asthenischem Typus, aber sonst nie ernstlich krank gewesen. – Eine alltägliche Geschichte also.
Nun suche ich das Originalkrankenblatt der Klinik heraus, um deren Erstbefund nach der Einweisung kennenzulernen. Dieser Bericht stammt von dem in der chirurgischen Poliklinik diensttuenden Arzt. Darin steht, daß der Junge Fieber von 39,5 C axillar und 39,8 C rektal hatte. Der Puls war 88 pro Minute, also beschleunigt. Am Herz und den Lungen kein krankhafter Befund. Weiter hieß es: Starke Abwehrspannung und Schmerzen beim Betasten und Druck auf die Blinddarmregion, besonders den MacBurneyschen Punkt. Das rechte Bein wurde in der Hüfte angezogen und angewinkelt gehalten; für den erfahrenen Kliniker ein wichtiger Hinweis, denn danach läßt sich ein

entzündlicher Prozeß tief im Beckenraum, nahe dem Psoas-Muskel, der zum Oberschenkel innen zieht, vermuten. Der untersuchende Assistent war sich dessen offenbar bewußt. Er untersuchte auch die beiderseitigen Nierenlager, fand sie aber schmerzfrei. Seinen Tastbefunden nach lag keine Vergrößerung der Leber oder der Milz vor.

Auf Grund dieser Ergebnisse nannte der junge Chirurg eine etwas abgeänderte Diagnose, er sprach nun von einem alten, chronischen entzündlichen Prozeß am Wurmfortsatz, der offenbar wieder aufgeflackert sei. Es könne schon ein Abszeß in der Tiefe des Beckens rechts seitlich vorliegen, meinte er. Damit hatte er ganz recht.

Klar, es mußte sofort operiert werden. Also wurde der Junge vorbereitet und, nachdem der Vater seine Einwilligung zu dem Noteingriff gegeben hatte, in den Operationssaal befördert.

Mich interessierte nun natürlich besonders die Narkose. Daher suchte ich in den Akten nach dem Narkoseprotokoll, den genauen Aufzeichnungen über die Dosierung der Vorbereitungsmittel, dem Hauptnarkotikum, den Angaben über die Narkosetechnik und Führung, den Verlauf mit allen Veränderungen der Atmung, des Kreislaufes, des Pulses, des Blutdruckes, der Hautfarbe u. a. Aber ich finde nichts.

Immerhin gibt es einige Daten im Operationsbericht. Danach hatte der junge Mann, wie damals vor einer Äthernarkose üblich, eine Ampulle Morphium-Atropin subkutan – das ist eine Normaldosis – erhalten. Zu meiner Überraschung konstatiere ich aber, daß man gar keine Äther-Tropfnarkose oder Äther-Sauerstoffnarkose, sondern eine intravenöse Narkose mit Evipan-Natrium durchgeführt hat und kurz davor noch zwei Ampullen, das sind 100 mg, Dolantin intravenös gegeben hat, ein allgemein dämpfendes und beruhigendes Mittel. Es kombinierten sich nun die Wirkungen des Morphiums, des Atropins, des Dolantins mit der des Evipan-Natriums. Etwas viel für einen siebzehnjährigen Patienten, denke ich beim Lesen.

Nun der Hergang der Operation: Den Eingriff durfte ein noch unerfahrener chirurgischer Assistent, ein Dr. Schneider, selbständig machen – einmal muß man ja anfangen. Die Narkose führte ein Volontär aus, ein Dr. Porta. Beide gehen mit wahrer Begeisterung zu Werk. Dr. Schneider legt los, als der

Junge schläft. Er öffnet den Bauch durch einen typischen Wechselschnitt, wie er das gelernt hat, setzt runde Bauchhaken ein und übergibt sie seinen Helfern. Dann sucht er nach dem aufsteigenden Teil des Dickdarms, der von Dünndarmschlingen überlagert wird. Er findet ihn aber nicht, denn das ganze Gebiet ist durch Verwachsungen, die von älteren Entzündungsprozessen herrühren, verändert. An die Übergangsstelle des Dünndarmes in den Dickdarm muß er herankommen, denn dort sitzt ja der entzündete Wurmfortsatz. Deshalb sucht er nun, teils stumpf, teils mit der Schere, die Verwachsungen zu trennen und zu lösen, den Dickdarmanteil beweglich zu machen, um ihn vor die Wunde ziehen zu können. Das gelingt ihm nur zum Teil. Trotz allen Ehrgeizes, mit dem Fall fertig werden zu können, quält er sich eine Stunde lang vergeblich ab, er kann den Wurmfortsatz einfach nicht finden. Der großen Begeisterung folgt tiefe Enttäuschung und schließlich bittere Not. Beschämt muß er den stellvertretenden Oberarzt Dr. Federle um Hilfe bitten. Der greift ein und klärt in wenigen Minuten die Situation. Der Wurmfortsatz lag hochgeschlagen hinter dem Dickdarm, in Verwachsungen eingehüllt. Ein Befund, der recht häufig vorkommt, dem Erfahrenen natürlich keine sonderliche Mühe macht, dem Anfänger und Unerfahrenen aber stets Schwierigkeiten bereitet.

Durch diese vergebliche Sucherei hat sich die Operation sehr in die Länge gezogen, natürlich damit auch die Narkose. Statt der üblichen zwanzig Minuten für eine Appendektomie brauchten nun die Operateure etwa siebzig Minuten, bis der entzündete Wurmfortsatz endlich entfernt, der Stumpf versorgt, die Wunde verschlossen war.

Über den Narkoseverlauf kam dann später noch so allerhand heraus. Auf jeden Fall stimmte es ganz und gar nicht, daß die Operation, wie angegeben, störungsfrei verlaufen war. Der Patient fing nämlich während der langwierigen Sucherei des Dr. Schneider zu pressen an, er bewegte sich offenbar. Der Volontär, Dr. Porta, deutete das als Zeichen des Erwachens. Er hätte sich durch bestimmte Symptome, zum Beispiel an den Pupillen der Augen, leicht davon überzeugen können, daß er sich irrte, daß der Junge keineswegs erwachte, sondern im Gegenteil, daß er in einen toxischen Zustand geraten war, der sich in Muskelspannungen und Pressen äußerte. Solche Fehlbeurteilungen können überaus gefährlich werden. Während der Muskelverspannungen konnte natürlich der Operateur nicht vorankommen, sie störten seine Bemühungen erheblich. Sicher wurde er ärgerlich und ermahnte den Volontär, er solle den Patienten endlich zur Ruhe bringen.

Ich sehe die Szene ganz deutlich vor mir, wende mich dann wieder den Akten zu und stoße auf eine sehr wichtige Bemerkung Dr. Portas. Der behauptete nämlich später, der junge Mann habe eine geringe Narkosebreite gehabt. Er sucht damit seine Schwierigkeiten bei der Führung und Dosierung des narkotischen Schlafes und das anfallsweise Auftreten einer bläulichen Verfärbung der Haut zu erklären, um sich so zu entlasten. Der Junge litt also wiederholt an einer Zyanose, einer Blausucht durch Sauerstoffmangel infolge ernster Atemstörungen, und dies hauptsächlich während der Muskelspannungen. Dies nahm ich zur Kenntnis. Vom Operateur offenbar bedrängt, greift Dr. Porta in dieser Situation nach einer zweiten Ampulle Evipan-Natrium und spritzt nach, anstatt, wie wir es immer wieder empfohlen hatten, in solch zweifelhaften Fällen sofort auf eine Äther-Sauerstoff-Narkose überzugehen. Dies bedeutet, daß der Patient außer der Hauptdosis von zehn Kubikzentimeter zehnprozentiger Evipan-Natrium-Lösung nun noch eine Nachdosis von weiteren 5–6 ccm, im ganzen also 1,5 bis 1,6 g, erhalten hat. Bei einer protrahierten Narkose ist dies an sich statthaft, aber unter den gegebenen Verhältnissen war es zweifellos sehr riskant, wie sich sehr bald nach der Operation zeigen sollte.

Gegen elf Uhr, etwa fünf Stunden nach dem Eingriff, war Otto Weigele immer noch nicht erwacht. Eigentlich hätte er nach etwa einer halben bis einer Stunde aufwachen müssen. Seine Hautfarbe blieb fahl und graublau. Seine Ohren, die Lippen und die Nase, aber auch die Finger, wiesen eine bläuliche Verfärbung auf, also deutliche Zeichen des Sauerstoffmangels. Der periphere Puls am Handgelenk, so stand es im Bericht, war kaum noch fühlbar, der an der Halsschlagader zwar regelmäßig, aber schwach und schlecht gefüllt. Zusätzlich zu der Blausucht hatte sich ein schwerer Kreislaufkollaps entwickelt, die strömende Blutmenge war zu gering geworden, und dieser bedrohliche Zustand hielt den ganzen Tag über an – es ging dem

Jungen schlecht. Nun mußte doch endlich etwas geschehen sein ... Ich konnte in den Unterlagen aber nichts über eine Bluttransfusion oder Infusion finden, nicht einmal Sauerstoff hatte man ihm gegeben!

Die Situation wird in der Nacht kritisch. Die Atmung erfolgt nur noch stoßweise. Otto ist bläulich verfärbt. Die Nachtwache bekommt Angst und ruft Hilfe herbei. Der diensthabende Arzt öffnet mit einem Mundsperrer gewaltsam die verkrampften Kiefer und holt die Zunge hervor. Danach wird offenbar die Atmung besser, dennoch – der Junge bleibt tief bewußtlos. In Intervallen kommt es noch immer zu Muskelspannungen. Endlich wird man aktiver. Man gibt jetzt eine intravenöse Infusion mit 500 ccm Periston, das ist eine Blutersatzlösung, dazu 280 ccm Traubenzuckerlösung. Man saugt Sekret aus den tiefen Atemwegen ab, gibt auch zur Belebung der Atmung Coramin und für das Herz 1/4 mg Strophanthin. Man kommt sogar auf den Gedanken, Otto mit Sauerstoff zu beatmen, leider aber nicht in Form einer wirksamen künstlichen Beatmung.

Den Aufzeichnungen im Krankenblatt gemäß muß ein gewisser Erfolg eingetreten sein. Die Atmung sei besser geworden, heißt es, unzweifelhaft ein Coramineffekt, wie wir ihn in Tausenden von Fällen erleben können. Der schwere Kreislaufkollaps indessen blieb bestehen.

Immer noch bekommt der junge Mann Muskelspannungen, er knirscht mit den Zähnen, Zeichen des Erwachens aber bleiben aus. Der Würgereflex ist negativ, die Pupillen sind noch eng. Otto ist nach wie vor tief bewußtlos.

Der zweite Tag nach der Operation bricht an. Man hat den Patienten nun endlich unter ein primitives Sauerstoffzelt gebracht. Trotz der sauerstoffreichen Einatmungsluft halten die krampfartigen Spannungen an. Manchmal hält er die Arme nach innen verdreht und steif, die Daumen in die Hohlhand gekrallt. Gelegentlich krampfen auch die Beine. Nun hegen die Kollegen den Verdacht auf einen zentralen Hirnschaden, man holt sich Rat bei einem Neurologen. Der tritt an das Krankenbett, das Sauerstoffzelt wird zurückgeschlagen, er beobachtet, untersucht den Jungen, konstatiert tiefe Bewußtlosigkeit, hochgradig beschleunigten fadenförmigen Puls, bemerkt die stoßweise Atmung in Pausen. Ihm fallen auch flächenhafte blau verfärbte Stellen im ganzen Bereich der Körperoberfläche auf. Otto hat nun hohes Fieber, er liegt in Schweiß gebadet da. Die Pupillen wechseln zwar ihre Weite, bleiben aber völlig reaktionslos. Unzweifelhaft ist eine bedrohliche Verschlechterung eingetreten.

»Ja, meine Herren«, sagt der Neurologe, »es handelt sich um eine schwere Stammhirnschädigung, sie mag toxisch oder durch ein akutes Hirnödem bedingt sein. Die Prognose ist miserabel.«

Meines Erachtens hat er sofort die richtige Diagnose gestellt, nur die Ursache blieb umstritten.

Otto soll noch einmal auf stärkere Schmerzreize positiv reagiert und Schluckbewegungen ausgeführt haben, vermutlich Fehlbeurteilungen, Irrtümer. Viel zu spät macht man noch einen Intubationsversuch, der aber mißlingt; kein Wunder, denn man hat damit in dieser Klinik keinerlei Erfahrung. Man macht auch noch eine Blutübertragung, gibt Calzium und Antistin gegen allergische Reaktionen. Sinnvoller erscheint die Gabe von 20 ccm einer vierzigprozentigen Traubenzuckerlösung und ein Aderlaß von 50 ccm zur Entwässerung und Abschwellung des Gehirns. Der Neurologe hatte ja ein Hirnödem mit erhöhtem Hirndruck vermutet.

Beim Weiterlesen stoße ich auf eine Bemerkung, welche die große diagnostische Unsicherheit kennzeichnet. Der Muskelspannungen wegen hat man nämlich an einen Starrkrampf gedacht. Ganz selten kommt zwar ein solcher Tetanus nach Operationen im Darmbereich einmal vor, aber bei Otto war davon keine Rede.

Eine Reihe von Untersuchungsergebnissen aus dem Laboratorium liegen dem Krankenblatt bei. Das Blutbild zeigt nur Veränderungen typischer Art, wie bei jeder Entzündung. Im Urin wurden kein Eiweiß oder Zucker, und, was wichtig ist, auch keine Gallenfarbstoffe gefunden.

Meine Vorstellungen von diesem Fall runden sich ab – ich lese weiter.

Es naht der dritte Tag. Otto Weigele ist immer noch nicht aus der Narkose erwacht, er bleibt tief bewußtlos. Man bemüht sich weiter um ihn, aber vergeblich. In den Morgenstunden stirbt er schließlich.

Die Ärzte drängen auf eine Sektion. Der Vater gibt die

Einwilligung zunächst nicht, aber man überzeugt ihn von der Notwendigkeit, einen autoptischen Befund zu erheben. Also wird die Leiche des jungen Mannes in das pathologische Institut gebracht.

Der Pathologe findet, wie erwartet, eine umschriebene Bauchfellentzündung im Bereich des krankhaft entzündeten Wurmfortsatzes. Er findet auch eine erweichte Milz, wie man sie oft bei entzündlichen Prozessen der Bauchhöhle zu sehen bekommt. Wichtiger ist die Feststellung einer geringen Erhöhung des Hirndruckes mit einer Purpura cerebri, das sind kleine Blutungen im Bereich des Großhirns und Linsenkernes. Ferner deckt die Sektion kleine Blutungen im Magen und im oberen Dünndarm auf, dazu eine Herzverbreiterung und Stauung im großen und kleinen Kreislauf mit einer Flüssigkeitsansammlung in den Lungengeweben. Endlich – und das scheint dem Pathologen offenbar das Wichtigste zu sein – hat er in der Leber bei der feingeweblichen Untersuchung erhebliche Zellschäden entdeckt.

Auf Grund dieses Gesamtbefundes gibt er zu meiner Verblüffung als Todesursache eine »akute gelbe Leberatrophie« an. Die Blutungen im Gehirn werden völlig außer acht gelassen. Hat er damit recht?

Da sitze ich nun vor diesem überaus peinlichen Bericht und überlege, ob ich das Obergutachten ablehnen soll oder nicht. Schließlich kostet es immer eine schwere Überwindung, gegen eine andere Klinik oder einen Kollegen eine ungünstige Aussage machen zu müssen, wenn man mit der Wahrheit kein Schindluder treiben will. Vor meinen Augen taucht noch einmal das Gesicht des alten Vaters auf, der mich so verzweifelt angesehen hat. Ich entschließe mich, trotz aller Schwierigkeiten, die mir sicherlich bevorstehen, die Wahrheit zu sagen, so wie sie sich nach Kenntnis des Falles und auf der Basis meiner eigenen dreißigjährigen Narkose-Erfahrung ergibt. Die entscheidende Frage lautet: Kommt ein Kunstfehler des Volontärs Dr. Porta, der die Narkose gemacht hat, oder des unerfahrenen Operateurs Dr. Schneider in Frage? Nein – meine ich, denn man kann von einem Kunstfehler nur dann sprechen, wenn der Handelnde die Kunst beherrscht und trotzdem einen Fehler macht. Die Schuld trifft offensichtlich andere.

Über den Begriff des Kunstfehlers muß und will ich mich aber nochmals genauer informieren.
Tief in Gedanken versunken, laufe ich durch unsere Stadt. Da treffe ich meinen Freund Dr. Georg Seewald, einen Juristen, den ich in charakterlicher, aber auch in fachlicher Beziehung überaus schätze. Seewald ist ein gut durchtrainierter Mann, das sieht man seinen elastischen Schritten und mühelosen Bewegungen in gelockerten Gelenken an. Er liegt mir seiner heiteren Art wegen. Außerdem versteht er es, schwierige Probleme in sehr einfacher und klarer Weise darzulegen, dabei leuchten gewöhnlich seine klaren braunen Augen. Zwischen der Denkweise der Mediziner und der Juristen besteht ja seit jeher ein großer Unterschied. Die Sprache beider ist recht verschieden, aber manche Differenzen können durch persönlichen Kontakt aufgehellt oder gar überwunden werden. Solche Gespräche sind stets ein Gewinn für beide Teile.
»Hallo«, rufe ich schon aus einiger Entfernung. »Wie gut, daß ich Sie treffe, mich bedrückt nämlich eine geradezu deprimierende Geschichte. Darüber würde ich gern mit Ihnen sprechen. Sie werden sich wohl denken können, daß es wieder mal um eine Rechtsfrage geht. Diesmal ist es der Begriff des ›ärztlichen Kunstfehlers‹, seine juristische Beurteilung mit all ihren Konsequenzen.«
»Oh là là – ein heißes Eisen.«
»Ja, das kann man wohl sagen. Keiner unter uns ist ohne Fehler, jedem passiert mal irgendeine Kleinigkeit, aber deswegen wird man doch nicht immer gleich von einem Kunstfehler sprechen können. Sind Sie in Eile oder haben Sie etwas Zeit? Darf ich Sie begleiten?«
»Aber gern«, meint Seewald, »ich habe sogar ausnahmsweise etwas Zeit.«
»Dann schlage ich vor, wir machen einen kleinen Bummel, setzen uns irgendwo auf eine nette Bank im Park, und dann können wir über dieses Problem sprechen. Ich möchte, das heißt ich muß, nämlich viel von Ihnen lernen. Juristisch bin ich in keiner Weise beschlagen.«
Und so geschah es denn auch. Wir schlenderten langsam nebeneinander her und fingen schon unterwegs an, uns über die so prekäre Frage eines ärztlichen Kunstfehlers zu unterhalten.

»Sehen Sie«, meint er, »der Begriff ›Kunstfehler‹ ist sehr dehnbar, er ist subjektiv betont und nicht absolut objektiv abgrenzbar.«
Er zitierte aus dem Gedächtnis dazu aus einem sehr anerkannten Lehrbuch der Rechtswissenschaft eine klassische Definition:
»*Unter einem Kunstfehler wird im Grunde genommen immer ein dem Arzt bei der Arbeit am Krankenbett unterlaufener medizinischer Fehler verstanden.* Dabei ist es ganz gleichgültig, ob es sich um einen Fehler der Diagnose handelt oder irgendeiner Maßnahme, die zu diagnostischen Zwecken durchgeführt wurde, sei es eine Magenaushebung, eine Lumbalpunktion, eine Röntgenaufnahme, eine Milzpunktion, eine Blasenspiegelung oder irgend etwas anderes. Dasselbe gilt für einen Fehler bei der Wahl oder Durchführung einer therapeutischen Handlung, besonders natürlich bei der Durchführung eines chirurgischen Eingriffes oder auch bei internistischen Methoden der Behandlung.
Ob nun für einen solchen Kunstfehler zivil- oder strafrechtlich irgendeine Haftung eintritt, das hängt ganz davon ab, ob der Fehler des Arztes im Hinblick auf eine eingetretene Schädigung ein schuldhaftes Verhalten, d. h. also einen vorwerfbaren Tatbestand in gesetzlichem Sinne darstellt oder nicht.
Hier liegen die Schwierigkeiten für einen Richter, denn er muß von Fall zu Fall dieses schuldhafte Verhalten sorgfältig überprüfen und nachweisen.
Die Geschichte ist so heikel, weil der Begriff der strafrechtlichen Fahrlässigkeit eine objektiv sehr schwierig zu beurteilende Sache ist. Schließlich begeht ja niemand einen Kunstfehler unter Vorsatz. Der Arzt handelt nach bestem Wissen und Gewissen, er will ja dem Patienten helfen. Uns interessiert die mangelnde Vorsicht, eine Fahrlässigkeit, die zur Basis eines Kunstfehlers werden kann.«
Natürlich höre ich meinem Freund Seewald sehr interessiert und gespannt zu, denn eine so präzise Formulierung des Kunstfehlers habe ich noch nie gehört. Seine Definition ist überaus klar und sogar für einen Medizinmann verständlich.
»Darf ich eine Gegenfrage stellen?«
»Bitte.«

»Würden Sie mir etwas über den Unterschied zwischen dem Kunstfehler im eigentlichen Sinn und einem gewöhnlichen Versehen, zum Beispiel bei einer Operation, sagen? – Ich will mich noch genauer ausdrücken: Wie beurteilt der Jurist einen Arzt, der gegen die Regeln der ärztlichen Kunst an sich verstößt, gegenüber einem anderen, dem während der kunstgerechten Ausführung irgendeines Eingriffes irgendein Versehen passiert, z. B. das Zurücklassen eines Instrumentes oder eines Tupfers im Operationsfeld – sagen wir in der Bauchhöhle?«

»Diese Frage ist sehr berechtigt und hat schon sehr oft zu heftigen Diskussionen Anlaß gegeben. Ich kann Ihnen versichern, daß von juristischer Seite zwischen dem *Versehen* und dem *Kunstfehler* einen Unterschied zu konstruieren nicht nur überflüssig, sondern sogar irreführend ist.

Eine Differenzierung beider Begriffe verleitet nämlich, juristisch gesehen, zu der absolut unrichtigen Auffassung, daß das, was nicht in Ordnung gewesen ist, einen Unterschied hinsichtlich der strafrechtlichen Haftbarkeit zuläßt. Deutlicher ausgedrückt also zu dem Glauben, daß ein Kunstfehler zu einer Bestrafung führen muß, ein Versehen aber bloß ein Mißgeschick bedeutet, das straffrei bleibt. Und genau das ist völlig unrichtig, mindestens von der rechtlichen Seite aus gesehen.

Wie der Mediziner über diesen Punkt denkt, werden Sie mir vielleicht sagen können, sofern ein Unterschied der Auffassungen besteht. Wir Juristen stehen auf dem Standpunkt, daß in jedem Fall, in dem der Arzt einen wirklichen Fehler macht und sich dieser Fehler schädlich auf einen Kranken auswirkt – das ist natürlich die absolute Voraussetzung –, eine strafrechtliche Haftung und damit natürlich auch eine zivilrechtliche möglich ist.

Bedenken Sie aber bitte, daß in keinem Fall die strafrechtliche Haftung schon aus dem Fehler als solchem, also eo ipso, hervorgeht. Der Kunstfehler im weiten, hier verwendeten objektiven Sinn ist nichts weiter als eine Benennung, eine Bezeichnung für ein tatsächliches Geschehen. Ein juristisches Werturteil ist damit noch nicht ausgedrückt, das muß ja erst sorgfältig erarbeitet werden.«

»Nun wird es mir schon etwas schwieriger zu folgen. Für uns Doktoren ist zwar ein Fehler ein Fehler, Mist gleich Mist, aber mit großen Unterschieden.«

Seewald lacht, aber er führt den Dialog nach kurzer Besinnung gleich weiter:
»Übrigens erinnere ich mich da an ein wichtiges reichsgerichtliches Urteil, das irgendwann einmal vor Jahren ausgesprochen worden ist. Darin hieß es: Auch der geschickteste Arzt kann nicht mit der Sicherheit einer Maschine arbeiten, da trotz aller Fähigkeit, Erfahrung und Sorgfalt des Operateurs irgendwann einmal ein Griff, ein Schnitt oder ein Stich mißlingen kann, der sonst dem gleichen Operateur immer gelungen ist.
Sie sehen nun selbst aus dieser sehr klugen Darlegung, daß eine *vorsätzliche* Fahrlässigkeit nicht in Betracht kommen kann, wenn der Operateur die nötige Sorgfalt hat walten lassen. In solchen Fällen ist zwar de facto ein medizinischer Fehler vorgekommen, aber man wird nicht von einem ›Kunstfehler‹ sprechen können. Eine strafrechtliche Haftung kommt hier nicht in Frage.«
»Ihre Worte klingen ja einigermaßen beruhigend und tröstlich. Sie wissen, wie exponiert wir Chirurgen sind und wie sehr wir auch der Kritik der öffentlichen Meinung ausgesetzt sind. Der Chirurg steht mit einem Fuß in der Hölle, sagen die Leute. Etwas Wahres ist daran. Aber vielleicht können Sie mir den komplizierten Begriff der Strafrechtlichkeit noch etwas näher erläutern.«
»Gern – das ist durchaus möglich. Es kommt zunächst einmal auf die sogenannte Pflichtwidrigkeit der Willensbestätigung an. Diese Willensbestätigung ist in objektivem Sinne dann ein Kunstfehler, wenn sie den anerkannten Regeln der ärztlichen Wissenschaft zuwiderläuft. Da liegt der heikle Punkt einer Beurteilung für uns Juristen. Dieses Problem ist sehr oft strittig gewesen. Hinzu kommt natürlich auch die Voraussehbarkeit des Erfolges, und zwar in objektivem wie in subjektivem Sinn. Im Grunde genommen ist also nur derjenige Arzt schuldig, der aus irgendwelchen Gründen – sei es aus Überheblichkeit, aus Bequemlichkeit, aus Eigensinn – sich über die Fortschritte und Erfahrungen seiner Sparte der medizinischen Wissenschaft nicht genügend orientiert, neue Lehren und Erkenntnisse nicht beachtet. Man könnte das die subjektive Seite nennen, denn schließlich kann ein Arzt zu einem abweichenden Urteil über neue Anschauungen gekommen sein, aber eben diese neue und

andere Ansicht muß dann auf sicherem wissenschaftlichem Fundament ruhen, sie muß so gut begründet sein, daß auch der Jurist sie anerkennen kann.«

Was mein Freund Seewald sagt, macht mir einen tiefen Eindruck. Nach einer längeren Pause meine ich abschließend:

»Ich bin Ihnen für Ihre Ausführungen wirklich dankbar. Sie haben mir in mancherlei Hinsicht Klarheit gebracht. Ich stehe nämlich vor der peinlichen Frage, die Beurteilung eines Narkosetodesfalles vornehmen zu müssen. Ich danke Ihnen auf alle Fälle sehr herzlich für Ihre Erläuterungen, die mir überaus wertvoll gewesen sind.« Wir verabschieden uns.

Die Abfassung dieses unangenehmen Gutachtens ist eine mühevolle Kleinarbeit. Sie ist besonders dadurch erschwert, daß der Pathologe als Hauptursache der Katastrophe einen akuten Leberschaden angegeben hat.

Die Tendenz des Pathologen, die Klinik zu entlasten, schien mir unverkennbar. War Otto Weigele nämlich an einem akuten Leberschaden gestorben, dann wurde das Verhängnis als schicksalsbedingt angesehen und die Klinik entlastet. War das unglückliche Ende aber durch Sauerstoffmangel verursacht, dann wurde sie belastet. In diesem Sinn spitzte sich die Problematik zu.

Mühevoll baute ich meine Beurteilung zusammen und unterzog als ersten Punkt die vom Pathologen behauptete »akute gelbe Leberatrophie« als maßgebliche Todesursache einer Kritik. Die Möglichkeit einer Leberschädigung bei Vorliegen einer chronischen Appendizitis konnte man nicht strikt ablehnen, denn vor allem in früheren Zeiten kamen des öfteren septische Thrombosen der Leber und Leberabszesse nach eitrigen, verschleppten Blinddarmentzündungen vor. Der Entzündungsprozeß folgte den Lymph- und Gefäßbahnen bis in die Leber. Nachdem man aber gelernt hatte, frühzeitig den Wurmfortsatz herauszunehmen, wurden solche Ereignisse immer seltener. Bei Otto Weigele hatte der Pathologe zwar Zellschäden der Leber, aber keine entzündlichen Prozesse gefunden. Also fiel dieser Modus aus. Der Zerstörung von Leberzellen wegen hatte er die Diagnose »akute gelbe Leberatrophie« gestellt. Aber diese Behauptung konnte nicht stimmen, denn der Junge hatte bis zum Tode keine Gelbsucht durch Übergang von Gallenfarbstoff ins Blut. Außerdem, so erklärte ich, wache ein Patient mit beginnender akuter gelber Leberatrophie zunächst wieder auf, er verfalle erst allmählich etwa am dritten bis vierten Tag nach der Narkose unter den Erscheinungen schwerster Gelbsucht und sterbe im Leberkoma. Otto Weigele sei aber nicht aus der Narkose erwacht. Die vom Pathologen gestellte Diagnose lasse sich demgemäß nicht aufrechterhalten, sie sei unrichtig und müsse abgelehnt werden. Der Pathologe habe seinen Irrtum wohl gemerkt, denn später sei von ihm nur noch von einem »Leberschaden« gesprochen worden. Daß ein solcher vorgelegen habe, beweise der feingewebliche Befund. Zweifel bestehe nur über die Ursache und den Zeitpunkt der Entstehung des Leberzellschadens, das heißt vor der Narkose, während derselben oder erst in der Nachperiode. Im Gutachten des Pathologen sei der Leberschaden als Folge einer Evipanvergiftung angesehen worden, das sei aber, statistischen Ergebnissen gemäß, sehr unwahrscheinlich, denn seit der Einführung der intravenösen Narkose mit Evipan-Natrium im Jahre 1932 sei in der gesamten Weltliteratur trotz vieler Millionen Anwendungen nur ein einziger Fall von akuter gelber Leberatrophie durch ein intravenöses Narkotikum der Barbitursäure-Reihe mitgeteilt worden. Und dabei habe es sich nicht einmal um Evipan, sondern um das Penthotal, ein verwandtes Barbitursäure-Präparat, gehandelt. In Frage käme auch die Verschlimmerung eines schon vor der Operation vorhandenen Leberschadens, es fehle dafür aber jeglicher stichhaltige Beweis. Otto Weigele sei nie ernstlich krank gewesen, er habe auch nie eine Gelbsucht gehabt. Ergo müsse der nachgewiesene Leberschaden eine andere Ursache gehabt haben, nämlich auf einem Sauerstoffmangel beruhen, was sich beweisen lasse. Unzweifelhaft sei es während des Narkose- und Operationsablaufes zu starken Atemdepressionen und Blausucht durch zu hohe Dosen Evipan in Kombination mit Morphium und Dolantin gekommen. Dr. Porta habe bemerkt, daß der Patient immer wieder blau wurde, also unter Sauerstoffmangel litt. Er habe krampfartige Muskelspannungen beobachtet, diese aber leider fehlbeurteilt. Um den Jungen zu beruhigen und zu entspannen, habe er eine zweite Ampulle Evipan geöffnet und eine Nachinjektion von 5–6 ccm gemacht, die sich verhängnisvoll auswirkte. Es sei nun zu einer zentralen Schädigung des

Stammhirnes durch Sauerstoffmangel gekommen, zu Blutungen im Gehirn, am Herzen, in Magen und Darm, die bewiesen seien. Weder Dr. Porta noch Dr. Schneider, noch Dr. Federle seien sich der großen Gefahr bewußt geworden. Man habe die Atemwege nicht genügend freigehalten und nicht rechtzeitig Sauerstoff gegeben.

Da es sich um eine Beurteilung für den Staatsanwalt handelte, mußte ich nun auf die Frage eines Kunstfehlers eingehen, stets eine sehr unangenehme und heikle Sache:

Es erhebe sich nun die Frage, schrieb ich, ob dem Volontär Dr. Porta die Verwendung einer zweiten Ampulle Evipan als Kunstfehler angelastet werden müsse, dies im Sinne eines schuldhaften Verhaltens wider besseres Wissen. Ich verneinte das mit dem Hinweis, daß Dr. Porta damit die Unruhe des Patienten während der Operation beseitigen wollte, da er ja leider glaubte, der Junge wache auf. So sei es zu der entscheidenden Schädigung des Stammhirnes mit seinen lebenswichtigen Zentren für die Atmung und den Kreislauf gekommen. Die vorgefundenen Blutungen im Gehirn, dem Herzen und den Organen seien als Folge einer Erstickung aufzufassen, bei der jeweils nicht nur für längere Zeit ein Sauerstoffmangel bestehe, sondern auch eine abnorme Kohlensäurespannung im Blut durch zu geringe Abgabe – beides sei die eigentliche Ursache des Narkosetodes. Der Hirnschaden sei hypoxämischer Art gewesen – und so weiter.

All das bezog sich in engerem Sinn auf den Fall. Viel wichtiger schien mir aber die Beurteilung dieses Narkosetodes unter allgemeineren Gesichtspunkten. Die Beurteilung, so schrieb ich, sei durchaus unvollständig, wenn man nicht die damaligen Narkoseverhältnisse berücksichtige. Es sei nicht richtig, einem Anfänger in der Narkosetechnik, einem Volontär, eine Narkose anzuvertrauen, einen noch unerfahrenen Assistenten selbständig operieren zu lassen und damit beiden die Last der Verantwortung aufzubürden. Nicht nur ein Mangel an Ausbildung und Unterrichtung, sondern auch ein Mangel an Beaufsichtigung, an kontrollierter Führung habe vorgelegen. Die Verantwortung für diesen unglücklichen Todesfall treffe also nicht die jungen, noch lernenden Ärzte, sondern den Oberarzt, den Chef der Klinik, indirekt die medizinischen Fakultäten, die Universitätsleitungen, das Ministerium für Kultus und Unterricht! Ihre Aufgabe sei es schon seit langer Zeit gewesen, die mißlichen Verhältnisse im deutschen Narkosewesen zu beseitigen. Dieser Todesfall habe sich in einer Phase stürmischer Entwicklung der Anästhesie ereignet, mit der man in der betreffenden Klinik nicht Schritt gehalten habe. Dies seien die tieferen Ursachen, warum man den lebensbedrohlichen Zustand des Patienten während der Narkose weder richtig erkannt noch sinnvoll und wirksam behandelt habe. Als der zugezogene Neurologe den zentralen hypoxämischen irreparablen Schaden des Stammhirnes festgestellt habe, sei eine Rettung nicht mehr möglich gewesen. Nochmals hob ich hervor, daß meiner Meinung nach der entscheidende Schaden am Stammhirn durch Sauerstoffmangel schon während der Narkose mit Erstickungsanfällen aufgetreten, aber zu diesem Zeitpunkt wohl noch reparabel gewesen sei – nach der Operation allerdings nicht mehr. Das beweise die Tatsache, daß der Junge aus seinem Narkoseschlaf bis zum Tod nicht mehr erwacht sei. Sein Gehirn sei sicherlich in der postoperativen Phase zusätzlich noch durch den Kreislaufkollaps und die damit zusammenhängende Minderdurchblutung geschädigt worden.

Ganz gegen meine Erwartung gab sich das Landgericht mit meinen Darlegungen nicht zufrieden – man forderte nun ein zweites Gutachten durch einen jüngeren Fachanästhesisten einer Universitätsklinik an. Inzwischen waren ja fünf Jahre vergangen, und die Anästhesiologie begann sich als Sonderfach gegen alle Widerstände durchzusetzen. Dem Gericht konnte nicht unbekannt geblieben sein, daß ein großer Teil meines Lebenswerkes der Entwicklung dieses Fachgebietes gewidmet war. Daß man nun einen viel jüngeren Kollegen sozusagen als Gegengutachter anforderte, konnte ich nicht anders als einen Affront empfinden. Noch unangenehmer aber war die Situation für den jungen Anästhesisten selbst, der nun gezwungen wurde, sich zu dem Narkosefall zu äußern. Er zögerte, weil er die Peinlichkeit der Situation empfand, in welche uns beide die Rechtsgelehrten gebracht hatten.

Natürlich drängte der Vater Weigele auf eine Entscheidung. Aber erst nach eineinhalb Jahren gab der Anästhesist sein Gutachten ab. Beim Durchlesen spürte man fast aus jeder Zeile, mit welchem Widerwillen er dieses Obergutachten gemacht hatte. Meine eigene Beurteilung wurde darin nur gestreift. Er stellte sich auf den Standpunkt des Pathologen, der Tod des jungen Weigele sei durch einen Leberschaden verursacht worden, also sozusagen unabwendbar gewesen, obwohl er einen Sauerstoffmangel nicht leugnen konnte.

Ein weiterer Kollege derselben medizinischen Fakultät, der nicht die geringste Narkoseerfahrung besaß, machte sich in seinem Parallelgutachten ebenfalls die Meinung des Pathologen zu eigen. Was sollte er auch anderes tun? Also glaubte sich die Staatsanwaltschaft berechtigt, den Vater aufzufordern, seine Klage zurückzuziehen, man bedrängte ihn geradezu. Aber der alte Weigele gab nicht nach, er lehnte die Begutachter als befangen ab und reichte eine Beschwerde höheren Ortes ein. Daraufhin wurde das Verfahren einfach mit der resoluten Erklärung eingestellt, es handle sich um einen Leberschaden, der den Tod des Jungen herbeigeführt habe. Ein Verschulden läge also nicht vor.

Vater Weigele, durch dieses brüske Vorgehen erst recht verärgert, gab nicht nach – er strengte eine Zivilklage an und forderte nun die Ablehnung der Begutachter wegen Befangenheit und einen anderen neutralen Sachverständigen zur Klärung der Todesursache. Er wandte sich auch noch einmal an mich, nachdem er von dem Inhalt der Gegengutachten Kenntnis erhalten hatte.

Besonders die gegensätzliche Beurteilung des Anästhesisten verblüffte mich. Ich konnte es einfach nicht glauben, daß er sich über den wahren Sachverhalt der Dinge nicht im klaren gewesen war. Dennoch schrieb ich dem alten Vater, daß ich dem Gericht nicht vorgreifen könne. Wahrscheinlich werde man mich zur Gegenäußerung auffordern, sollte das nicht geschehen, könne er meine Gegenäußerung vom Gericht verlangen.

Es dauerte gar nicht lange, da wurden mir auf Grund eines Beweisbeschlusses die Akten in der Streitsache Weigele nochmals übersandt, und man forderte mich auf, zu dem Gutachten des Fachanästhesisten Stellung zu nehmen. Ich möge mich aber auch dazu äußern, ob nach der damals üblichen Narkosetechnik die Behandlung fehlerhaft gewesen sei und ob die Operation tatsächlich gegenüber der Norm zu lange gedauert habe, so daß nachteilige Auswirkungen entstehen konnten. Das Gericht stellte mir die kritische Frage, ob der durch Sauerstoffmangel verursachte Tod Otto Weigeles mit einer an Sicherheit grenzenden Wahrscheinlichkeit durch richtige Behandlung hätte vermieden werden können.

Ich blieb die Antwort nicht schuldig und nahm nun nochmals zu allen einzelnen Punkten Stellung. Wiederum lehnte ich es mit eingehenden Begründungen ab, daß der Tod durch einen schweren akuten Leberschaden hervorgerufen worden sei, ohne damit die Tatsache einer Leberschädigung, wie sie vom Pathologen aufgedeckt worden war, zu verneinen. Diese Veränderung des Lebergewebes aber müsse mit der Ursache auch aller anderen Schäden in Zusammenhang gebracht werden, nämlich dem Sauerstoffmangel, der ja auch von meinem Gegengutachter nicht geleugnet werde. Meiner Meinung nach hätte der junge Otto Weigele nicht sterben müssen. Es seien tatsächlich, auch bei Berücksichtigung der damaligen Technik, eine Reihe von Fehlern vorgekommen, die man aber dem unerfahrenen Dr. Porta, mangels geeigneter Ausbildung, nicht zur Last legen könne.

Die Zivilkammer des Landgerichts fällte nunmehr ihr Urteil. Es kam zu einem Schuldspruch. Der Beklagte wurde verurteilt, dem Kläger die Beerdigungskosten zu erstatten und die Kosten des Rechtsstreites zu tragen. Im Urteil heißt es, daß der Beklagte einen Entlastungsbeweis nicht habe führen können. Man habe einen Unerfahrenen narkotisieren und einen Anfänger operieren lassen. Der Beklagte habe es an der notwendigen Überwachung fehlen lassen, die absolut notwendig sei, wenn man junge Ärzte selbständig handeln lasse. Es hätte Vorsorge getroffen werden müssen, daß Dr. Schneider, der Operateur, nicht über das übliche Zeitmaß des Eingriffes hinaus weiteroperieren konnte, daß es ihm nicht überlassen bleiben durfte, wann er einen erfahrenen Kollegen zuziehen mußte. Eine ganze Reihe wichtiger Vorsichts- und Behandlungsmaßnahmen seien nicht getroffen worden, hierin sehe das Gericht einen Mangel an Organisation und so weiter ...

Im gleichen Jahr traf ich zufällig auf dem großen Jahreskongreß der Chirurgen jenen jungen, tüchtigen Anästhesisten, der das Gegengutachten im Fall Weigele nach eineinhalbjähriger Verzögerung abgegeben hatte. Wir kannten uns schon lange Zeit. Als ich ihn sah, ging ich gleich auf ihn zu und begrüßte ihn:

»Sie werden sich denken können, warum ich Sie anspreche.«

»Ich glaube schon, Herr Professor ...«

Unsere Begegnung schien ihm nicht recht zu sein, und das bestärkte mich in meinem Gefühl, daß in dieser Angelegenheit irgend etwas nicht stimmte.

»Doktor, wir brauchen uns über das Tatsachenmaterial im Fall Weigele nicht zu unterhalten. Aber Sie erlauben mir sicherlich einige Fragen: Warum haben Sie Ihr Gutachten erst nach anderthalb Jahren abgegeben?«

»Herr Professor, als ich den Auftrag bekam, war ich entsetzt und habe alles versucht, den Fall an einen anderen Obergutachter abzuschieben oder die Beurteilung hinauszuzögern. Bedenken Sie doch bitte meine peinliche Situation. Sachlich mußte ich Ihrer Beurteilung zustimmen. Es ist uns jüngeren allen bekannt, welche Pionierarbeit Sie für unser Fach geleistet haben. Auf der anderen Seite aber gehöre ich einer medizinischen Fakultät an und bin gezwungen, Rücksicht zu nehmen, Rücksicht auf die betroffene chirurgische Klinik, die medizinische Fakultät ... Lange Zeit konnte ich mich weder in der einen noch in der anderen Richtung entscheiden. Das Gericht hat mich mehrfach ermahnt. Schließlich hat man mich unter Androhung von Strafe gezwungen, mein Urteil abzugeben. Ich habe dann schließlich das Gutachten abgefaßt und dabei versucht, den Sauerstoffmangelschaden mit Schädigung des Stammhirnes zwar zuzugeben, auf der anderen Seite aber als Todesursache den Leberschaden zu nennen. Damit wollte ich der Schuldfrage ausweichen und die ganze Angelegenheit als Unglücksfall darstellen.«

»Genauer gesagt, mein lieber Kollege, haben Sie sich also bemüht, das Prestige derjenigen Klinik zu wahren, in der der junge Mann gestorben ist. Noch deutlicher: Dieses Prestige war Ihnen wichtiger als die Wahrheit! Sind Sie sich darüber eigentlich klargeworden? Ich meine, daß wir verpflichtet sind, in solch tragischen Fällen, entgegen jeglichen Bedenken und Rücksichten, die Wahrheit zu sagen und die Schuldfrage nicht zu vertuschen. Haben Sie denn nicht daran gedacht, daß Sie das

Ansehen und die Weiterentwicklung der Anästhesiologie, Ihres eigenen Fachgebietes, schädigen? Sie wissen doch, welch bornierter Widerstand bei uns seit Jahrzehnten gegen die Spezialisierung und den Aufbau einer modernen Anästhesiologie besteht. Wie sollen wir die verantwortlichen Regierungsstellen von der absoluten Notwendigkeit einer Änderung der Verhältnisse überzeugen, wenn wir solche Narkosetodesfälle verschleiern, anstatt ständig auf die Ausbildungsmängel hinzuweisen? Sicherlich haben Sie mein erstes Gutachten genau gelesen. Da mußten Sie doch bemerken, daß ich die handelnden Personen entlastet habe, die wirklich Verantwortlichen aber belasten mußte, nicht nur aus Gründen der Gerechtigkeit, sondern um der großen Sache zu dienen. Warum haben Sie sich im Interesse Ihres Faches, Ihrer selbst, nicht dieser Bemühung angeschlossen, Herr Kollege? Ihr Verhalten ist mir unverständlich.«

Er nickte verlegen mit dem Kopf.

»Sie haben recht, Herr Professor. Ich muß zugeben, das Prestige hat für mich eine zu große Rolle gespielt. Jetzt erst sehe ich ein, daß das ein Fehler war. Man muß bei der Wahrheit bleiben, ja, ohne Rücksicht auf eigene oder andere Interessen. Damals, als man mich zu diesem Gutachten gezwungen hat, war ich mir dieser Verpflichtung nicht recht bewußt. Bitte verurteilen Sie mich nicht allzusehr ...«

»Wissen Sie denn, was weiter in der Sache geschah? Sie haben mich in schöne Verlegenheit gebracht. Das Gericht hat mir Ihr Gutachten zur Gegenäußerung übersandt. Nun wurde ich gezwungen, Ihr ganzes Gutachten Punkt für Punkt zu zerstükkeln und in dem entscheidenden Punkt, dem Leberschaden als Todesursache, zu widerlegen. Glauben Sie, daß mir das Freude bereitet hat? Sie kennen das Urteil. Das Gericht hat die mangelnde Aufsicht beanstandet und die Klinik dazu verurteilt, dem Vater Weigele die Beerdigungskosten zurückzuerstatten und die Kosten des Verfahrens zu tragen, außerdem wurde ein Betrag von 500 Mark als Feststellungsgebühr festgesetzt – eine fabelhafte Leistung für ein verlorenes Menschenleben. Finden Sie nicht auch?«

»Das wußte ich ja noch gar nicht, Herr Professor.«

Fassungslos starrt er mich an.

»Übrigens, wissen Sie eigentlich, wie es danach weitergegangen ist? Hat jemand Berufung eingelegt? Ich habe nichts mehr von dem Fall gehört.«
»Ja, Herr Professor, der Fiskus hat Berufung eingelegt.«
»Na ja, Herr Kollege, da haben wir es wieder, das Prestige! Ist das wichtiger als Wahrheit und Gerechtigkeit? Nun wird also die Geschichte von vorn anfangen. Man wird weitere Obergutachten anfordern und so weiter und so fort – bis dann vielleicht eines Tages einer den Mut haben wird, die Wahrheit zu sagen. Ich hoffe es wenigstens.«
Damit endete unser denkwürdiges Gespräch. Wir gingen gemeinsam in den großen Hörsaal zurück, um die weitere Folge der Vorträge anzuhören.

Bald nach diesen Ereignissen wurde an der gleichen großen Klinik ein selbständiges Institut für Anästhesiologie geschaffen, das eine führende Rolle übernahm. Und viele andere folgten.

Nur wer eine Schlacht verloren glaubt, hat sie wirklich verloren. Aus mancher Niederlage entstehen noch herrliche Siege. *(Frei nach E. Gött)*

ALLES ODER NICHTS

Gemütlich saßen wir in meiner kleinen Behausung an einem runden Bauerntisch beisammen, drei Kollegen und ich. Ich war mit ihnen befreundet, weil sie außer ihren medizinischen Interessen auch noch für künstlerische Dinge etwas übrig hatten. Auf dem Tisch funkelte in unseren Gläsern ein guter goldfarbener Wein, ein Muskat aus dem Markgräfler Land, und volle Flaschen gab es noch genug in Reichweite.

Wir hatten eben eine Reihe meiner medizinischen Bilder angeschaut und plauderten nun darüber.

Mir gegenüber saß mein Freund, der Pharmakologe Höllriegel, ein hochintelligenter Bursche, selbst graphisch außerordentlich begabt und geradezu versessen auf meine ärztlichen Malereien. Ein eigenartiger Mensch – stechender Blick, scharfes Profil, der Typus eines Einzelgängers, äußerlich beherrscht, aber innerlich von geradezu flackernder Unruhe. Höllriegel, ein Schüler des berühmten Pharmakologen Paul Trendelenburg, hatte schon glänzende Arbeiten geliefert. Wir alle zweifelten jedoch daran, ob er bei diesem Fach bleiben werde, obwohl er vor der Habilitation stand. Seine künstlerische Begabung hatte er von seinem Vater, einem berühmten Maler, geerbt. Sein Humor war köstlich, konnte letzten Endes aber doch nicht über seine innere Unruhe und Zerrissenheit hinwegtäuschen. Der Erste Weltkrieg hatte ihn aus den Fugen gebracht.

Neben mir, zu meiner Rechten, hatte mein Freund Kolbe Platz genommen. Er gehörte zum gleichen Metier wie ich selbst – ein hochgewachsener, hagerer, blasser Mann mit Goldbrille, literarisch sehr interessiert und ein witziger Stegreifredner. Er stieß manche Leute durch ein etwas arrogantes Wesen vor den Kopf, was eigentlich nie seine Absicht war. Obwohl chirurgisch hochbegabt, kam er wahrscheinlich dieser Eigenschaft wegen nie so recht zum Zuge. Mir tat das immer sehr leid.

Der dritte war mein Freund Adorni, der Röntgenologe unseres

Krankenhauses. Er besaß ein außerordentliches fachliches Wissen und hatte sich einen guten Namen gemacht. Alle schönen Dinge des Lebens interessierten ihn, zum Arbeiten verwendete er stets nur ein Minimum an Kraftaufwand – dies sogar im Gespräch. Wenn er allerdings etwas zum Dialog beisteuerte, war es knapp, präzis gefaßt und stimmte. Seine kritischen Äußerungen fielen manchmal köstlich aus, deshalb mochten wir ihn alle gern.

Heute hatte es in der Klinik allerhand Aufregungen gegeben, jetzt aber löste sich die Spannung. Der gute Wein tat ein übriges.

»Ich möchte nur wissen, wie Sie zu den Ideen Ihrer Bilder kommen«, fragt mich Höllriegel. »Haben Sie sie absichtlich so gemalt, das heißt wissentlich mit einer bestimmten Tendenz, oder sind es Kinder des Zufalls?«

»Die Frage ist nicht leicht zu beantworten. Warum ich male, kann ich nicht sagen. Ich male ja auch eigentlich gar nicht, ich suche ein spannungsgeladenes Problem in Form und Farbe auszudrücken. Mehr vermag ich dazu nicht zu sagen. Das sind alles Empfindungen, die mich innerlich sehr erregt und beschäftigt haben – die irgendeiner Lösung bedurften. Ich suche sie eben im Künstlerischen, im Malerischen. Es macht mir Freude, eine dem Inhalt adäquate Ausdrucksform zu finden. Die Düsternis, die vielleicht manche meiner medizinischen Bilder ausstrahlen, suche ich stets durch das Ebenmaß der Form und die Schönheit der Farbkomposition so zu mildern, daß ein interessantes Bild entsteht, das man sich ruhig an die Wand hängen kann. Vielleicht verstehen Sie nun auch, warum ich stets bestrebt bin, zwischen dem Titel des Bildes und seinem Gehalt eine gespannte Atmosphäre – eine Spannungslage – zu schaffen. Ein Bild soll ja schließlich anregen, aufregen und nicht langweilen. Es soll zupacken, nötigenfalls aufwühlen, anklagen, aber gebändigt in künstlerischer Form, und dies völlig konzessionslos und ohne Rücksicht auf die eigene Person. Wer nicht den Mut hat, sich selbst bloßzustellen, sollte lieber nicht nach einer künstlerischen Befreiung aus seinen unterbewußten Schwierigkeiten und Ängsten suchen.«

Kolbe wirft ein:

»Es handelt sich hier um allgemeine Gesetzmäßigkeiten, die

ganz genauso für die Literatur gelten. Nur wer den Mut hat, brutal die Wahrheit über sich und andere zu sagen, kann ein echter Künstler sein. Wer Konzessionen an das Publikum macht, stört das eigentliche Wesen einer künstlerischen Schöpfung, den Wahrheitsgehalt, er ist zweitrangig.«

Adorni flüstert nach einer Denkpause dazwischen:

»Schade, daß es keine Röntgenologie der Seele gibt. Ich würde euch alle gern mal kostenlos durchleuchten.«

Kolbe läßt sich nicht ablenken.

»Aber wie steht es denn nun mit Ihren Landschaften, Ihren Bildern, die sich nicht mit medizinischen Motiven befassen? Da fehlt doch die innere Spannungslage.«

»Gewiß, meist schon, obwohl auch dort eine dramatische Gestaltung möglich ist – doch im allgemeinen sind die Landschaften meine Erholung. Um meine medizinischen Bilder mußte ich schwer ringen, sie sind belastend – das fühlen nicht nur die anderen, sondern das weiß ich selbst. Aber um der Schönheit willen – sozusagen als Gegensatz zu Kummer und Leid, wie sie oft in diesen Bildern zum Ausdruck kommen –, spiegelt sich in den Landschaften meine Freude, mein Glück. Allerdings sind sie niemals eine Kopie, sondern stets eine Darstellung des Erlebnisses einer Landschaft in freier Gestaltung. Das bietet die Möglichkeit, besondere Merkmale zu steigern. Schließlich kommt es ja nicht nur darauf an, wie man malt – was viele behaupten –, sondern auch, was man malt. Genauso, wie es nicht nur darauf ankommt, wie man schreibt, sondern was man schreibt. Seine Intelligenz sollte man weder in der Plastik noch in der Malerei verleugnen.«

So plaudern wir noch eine ganze Weile – bis nach Mitternacht. Einige Flaschen sind leer, und wir fangen an, uns mit den Sorgen des nächsten Tages zu beschäftigen. Schließlich verabschieden sich die Freunde. Beim Hinausgehen wendet sich Dr. Adorni noch einmal zu mir um und sagt:

»Ich schicke Ihnen morgen früh eine alte Frau, die ich heute durchleuchtet habe, und alle Aufnahmen, die ich geschossen habe. Sie hat einen riesigen Tumor im Mittelfellraum, der weit in beide Seiten der Brusthöhle ragt. Es geht ihr miserabel, sie hat mächtige Atembeschwerden. Da muß etwas geschehen. Ob der Fall allerdings überhaupt noch operabel ist, weiß ich

nicht. Wir müssen darüber reden. Sie erhalten sämtliche Unterlagen.«
»Danke. Ich werde mich um die Frau kümmern. Wir können ja dann gemeinsam überlegen, was geschehen soll und kann. Übrigens, wie lautet denn Ihre Spezialdiagnose?«
»Das ist es ja eben, ich weiß noch nicht, um welche Art von Tumor es sich hier handelt. Es könnte ein Hodgkin sein – eine Hodgkinsche Granulamatose –, es kann aber auch ein echter Tumor vorliegen.«
»Nun ja, wir werden sehen.«
»Gut – abgemacht.«
Ich bin müde, aber auch recht zufrieden, wie immer nach solch schönen und interessanten Abenden – ohne banales Geschwätz über Steuern, über die Ärztekammer, die Krankenkassen, die Hochschulreformen oder über andere unerquickliche Dinge des Alltags!
Am nächsten Morgen kommt Schwester Veronika, eine Ursulinerin, von der Frauenstation zu mir in den Operationssaal, während wir an der Arbeit sind. Sie sagt mir, daß der Fall des Röntgenologen Dr. Adorni eingetroffen sei.
»Herr Professor, der Frau geht's aber gar nicht gut. Sie geht ganz gebückt, atmet schwer und hat blaue Lippen.«
»Bitte geben Sie ihr gleich Sauerstoff, Schwester. Vielleicht kann sie in sitzender Stellung besser atmen, als wenn sie flach im Bett liegt. Sie soll sich ganz ruhig verhalten. Ich komme gleich nach der Operation 'rüber.«
Schwester Veronika verschwindet wieder, und ich plage mich schwer mit der Resektion eines Magens herum. Ein altes Geschwür ist in die Bauchspeicheldrüse durchgebrochen – keine Kleinigkeit – weiß Gott. Den Magen habe ich schon skelettiert, die Gefäße sehr sorgfältig unterbunden, damit keine Ligatur abrutscht oder sich löst. Nun gilt es, die derben Schwielen der Bauchspeicheldrüse abzutragen, ohne in den Geschwürkrater zu geraten. Wir sind uns alle vollkommen darüber im klaren, daß man den Geschwürsgrund mit entfernen muß, und eben das ist gar nicht einfach und auch ziemlich riskant. Schließlich darf ich nicht in die Bauchspeicheldrüse selbst geraten und am Ende gar den Hauptausführungsgang verletzen. Ausgedehnte Verwachsungen in dieser Region erschweren stets das Vorgehen. Im

Laufe der Jahre entwickelt sich aber bei jedem Chirurgen ein Gefühl für die Gewebe, das Unheil vermeiden hilft.
Nach etwa einer halben Stunde vorsichtiger, aber intensiver Arbeit habe ich den Magen von der Bauchspeicheldrüse ganz abgetrennt und die Pförtnerregion soweit vorbereitet, daß die Entfernung von zwei Drittel des Magens durchgeführt werden kann. Nun versorge ich als erstes die in der Pankreasdrüse entstandene Gewebslücke und überdecke sie sorgfältig mit Teilen des Netzes. Wir müssen damit rechnen, daß dieses Gebiet durch das chronische Geschwür latent infiziert ist, und sind daher bestrebt, es gegen die freie Bauchhöhle abzudichten. Das Absteppen des Zwölffingerdarmes dicht hinter dem Magenausgang und oberhalb der Mitte des Magens vor der Resektion habe ich wiederum mit meiner Nahtmaschine durchgeführt – das ist immer ein fast eleganter Vorgang. Manche Chirurgen schimpfen zwar über diese Nahtmaschine, wer sie aber zu bedienen versteht, erreicht damit ein viel saubereres Vorgehen und spart Zeit gegenüber der alten Technik.
Nun ist der Stumpf des Zwölffingerdarmes dicht verschlossen, und wir können die neue Verbindung des Magenrestes mit dem Dünndarm herstellen, eine langweilige Arbeit nach Schema F, die aber große Exaktheit verlangt, wenn man gute Resultate erzielen und Störungen nach der Operation vermeiden will.
Dieser Teil der Operation verläuft sehr rasch und befriedigend, so daß ich guten Mutes den Operationssaal in der Überzeugung verlassen kann, daß eine glatte Heilung bevorsteht.
Nun gehe ich also auf die Station, um mir die Frau, die einen großen Tumor in der Brust haben soll, anzusehen. Schwester Veronika empfängt mich und drückt mir gleich die ganzen Unterlagen des Falles in die Hand. Ich überfliege die Zeilen, die Adorni geschrieben hat. In großen Zügen kannte ich ihren Inhalt ja schon aus unserem Gespräch. Dann greife ich nach dem großen Kuvert mit den Röntgenbildern. Ich stutze, weil Adorni ein kleines Kuvert, offenbar mit einer persönlichen Mitteilung, zugefügt hat. Ich öffne die Hülle und lese nur einen kleinen Vermerk:
»Bitte zeigen Sie der Patientin die Röntgenaufnahmen nicht, sie würde erschrecken.«
Danach muß ja wirklich ein ganz besonders übler Tumor in der

Brust der armen Frau stecken. Nun erst öffne ich das große Kuvert und nehme mir die Thoraxaufnahmen heraus. Ich halte die Röntgenbilder ans Licht.
Unwillkürlich fahre ich zusammen:
»Heiliger Gott! Das ist ja furchtbar!«
Man sieht auf der sagittalen Aufnahme der Brust sehr schön die Rippen, das Schlüsselbein und, da die Aufnahme in starker Einatmungsstellung gemacht wurde, die tiefgetretene Wölbung des Zwerchfelles. Anstelle der normalen Konfiguration des Herzens entdeckt man aber einen mächtigen massiven Schatten, der sich halbkugelig weit in die linke, teils auch in die rechte Hälfte der Brusthöhle vorwölbt. Die Geschwulst hat solche Dimensionen, daß sie links fast den Brustrand erreicht. Nur ein ganz schmaler Streifen von Lungengewebe ist dazwischen gelagert. Aber damit noch nicht genug. Auch auf der rechten Seite wölbt sich eine halbkugelige Masse in den Brustraum vor und überdeckt den oberen Teil des Herzens.
Die Knie können einem bei diesem Anblick weich werden. Ein kleiner Hoffnungsschimmer besteht: Die Ränder der Geschwulst sind relativ glatt und scharf begrenzt. Im Inneren der riesigen Geschwulst zeigt eine Art Gitterwerk dichteres Gewebe an, aber es sind keine Verkalkungen oder Knochen, wie man sie manchmal bei Wundergeschwülsten, Teratomen, zu sehen bekommt, erkennbar. Von der Seite gesehen, erscheinen diese Tumormassen genauso übel, auch hier fällt das Gitterwerk derberer Leisten auf. Fast den ganzen Mittelfellraum hinter dem Herzen füllt dieser Riesentumor aus.
Ich greife noch einmal in den großen Umschlag und finde eine weitere Aufnahme, die Dr. Adorni gemacht hat, während die Patientin Kontrastbrei schluckte. Man erkennt darauf deutlich, daß die Speiseröhre gut gefüllt und glattwandig ist. Keine Stelle ist angefressen, es ist auch keine Enge zu sehen, die auf einen Krebs hindeuten könnte. Zum Teil ist sogar die Langstreifung der Speiseröhrenschleimhaut gut zu erkennen. »Wenigstens etwas«, denke ich erleichtert. Die Speiseröhre ist also noch intakt. Auch die Luftröhre ist gut durchgängig, aber mit dem Bronchialbaum etwas nach der Seite abgedrängt. Die Atemnot der Frau rührt also nicht von einer Einengung oder Verlegung der oberen Luftwege her, sondern beruht auf der Kompression

der beiden Lungenflügel, besonders der linken Lunge, durch die riesige Masse der Geschwulst.

Nun weiß ich genug und gehe in das Krankenzimmer, um mir die Frau anzusehen. Schwester Veronika begleitet mich. Der Stationsarzt ist nicht da, er muß noch assistieren, aber ich brauche ihn auch nicht. Auf dem Einweisungszettel steht der Name: Magdalena Goebel, 53 Jahre, verheiratet, sechs Kinder. Auch das noch!

Die Frau liegt halb aufgerichtet in einem Bett am Fenster, so kann ich sie gut untersuchen. Sie beachtet uns kaum. Sie hat viel zu sehr mit ihrer Atemnot zu kämpfen. Den Kopf hält sie etwas nach vorn gebeugt und keucht schwer. Eine Atemmaske preßt sie sich vor den Mund, offenbar hat sie bemerkt, daß ihr der Sauerstoff hilft.

Die Schwester meint dazu:

»Ich habe ihr gezeigt, wie sie das machen muß, Herr Professor. Sie hat es gleich begriffen. Jetzt geht es etwas besser. Frau Goebel ist nicht mehr so blau.«

Mag sein, daß die Blausucht aus Sauerstoffmangel wirklich geringer geworden ist, aber bläulich sind die Lippen immer noch. Die Störung des Gasstoffwechsels ist noch lange nicht behoben. Das war ja auch gar nicht zu erwarten. Schließlich ist durch die riesige Ausdehnung der Geschwulst die Atemoberfläche zu klein geworden. Die Frau befindet sich in einem chronischen Erstikkungszustand, daher die Qual, die Angst, die sich in ihren Zügen spiegelt. Davon kann ich mich gut überzeugen, denn sie nimmt einen Augenblick die Atemmaske ab. Der ganze Jammer ihres Daseins kommt in ihrem Gesicht zum Ausdruck. Über ihre Stirn ziehen Sorgenfalten, die Mundwinkel sind herabgezogen, die Augen weit aufgerissen, der Mund halb geöffnet. All das sind Spuren der Not, des Leides und verzweifelter Sorge. Nicht nur gegen die Plagen ihres irdischen Schicksals, die körperliche und seelische Überlastung durch die Schar der sechs Kinder kämpft sie an, sondern nun auch noch gegen die ständige Atemnot, die Angst zu ersticken.

»Ihnen geht es aber gar nicht gut, Mutter Goebel, wie ich sehe. Sie bekommen nicht genug Luft. Seit wann ist denn das so schlimm geworden?«

»Oh, Herr Professor, mir geht's schon seit vier Wochen so

schlecht. S' atme fällt mir halt so schwer. Unser Doktor hat mir ebbes zum einreibe verschriebe und ein Pulver gegebe, aber besser ischs net geworde. Im Gegenteil, von Tag zu Tag wird's schlimmer – ich muß noch ersticke.«

»Aber, Frau Goebel, warum sind Sie denn nicht schon früher zu uns gekommen?«

»Mei, Herr Doktor, wie sollt ich's denn auch mache – mit sechs Kindern. Die habe doch niemand außer mir. Der Mann isch au nit mehr der Jüngste, er schafft sich ab auf dem Acker, wir bringe die Kinder ja kaum durch.«

»Haben Sie Schmerzen, Frau Goebel?«

»Ha – Schmerze sind's net grad, aber so ein furchtbarer Druck in der Brust. Hunger hab ich keinen mehr, und schlafe kann ich au nit. Das werde Se schon verstehe.«

»Ja, Frau Goebel, da müssen wir aber schnell etwas unternehmen. Vielleicht müssen wir operieren. Aber das kann ich Ihnen jetzt noch nicht sagen. Da muß ich mich erst noch mit unserem Dr. Adorni besprechen – das ist der Doktor, der die Röntgenaufnahme gemacht hat.«

»Mache Se mit mir, was Se wolle, Herr Professor, nur mache Se, daß ich wieder Luft krieg. Denke Se doch an meine Kinder. Das Jüngste isch doch erscht fünf Jahr alt.«

»Und auf dem Hof? Wer hilft denn Ihrem Mann?«

»Jetzt isch die Götte gekomme, weil ich hab in die Klinik müsse. Aber die taugt net viel – des weiß i gwiß.«

»Und noch was, Mutter Goebel. Ich kann nicht operieren, wenn ich nicht vorher mit Ihrem Mann gesprochen habe.«

»Er isch e fleißiger Mann, e rechtschaffener Mann, aber man muß em alles sage. Wenn ich sag, Se solle operiere, dann sagt der bestimmt net nein.«

»Dennoch, er muß seine Einwilligung geben. Anders geht es nicht. Wo könne mer ihn denn erreiche?«

Sie nennt mir die Adresse vom Hof, und wir setzen uns sofort mit dem Mann in Verbindung.

Die Frau hatte ganz recht – er machte keinerlei Schwierigkeiten und gab sofort seine Einwilligung zur Operation.

Viel Zeit ist bei dem Zustand der Patientin nicht zu verlieren. Also alarmiere ich sofort meinen Spezialassistenten für die Kreislaufuntersuchungen und bitte ihn, unverzüglich das Herz und den Kreislauf der Frau zu testen. Anderen Kliniken waren wir schon damals in dieser Hinsicht weit voraus. Wir beschränkten uns nicht auf die klinischen Untersuchungen der Organe, auf das Elektrokardiogramm, sondern wir bestimmten mit einer eigenen Apparatur, die wir uns auf einem fahrbaren Wagen zusammengebastelt hatten, die Herzleistung und -arbeit, das Schlag- und Herzminutenvolumen, das Gesamtvolumen des Blutes, den peripheren Widerstand und anderes mehr. Natürlich prüften wir auch die Gerinnungsverhältnisse des Blutes, das Blutbild und eine ganze Reihe von chemischen Werten hinsichtlich der Leber- und Nierenfunktionen. Am nächsten Morgen hatten wir die Werte beisammen und waren erstaunt, daß die schweren Veränderungen in der Brusthöhle keine stärkeren krankhaften Ausschläge erbracht hatten. Trotz der Verschlechterung des Gasstoffwechsels schien die Kreislauflage und Herzleistung ausreichend für einen Eingriff zu sein. Von dieser Seite drohte uns also anscheinend keine sonderliche Gefahr, mehr Schwierigkeiten mußten wir allerdings von der Verdrängung und Kompression der Lungen und von den Druckveränderungen in der Brusthöhle erwarten.

Bei der Morgenvisite untersuchte ich Frau Goebel noch einmal genau. Die Diagnose »Hodgkinsche Krankheit« war ja erwogen worden. Diese Krankheit erstreckt sich auf alle lymphatischen Drüsen, also auf diejenigen in der Halsregion, im Mittelfell, unter den Achseln und in den Leistendrüsen. Es waren aber bei der Mutter Goebel in diesen Gebieten keine Drüsenpakete tastbar. Das sprach gegen eine Hodgkinsche Erkrankung, die man übrigens längere Zeit einmal für eine Form der Tuberkulose gehalten hat. Das Blutbild hatte auch keine Vermehrung jener weißen Blutkörperchen, die wir »eosinophile Zellen« nennen, ergeben – wie es gewöhnlich bei einer Hodgkinschen Krankheit der Fall ist. Die Diagnose »Hodgkin« mußte also fallengelassen werden – blieb die Diagnose »Tumor«. Damit entstand nun die prekäre Frage, ob es sich um eine gutartige oder eine bösartige Geschwulst handelte.

Deshalb ging ich zu Dr. Adorni in die Röntgenstation und nahm die Röntgenbilder mit. Ich orientierte ihn kurz über alle unsere neuen Befunde, dann hängten wir die Bilder in den Lichtkasten, betrachteten sie noch einmal und berieten uns.

»Doktor, ich meine, die scharfe Begrenzung und die gleichmäßige Dichte sprechen für eine gutartige Geschwulst. Bedenklich ist die Lage nur durch die Verdrängung der Lunge geworden. Das Ding ist also potentiell bösartig, aber nicht de facto. Das ist meine Meinung – das heißt: meine ganze Hoffnung!«
Adorni schweigt eine Zeitlang, dann nickt er:
»Ich glaube, Sie haben recht. Überlegen wir noch mal: Könnte diese Geschwulst von einem Nerv ausgehen?«
»Nein – das glaube ich nicht. Wenn wir einen Nerventumor haben, also ein Neurinom, das zum Beispiel von dem Nervus vagus ausgeht, vom Grenzstrang, dann wölbt sich eine solche Geschwulst einseitig halbkugelig in den Brustraum vor und sitzt breitbasig auf der Wirbelsäule auf. Diese Geschwulst ist aber doppelseitig entwickelt. Ich möchte also nicht annehmen, daß es sich um ein Neurinom handelt.«
»Woher könnte diese Geschwulst sonst kommen?«
»Wer kann das wissen? Sehen Sie mal, im oberen Mittelfellraum, dort, wo doch die Thymusdrüse sitzt, ist das Gebiet ja relativ frei. Es kann sich also auch um keine Thymusgeschwulst, ein Thymom oder einen Krebs der Thymusdrüse handeln. Wenigstens ist das meine Ansicht. Es kann auch keine Struma sein, kein Tauchkropf, der in die Brusthöhle gedrungen ist, denn die Verbindung zur Schilddrüse fehlt. Allerdings kommen auch selbständige Kropfknoten im Mittelfellraum vor.«
»Das stimmt«, meint Adorni nachdenklich, »aber weiter? Wir kommen damit eigentlich zu dem Schluß, daß es sich um eine gutartige Geschwulst oder eine lymphdrüsenartige Geschwulst handeln muß. Für eine Wundergeschwulst halte ich das Ding eigentlich nicht.«
»Das werden wir ja sehen.«
Adorni zeigt auf den Brustkorb.
»Sehen Sie mal die großen Rippenzwischenräume. Der Brustkorb ist in Faßform erstarrt, die Atembewegungen werden nur vom Zwerchfell geleistet. Kein erfreulicher Befund. Dazu kommt noch die Stauung der großen Venen im Mittelfellgebiet und der Halsvenen bei der Patientin.«
»Ganz recht, die Halsvenen sind gestaut, der Hals im unteren Teil geschwollen. Die Venen sind prall gefüllt, der Rückfluß des venösen Blutes vom Kopf-Halsbereich zum Herzen ist ge-

hemmt. Aber Kopfschmerzen hat sie nicht, nur einen dumpfen Druck im Kopf.«

So überlegen wir eine Weile hin und her und wagen es kaum, uns an die Hauptfrage heranzutasten: Kann man eine solch riesige Geschwulst überhaupt noch operieren? Der Entschluß dazu grenzt an Vermessenheit, ist geradezu eine Herausforderung an das Schicksal. Das wissen wir beide, aber wir schweigen zunächst. Schließlich sagt Adorni:

»Na und – was nun? Möchten Sie denn wirklich diese riesige Geschwulst angehen? Operieren? Das kann die Frau doch eigentlich nicht durchstehen. Das wäre doch geradezu gewissenlos.«

»Ich bin in diesem Falle nicht Ihrer Meinung. Sehen Sie mal, die Frau ist, wenn wir sie nicht operieren – nicht diesen letzten Versuch wagen, weil wir zu feige oder zu hoffnungslos dazu sind –, mit absoluter Sicherheit verloren. Dem jetzigen Zustand nach zu schließen, kann es gar nicht viel länger dauern als vielleicht zwei bis drei Wochen, dann ist die arme Frau nach Tagen und Nächten endloser Qual tot. Aus diesem Grund sind wir als Chirurgen moralisch geradezu gezwungen, das Letzte zu wagen. Über das enorme Risiko dabei bin ich mir natürlich völlig im klaren.«

So wie Adorni, denken die anderen auch: der Oberarzt, die Assistenten, die Schwestern. Ich spüre es ganz genau, als ich den Mitarbeitern meinen Operationsentschluß bei der Programmbesprechung für den nächsten Morgen mitteile. Sie gehen wohl alle auf meine Vorschläge ein, sind auch alle mit der Verteilung der Rollen einverstanden – im Grunde aber lehnen sie den kühnen Eingriff innerlich ab, weil sie ihn einfach für unmöglich und den Chef für verrückt halten. Sie erwarten mit Bestimmtheit, daß die Frau die schwere Operation nicht übersteht.

Ich lasse mich nicht beirren, solche Widerstände mußte ich schon oft überwinden. Dies ist ein Fall, bei dem es gilt, das Letzte zu wagen und im Interesse des Patienten die Verantwortung willig auf sich zu nehmen. Zu den übervorsichtigen Chirurgen, die nur etwas wagen, wenn sie von dem Erfolg fest überzeugt sind, die stets Angst haben, daß ihr persönlicher Ruf und die Praxis geschädigt werden, hatte ich sowieso nie gehört.

Wir haben einige Chancen, das weiß ich, und deshalb ist mein

Entschluß unabänderlich. Das Tuscheln der Schwestern und der Assistenten hinter meinem Rücken rührt mich nicht.
Wieder einmal ist die Narkose das Wichtigste. Wir müssen ja den Brustraum öffnen, am zweckmäßigsten auf der linken Seite im vierten oder fünften Rippenzwischenraum. Deshalb lasse ich mir Dr. Baldner kommen, den Assistenten, den ich speziell für solche schwierigen Narkosen ausgebildet und um dessen Kenntnisse ich mich sehr bemüht habe.
Baldner ist ein kleiner blonder Mann. Er ist hochbegabt und hat gelernt, sich nicht nur mit dem Technischen und Praktischen der Chirurgie zufriedenzugeben, sondern in die moderne funktionelle Denkweise der Chirurgie vorzudringen, die ein guter Teil meines Lebensinhaltes und Werkes geworden ist.
»Baldner, hören Sie genau zu: Wir stehen vor einer sehr schwierigen Aufgabe. Bitte befassen Sie sich mit Frau Goebel, die ich morgen operieren will. Mediastinal-Tumor – Sie wissen ja. Bitte übernehmen Sie die Überdrucknarkose. Sehen Sie sich mal die Röntgenbilder an.«
Wir betrachteten gemeinsam nochmals die Bilder ... Ob ich diesen mächtigen Tumor wirklich entfernen kann – ich weiß es nicht. Die Kreislaufwerte sind gar nicht so schlecht, sogar verhältnismäßig günstig. Die Frau scheint mir, trotz des schlechten Zustandes der Atmung, relativ belastungsfähig zu sein.
»Geben Sie vor allen Dingen viel Sauerstoff. Fangen Sie mit einer intravenösen Evipan-Narkose an und gehen Sie dann auf milde Ätheranflutung über. Lachgas würde ich weglassen. Dann halten Sie die Einschaltung von Überdruck im geschlossenen Kreisatmungssystem bereit – ich werde Ihnen die genauen Druckwerte von Phase zu Phase des Eingriffs zurufen.«
Baldner hat mich sofort verstanden.
»Im übrigen, während der ganzen Operation: Dauernde Registrierung von Puls und Blutdruck und eine Dauerinfusion. Bitte bereiten Sie auch Bluttransfusionen vor, denn die werden wir sicherlich brauchen.«
Damit sind die Würfel gefallen, die Weichen gestellt. Allen Warnungen zum Trotz will ich den großen Eingriff wagen.
Manch einer wird sich fragen, warum ich für eine derartig schwierige Operation keinen Fachanästhesisten eingesetzt habe. Nun, damals gab es so etwas noch nicht! Mein Kampf um die

Anästhesiologie als selbständiges Fach dauerte nun schon über fünfzehn Jahre, der Widerstand prominenter Chirurgen war noch immer nicht gebrochen.
Bei der Stadt hatte ich seit langem eine Sonderstelle für einen Anästhesie-Assistenten beantragt, aber davon wollten die erlauchten Stadtväter nichts wissen. Man hielt das für einen gänzlich unnötigen Luxus. Es sei jahrzehntelang auch so gegangen. Wozu also diese Neuerungen, die nur Geld kosten? Nun ja – wer saß schon in dem Krankenhausausschuß? Ein braver Bäckermeister, eine gute Hausfrau, ein fleißiger Hotelier, ein Metzgermeister, ein Oberlehrer und einige Kaufleute. Was wußten die schon von unseren Sorgen im Krankenhaus – von unseren Problemen in der Chirurgie? Gar nichts, sie verstanden mich nicht einmal, wenn ich versuchte, ihnen unsere Sorgen zu erklären. Man wollte eben nicht zahlen. Kranke waren ja sowieso lästig und teuer.
So also lagen damals die Dinge, und deswegen mußten wir uns selbst helfen, so gut es ging.

Natürlich wurde im Krankenhaus sehr rasch bekannt, daß ich mich entschlossen hatte, diese verzweifelte Operation zu wagen. Der Operationssaal füllt sich am Morgen immer mehr mit Zuschauern, wir geraten räumlich fast in Bedrängnis. Die Patientin ist von Dr. Baldner wirklich gut vorbereitet worden, sie befindet sich in einem Dämmerschlafzustand, und wir können zunächst einmal mit ihrer richtigen Lagerung beginnen. Ich muß von der linken Seite Zugang zu dem Tumor finden, die linke Brustseite öffnen. Also legen wir die Patientin auf die rechte Seite, der linke Arm wird hochgebunden, so daß er nicht stören kann. Das Operationsfeld wird desinfiziert, die Blutdruckmanschette angelegt, die Infusion vorbereitet.
Inzwischen haben wir uns fertig gemacht, die weißen Operationsmäntel angezogen, den Mundschutz umbinden lassen und die Gummihandschuhe übergestreift.
Ein prüfender Blick noch auf den Instrumententisch. Es scheint alles in Ordnung zu sein. Der große Rippenspreizer liegt parat. Ein paar lange Spezialpinzetten will ich noch haben und bitte darum.
Der Oberarzt, ein älterer Mann, den ich übernehmen mußte, as-

sistiert mir aus erster Hand. Er steht mir gegenüber. Zwischen Baldner und ihn stellt sich ein Assistent, ein dritter Mann bleibt auf meiner Seite. Beide müssen voraussichtlich stark an den Rippenhaken ziehen, bis wir den Rippenspreizer eingesetzt haben.

Frau Goebel döst, die Puls- und Blutdruckwerte sind relativ gut.

Ich wende mich an den Anästhesisten:

»Dr. Baldner, bitte beginnen Sie jetzt mit der Evipan-Narkose.«

Er nickt nur, hat seine Spritze schon vorbereitet und fängt nun an, die narkotische Flüssigkeit langsam der intravenösen Infusion beizumischen.

Die Einleitung der Narkose vollzieht sich ganz glatt. Wir warten geduldig ab, bis die Patientin völlig ruhig schläft und sich entspannt. Die Sauerstoffbeatmung ist eingeschaltet, die Ätheranflutung kommt in Gang. Keinerlei Erregungszustand tritt ein. Dr. Baldner macht das ausgezeichnet, er hat viel gelernt. Der Blutdruck senkt sich nur unbedeutend. Durch die reine Sauerstoffbeatmung ist die Atemnot wesentlich gemildert und die Zyanose der Lippen fast verschwunden. Wir können zufrieden sein.

Ich werfe noch einen Blick auf die Runde der Mitarbeiter und die Instrumentenschwester.

»Alles bereit? Gut – also los.«

Man reicht mir das Skalpell und ich umfasse den Griff – das ist immer ein beruhigendes Gefühl. Nun ziehe ich einen langen Schnitt genau über der fünften Rippe in ihrer ganzen Ausdehnung. Das Messer ist unheimlich scharf, die Gewebe gleiten auseinander. Ich gebe es zurück, lasse mir Klemmen reichen. Die beiden Assistenten setzen die Wundhaken ein, spritzende Gefäße werden gefaßt und rasch unterbunden. Zum zweitenmal reicht mir die Schwester das Skalpell, denn ich muß nun die Knochenhaut der fünften Rippe durchtrennen. Mit einem Spezialraspatorium, einem Schaber, den Sauerbruch angegeben und sehr gern benutzt hat, löse ich die fünfte Rippe aus ihrer Knochenhauthülle. Das geht alles sehr schnell. Der knöcherne Rippenteil ragt nun in ganzer Länge hervor, so daß ich die Rippenschere an beiden Enden einsetzen kann, um sie zu

entfernen – das ist für einen breiten Zugang zur Brusthöhle notwendig.
Nun naht ein kritischer Augenblick: die Öffnung der Brusthöhle. Deshalb rufe ich Baldner zu:
»Bitte zwei bis drei Zentimeter Überdruck einschalten!«
Er versteht mich sofort und beginnt, an der Narkosemaschine zu arbeiten. Man kann nämlich dadurch, wie alle unsere Versuche gezeigt hatten, den plötzlichen Kollaps der Lunge vermeiden. An den rhythmischen Geräuschen des Wasserventils hören wir, daß nun das ganze Atemsystem unter geringem Überdruck steht. Zum drittenmal greife ich zum Messer und öffne mit einem langen Schnitt vorsichtig das linke Brustfell, genau an jener Stelle, wo die fünfte Rippe saß. Mein Schnitt reicht hinten bis fast zur Wirbelsäule, vorn bis zum Brustbein. Die Lunge liegt prall gefüllt vor uns und bewegt sich im Rhythmus der Atmung, sie kollabiert nicht. Vorsichtig kann ich sie so weit beiseite schieben, daß wir den ganzen Mittelfellraum der linken Brustseite in das Blickfeld bekommen. Die beiden Assistenten müssen die Wundhaken sehr stark anziehen, damit ich den Rippenspreizer einsetzen kann. Das Brustwandfenster klafft nun so weit, daß das Licht unserer Operationslampe in die Tiefe fallen kann.
Wir starren in die linke Brusthöhle, der Schrecken fährt uns in die Glieder. Eine Riesengeschwulst füllt fast den ganzen Mittelfellraum prall aus, das linke Mittelfell ist weit vorgewölbt. Feine kleine Äderchen ziehen darüber hinweg. Die Geschwulstmasse drückt nicht nur auf die linke Lunge, sondern auch, wie man sehen kann, von hinten her auf das Herz.
Der Eindruck ist überwältigend, und ich muß gestehen, schwerste Bedenken tauchen jetzt bei mir auf, ob ein Versuch, diesen Tumor aus dem Mittelfellraum zu lösen, gerechtfertigt oder überhaupt technisch noch möglich ist.
Ich schaue auf, mein Blick verliert sich im Raum. Sollst du es wagen – ist es nicht zu vermessen? Ich richte mich auf:
»Da – sehen Sie sich einmal diesen Befund an.«
Die Assistenten, die Internisten, der Röntgenologe treten nacheinander an den Operationstisch und werfen einen Blick in die Tiefe der linken Brusthöhle. Stumm wenden sie sich ab. Manch

einer schüttelt den Kopf. Alle sind sie von der Unmöglichkeit der Entfernung dieser Geschwulst überzeugt. Man sieht es ihren Mienen an. Sie sehen ihre negative Ansicht bestätigt und erwarten mit Bestimmtheit, daß ich die Operation abbreche, also aufgebe. Aber dagegen sträubt sich alles in mir, eine seltsame Ruhe und Zuversicht hat mich erfaßt. Der weise Ausspruch eines unserer akademischen Lehrer kommt mir plötzlich in Erinnerung: »Eine angearztete Frau muß zu Ende gearztet werden«, hat er uns jungen Studenten damals gepredigt. Er meinte damit: »Gib nicht auf, wenn du angefangen hast. Führe eine Aktion, wenn es irgendwie geht und für den Patienten notwendig ist, zu Ende.« Er kam aus einer alten Schule, in der man das Wagnis nicht scheute und eine verantwortungsfreudige Chirurgie betrieb. Es lag mir nicht, einfach aufzugeben, mich durch die immense Größe dieses Tumors abschrecken zu lassen – und immerhin, vielleicht war er gutartig.

Vorsichtig gleitet meine Hand über die Tumormasse. Ich finde, daß das Gewebe zwar derb, aber nicht hart ist. Es fühlt sich etwa wie eine Schilddrüse an. Vielleicht ist die Geschwulst mit dem Mittelfell nicht fest verwachsen, das müßte man feststellen.

Die Beleuchtung ist ausgezeichnet, die Blutdruck- und Pulswerte haben sich kaum geändert. Zum Entsetzen der Zuschauer gebe ich nicht auf, sondern mache weiter. Ich spüre die Ablehnung meiner Mitarbeiter. Sie halten dich wieder mal für vermessen oder, deutlich gesagt, für verrückt, denke ich.

Dann lasse ich mir ein feines, langstieliges Skalpell reichen und wage einen Einschnitt im oberen Teil des linken Mittelfells, natürlich unter äußerster Schonung des wichtigen Zwerchfellnerves, den wir nun als feinen weißlichen Strang über dem Herzbeutel sehen.

Welche Überraschung! Es gelingt mir ohne allzu große Mühe, ein kleines Stück weit das Brustfell vom oberen Pol der Geschwulst abzulösen. Deshalb schlitze ich nun von hier aus das linke Mediastinum in erforderlichem Abstand vom Herzbeutel bis zum unteren Pol auf und präpariere die dünne Gewebshaut nach beiden Seiten von der Geschwulst ab. Es zeigt sich eine relativ glatte Oberfläche des Tumors, aber es blutet nun aus vielen kleinen Gefäßen.

Wird er nun endlich aufhören, denkt wohl der eine oder andere – aber ich höre nicht auf.
Wir müssen wissen, ob die Geschwulst fest in den Geweben des Mittelfelles verwachsen ist oder nicht, besonders ob sie sich von der Speiseröhre und dem Herzbeutel abheben läßt. Deshalb greife ich mit der rechten Hand tief in den Mittelfellraum, versuche die Geschwulst zu umfassen und Stück für Stück von der Umgebung stumpf zu trennen. Die Sickerblutung nimmt zu und stört die Sicht. Das Absauggerät muß eingeschaltet werden. Die Pumpe zischt und rauscht.
Plötzlich gerät meine Hand in eine Lücke hinter die Geschwulst. Das Gebilde ist relativ beweglich. Ich kann auch von unten vorgleitend bis zum unteren Halsansatz vordringen und schließlich mit einiger Mühe den oberen Pol der Geschwulst befreien, so etwa, wie man eine kranke Niere aus ihrer Umgebung löst.
Im Operationssaal herrscht Totenstille – eine unbeschreibliche Spannung hat alle erfaßt. Die Männer können natürlich nicht sehen, was ich mache, aber sie folgen doch in fieberhafter Erregung meinen Bewegungen. Die obere Hälfte der Geschwulst ist nun frei, wie sich das Vorgehen weiter unten gestaltet, weiß ich nicht. Wir haben noch lange nicht den kritischen Punkt erreicht. Die Blutungen aus der Tiefe nehmen immer mehr zu, ständig muß ein Assistent absaugen. Es handelt sich aber nur um Sickerblutungen aus den vielen kleinen zerrissenen Gefäßchen, kein größeres Gefäß wurde beschädigt.
Ein Blick zu Dr. Baldner, der sich zur Narkosemaschine wendet:
»Doktor, bitte die Werte!«
Der Blutdruck ist nun stärker gesunken, der Puls ist beschleunigt. Das rührt von dem dauernden Blutverlust her. Die Atmung hält sich.
»Bluttransfusion – bitte rasch«, rufe ich ihm zu. »Halten Sie mir das Atemsystem dicht. Ich muß jetzt auf die rechte Brustseite vordringen.«
Die Geschwulst erstreckt sich ja auch bis in die rechte Brusthöhle hinein.
Es hatte seine triftigen Gründe, daß ich von der linken Seite aus vorgegangen war. Rechts liegen nämlich große gestaute Venen,

die ihr Blut in den rechten Vorhof ergießen. Mit denen wollte ich nicht in Konflikt geraten.
Schritt für Schritt kommen wir voran. Die kopfgroße Geschwulst wird im Mittelfell immer beweglicher. Ein breites Gewebsband hält unten den Tumor noch fest. Ich taste diesen Stiel ab, suche ihn zu separieren.
Da gibt es eine böse Überraschung. Meine Finger ertasten nämlich eine zweite, etwas kleinere Geschwulst in dieser Tiefe. Sie sitzt rechts hinter dem Herzen und haftet an der Herzbeutelinnenwand. Auch das noch. Es muß sich um jene zweite Vorwölbung handeln, die wir im Röntgenbild auf der rechten Seite erkannt haben. Zunächst konzentriere ich mich ganz auf die große Geschwulst. Wenn es mir gelingt, sie zu entfernen, wird man weiter sehen.
»Lange Klemme bitte.«
Die Schwester reicht sie mir. Ich suche nun auch mit der linken Hand in die Brusthöhle einzudringen, um damit die Geschwulst so zur Seite zu drängen, daß ich den Geschwulststiel sehen und abklemmen kann. Das gelingt mit großer Mühe. Mit der Schere wird der Stiel durchtrennt. Die Geschwulst ist frei. Ich versuche, sie mit beiden Händen zu umfassen und sie aus der Brustöffnung herauszudrängen. Aber das geht nicht, die Geschwulst ist viel zu groß, das Brustwandfenster ist trotz maximaler Spreizung der Rippensperre zu klein. Immer wieder versuche ich, das kugelige Ding irgendwie durch die Lücke zu zwängen, denn zerteilen darf ich den Tumor nicht, er könnte ja bösartig sein. So bleibt mir nichts anderes übrig, als die benachbarten Rippen – das sind die vierte und die sechste – an ihren Enden einzukerben. So wird das Thoraxfenster weit genug. In diesem Augenblick ruft Baldner mir zu:
»Vorsicht – es geht der Frau schlechter.«
Wir stecken jetzt mitten in der Krise. Durch die ständigen Sikkerblutungen ist der Blutdruckwert stark abgefallen. Die Patientin ist in einen schweren Kollapszustand geraten, die Atmung verschlechtert sich von Minute zu Minute. Das Gespenst des Todes taucht hinter uns auf. Erregtes Flüstern ringsum, böse Blicke treffen mich. Ich sehe in blasse Gesichter. Einige schleichen sich aus dem Operationssaal, sie wollen das Ende nicht miterleben. Größte Eile ist geboten.

»Die Bluttransfusion stark beschleunigen, bitte – und Kopftieflagerung.«
Dadurch sollen Blutreserven aus dem Bereich der Beine in den Körperkern und zum Herzen zurückfließen.
Blitzschnell greife ich nochmals mit beiden Händen tief in die Brusthöhle und umfasse die Geschwulst, während alle ringsum auf die Katastrophe warten. Da, endlich gelingt es mir, unter Drehung das Riesending aus der Brusthöhle zu heben und in eine Schale zu werfen. Ein Raunen ringsum.
»Alles oder nichts«, das ist die Frage. Nur nicht weich werden.
»Patientin atmet nicht mehr!« ruft plötzlich Dr. Baldner. Die Krise ist auf dem Höhepunkt angelangt. Wir müssen sofort stoppen. Das Letzte steht auf dem Spiel. Immer noch blutet es stark aus der Tiefe des Mittelfellraumes. Koste es, was es wolle, diese Blutung müssen wir stillen. Wir fassen mit Klemmen zu. Die Unterbindungen können später gemacht werden. Nochmals rufe ich:
»Die Bluttransfusion beschleunigen, Narkose abstoppen. Künstliche Beatmung mit reinem Sauerstoff, Überdruck höchstens fünf Zentimeter Wassersäule und zwei Kubikzentimeter Coramin intravenös ganz langsam geben.«
Das hilft sichtlich. Unserer Patientin geht es von Minute zu Minute besser. Der Blutdruck steigt wieder an.
Eine Schwester drängt sich von hinten an mich heran, um mir den Schweiß von der Stirn zu wischen.
»Laß das doch«, brumme ich.
Es ist höchste Zeit, den Eingriff zu beenden. Aber da liegt ja noch der kleinere derbe Knoten von Kinderfaustgröße hinter dem Herzen, den kann ich doch nicht zurücklassen, sonst gibt es ein Rezidiv. Schnell fasse ich nochmals in die Tiefe der linken Brust, greife nach dem zweiten Tumor, kann ihn fast mühelos aus einer Art Kapsel lösen und aus der Wunde ziehen. Ich werfe das Gebilde zu der großen Geschwulst in die Schale.
Einige Zuschauer stürzen sich darauf, um sich die Tumoren näher anzusehen. Wir können uns nicht darum kümmern. In größter Eile werden Unterbindungen gemacht, einige Stiche gesetzt, um den Mittelfellraum zu verschließen. Ich lege eine Dränage vom unteren Mediastinum aus durch die linke

Brusthöhle nach außen. Danach muß Baldner die Lunge vorsichtig etwas aufblähen. In diesem Moment springt die Atmung spontan wieder an. Welch ein Glück. Rasch wird die Brustwand notdürftig durch zwei Drahtschlingen um die Grenzrippen verschlossen, dann werden die Weichteile luftdicht vernäht. In Ruhe können wir nun die Hautnähte anlegen. Allmählich verlassen die Zuschauer lebhaft diskutierend unseren viel zu kleinen Operationssaal – wir bekommen Luft. Noch längere Zeit bleibt unsere Patientin auf dem Operationstisch und wird genau überwacht, bis der Kollapszustand überwunden ist. Auch auf der Station bleibt sie unter strenger Kontrolle der Kreislauflage und der Atmung.

Es ist keine Katastrophe eingetreten, wir haben die Krise überwunden.

Völlig erschöpft sitze ich mit meinen Assistenten, dem Internisten und Adorni noch einige Zeit in meinem Arbeitszimmer, um mich nach der Aufregung ein wenig zu entspannen.

»So weit wären wir ja nun, aber wir haben das Spiel noch immer nicht gewonnen. Wir müssen das Urteil des Pathologen abwarten ... Allerdings habe ich auch jetzt noch den Eindruck, daß die Geschwulst gutartig ist.«

Tagelang ließen wir die Frau nicht einen Augenblick ohne Aufsicht. Unsere Kreislaufgeräte standen neben dem Bett, jede Veränderung wurde registriert.

Es ging aber alles besser, als wir zu hoffen wagten. Da der mächtige Druck im Brustraum und die Atemnot verschwunden waren, bekam unsere Patientin schon bald wieder eine blühend rosige Farbe. Herz und Kreislauf arbeiteten recht befriedigend. Die ganzen Stauungserscheinungen im unteren Halsgebiet waren verschwunden, und eine Lungenentzündung, vor der wir uns fürchteten, entstand nach der Operation auch nicht. Nach einigen Wochen konnten wir Frau Goebel entlassen. Später stellten wir die völlige Entfaltung der linken Lunge und die Regeneration der Rippen im Röntgenbild fest. Zwar blieb der linke Brustkorb etwas eingeengt, weil sich zwischen den Rippen knöcherne Brücken gebildet hatten – was bedeutete das aber schon gegenüber dem Vorteil, den wir gewonnen hatten. Auch die Metalldrähte heilten glatt ein, sie brauchten nicht entfernt zu werden.

Der Pathologe belohnte unsere Mühe mit einer günstigen Diagnose. Es handelte sich tatsächlich um eine gutartige Geschwulst.

Es war ein Erfolg – doch es war auch ein Wagnis, und die Frage, wo das Wagnis berechtigt und wo das Risiko zu groß ist, wird sich immer von neuem stellen.

Nehmt euch vor einem Stier von vorn, vor einem Esel von hinten und vor einer Frau oder einem Bürgermeister von allen Seiten in acht.

(Nach einem alten Sprichwort)

IM ZWIESPALT DER VERPFLICHTUNG

Einige Tage Urlaub waren mir vergönnt, die ich wie gewöhnlich im Hochschwarzwald verbrachte. Dort hatte ich noch immer Ruhe und Entspannung gefunden. Diesmal allerdings wollte es nicht so recht klappen, denn die Klinik machte mir schwere Sorgen. Ich traute meinem Oberarzt nicht – weder in klinischer noch in menschlicher Beziehung. Fast sehnte ich den Tag der Rückfahrt herbei – und tatsächlich, schon an diesem Tag gab es die erste große Aufregung, nachdem ich mit meinen Assistenten gesprochen hatte. Auf dem Hof des Krankenhauses traf ich den Oberarzt, hielt ihn an und überfiel ihn sofort mit der Frage:

»Na, Herr Doktor, ist während meiner Abwesenheit etwas Besonderes vorgefallen?«

»Nein, Herr Professor.«

»So – und was ist mit der toten Frau, die unten im Kellerraum gerade seziert wird? Ist das etwa nichts Besonderes? Ein schwerer Schädelbruch mit Zerreißung der Arteria meningea media, die nach klassischem Intervall zu einem subduralen Bluterguß mit mächtiger Drucksteigerung innerhalb der Schädelkapsel geführt hat und die Sie nicht diagnostiziert haben?«

Oberarzt Dr. Schlemm stand vor mir mit der stupiden Miene des gänzlich Überraschten.

»Wie lange sitzen Sie jetzt schon in diesem Krankenhaus als Assistent und später als Oberarzt? Fünfzehn bis zwanzig Jahre doch wohl. Man sollte meinen, daß Sie in dieser Zeit gelernt haben, einen erhöhten Druck in der Schädelkapsel durch einen arteriellen Bluterguß zu diagnostizieren. Aber Sie können das nicht, wie ich feststellen muß. Ja, Sie können offenbar noch nicht einmal einen Schädelbruch feststellen, obwohl die beiden Teile des linken geborstenen Schläfenbeines leicht gegenein-

ander verschiebbar sind und eine Stufe bilden, wenn man den Schädel der alten Frau abtastet. An der linken Schläfe war nicht nur eine Schürfwunde, sondern auch eine Beule, ein großer Bluterguß, der sich in die linke Augenhöhle und bis zum Jochbogen ausdehnt. Daraus hätten Sie den dringenden Verdacht schöpfen können und müssen, daß sich hinter dieser Schwellung ein Bruch der Schädelkapsel verbirgt. Und wenn diese Fraktur ausgerechnet am Schläfenbein sitzt, hat man ganz selbstverständlich an eine Zerreißung der Meningea media zu denken, Herr Oberarzt. Wenn ein Student im Staatsexamen mir die Ursache und die klassische Symptomatik der Meningea-Zerreißung, das Auftreten von Bewußtlosigkeit nach einem Intervall nicht angeben kann, lasse ich ihn durchfallen!
Wie wollen Sie denn mit derartig mangelhaften Kenntnissen und einer solchen diagnostischen Unsicherheit eine chirurgische Abteilung oder Klinik einmal verantwortlich leiten? Das ist mir rätselhaft.
Gehen Sie bitte sofort in den Sektionsraum und lassen Sie sich von unserem Pathologen den Befund erklären.«
Damit hatte ich meinem Ärger Luft gemacht und ging ins Haus. Was sollte ich mit diesem Mann nur anfangen? Ich hatte ihn mit übernehmen müssen, als ich die Leitung der Klinik angetreten hatte, mußte aber bald feststellen, wie unfähig er war. Und jetzt hatte er mich sogar hintergangen, hatte mir glatt die Unwahrheit gesagt, mich angelogen. Nie mehr durfte ich mich von ihm vertreten lassen.
Folgendes hatte sich ereignet:
Eine 65jährige Frau, die Mutter eines Mechanikers in irgendeinem Betrieb, der von der Stadt viele Aufträge erhielt, war zum Einkaufen in die Stadt gegangen. Bei lebhaftem Verkehr schleppte sie ihre schwere Tasche durch die Straßen. Gar nicht so weit von unserer Klinik entfernt, mußte sie die Straße überqueren. Dabei wurde sie vollkommen überraschend von einem jungen Radfahrer, der achtlos daherfegte, angefahren und stürzte so unglücklich zu Boden, daß sie mit der linken Kopfseite auf die Bordkante des Bürgersteiges aufschlug. Sie schrie nicht, offenbar war sie einen Moment lang benommen. Leute rannten herbei, um der alten Frau zu helfen. Man sah, daß sie aus einer Schürfwunde an der linken Schläfe blutete und daß

diese Region rasch anschwoll. Die Haut über dem Jochbogen zum linken Auge hin schimmerte bläulich, am Kopf über dem linken Ohr entstand eine Beule. Sie war blaß, aber keineswegs bewußtlos. Anscheinend hatte sie nur einen Schock erlitten. Sie redete nicht viel und klagte auch nicht, nur aufstehen konnte sie noch nicht, dazu war sie doch zu schwach.
Ein älterer Herr fuhr gerade mit seinem Wagen an der Unfallstelle vorbei. Als er die Leute zusammenlaufen sah, stoppte er sofort, fuhr seinen Wagen an den Straßenrand, sprang heraus und fragte die Umstehenden:
»Ist etwas passiert?«
Da sah er auch schon die alte Frau, die von zwei Helfern gestützt, auf dem Boden hockte, und bemerkte, daß sie an der linken Schläfe blutete.
»Ich fahre sie sofort mit meinem Wagen in das Krankenhaus hinüber. Bitte helfen Sie mir, die Frau in meinen Wagen zu bringen.«
So geschah es dann auch.
Es war gar nicht einfach, die schwere Frau auf den Sitz zu heben, obwohl sie sich ganz gut erholt hatte und mithalf, sie war eben sehr dick. Manchmal stützte sie mit einer Hand ihren Kopf, offenbar hatte sie Schmerzen. Kein Wunder, denn die Schwellung nahm von Minute zu Minute zu.
Inzwischen war auch ein Polizeibeamter erschienen. Er verhörte den Unglücksradfahrer und vernahm auch einige Zeugen.
Der unbekannte Herr fuhr inzwischen mit der Patientin ab und erreichte wenige Minuten später unser Krankenhaus. Man wuchtete die Frau aus dem Wagen und wollte sie sofort auf eine fahrbare Trage legen. Sie wehrte ab und erklärte, sie könne gehen. Ein Wärter führte sie in die Poliklinik. Der diensthabende Assistent, Dr. Wiskoff, ein netter blonder Norddeutscher, sah die Wunde an der Schläfe, säuberte sie vorsichtig von Blutkrusten, machte, wie es damals üblich war, einen Jodanstrich und legte zum Schutz vorerst nur einen Gazestreifen darüber. Man konnte nicht wissen, was sich unter der Beule verbarg, dachte der eifrige junge Arzt. Er tastete vorsichtig den Schädel ab, konnte aber nicht mit Sicherheit einen Bruch feststellen. Die Schwellung war eben schon zu mächtig geworden. Sehr viel Erfahrung mit solchen Unfallverletzungen hatte er

außerdem auch noch nicht, daher fühlte er sich ein wenig unbehaglich. Seiner Sache nicht sicher, versuchte Dr. Wiskoff nun, Näheres über den Hergang des Unfalles herauszubekommen. Die Patientin antwortete nur mit matter Stimme und undeutlich, auch konnte er ihren Dialekt schlecht verstehen. Weil ihm Unheil schwante und weil er zu keiner eindeutigen Diagnose kommen konnte, holte er den Oberarzt Dr. Schlemm, der während meiner Urlaubszeit zugleich Chef der chirurgischen Abteilung war. Der Herr Oberarzt hatte keine besondere Ausbildung genossen. Er hatte nach dem Staatsexamen und der Medizinalpraktikantenzeit nie in irgendeinem Institut gearbeitet, hatte auch nie in einer großen Klinik gelernt. Er kam schon als Assistent in dieses Krankenhaus und hatte nun bald zwanzig Jahre hier verbracht. Er war der Typ des ewigen Assistenten, ein hagerer, unsympathischer Mann, stark gehemmt und unsicher, der nie den Absprung in die Selbständigkeit gewagt hatte.

Oberarzt Dr. Schlemm trat an die Bahre, schaute sich die Frau an, fühlte den Puls und tastete auch den Schädel ab, konnte aber außer der Beule nichts feststellen. Und da die Frau noch sprechen und gehen konnte, hielt er die ganze Geschichte für völlig harmlos. Den Gazestreifen über der Wunde fixierte er mit zwei Pflastern und meinte dann zu Dr. Wiskoff:

»Nichts Besonderes, die Frau kann nach Hause gehen.«

Dem jungen Dr. Wiskoff war dabei gar nicht geheuer zumute, aber er konnte die Entscheidung des Oberarztes natürlich nicht anfechten. Also schwieg er. Nicht einmal Röntgenaufnahmen vom Schädel hat der Oberarzt angeordnet, dachte er – ich hätte welche machen lassen. Nun ja, die alte Frau war relativ munter, nicht benommen, es floß auch kein Blut aus der Nase oder dem Mund. Trotzdem ließ er sie nicht allein heimgehen, sondern von einem unserer Wärter begleiten.

Nach knapp zwei Stunden rollte ein Sanitätswagen in den Hof des Krankenhauses und brachte eine Patientin. Wie üblich, wurde sie auf der Trage direkt in die Poliklinik gebracht. Dr. Wiskoff, der noch immer Dienst hatte, legte gerade einen Gipsverband an. Als er damit fertig war, sah er die Frau an und erschrak: Das ist ja dieselbe Frau, die vorher hier bei uns war!

Er prüfte den Überweisungsschein des einweisenden Arztes, und da stand als Ursache der Einweisung: »Fraglicher Schädelbruch, mäßiger Druckpuls nach Straßenunfall.« Jetzt war die Frau nicht mehr wach, sondern bewußtlos. Sie hatte das Bewußtsein nach einem Intervall von knapp zwei Stunden verloren. Blitzartig erkannte er die mögliche Ursache dafür – nämlich einen erhöhten Druck innerhalb der Schädelkapsel durch Zerreißung der Arteria meningea media, jener Arterie, die zwischen dem Schädelknochen und der harten Hirnhaut eingebettet liegt und die nach einem Bruch des linken Schläfenbeines leicht einreißt. Ein typischer Vorfall. Der junge Mann bekam Angst, er wollte schleunigst noch einmal den Oberarzt holen, die Sache kam ihm höchst gefährlich vor. Also rannte er durch die Gänge, klopfte an die Tür des Arbeitszimmers seines Oberarztes und hörte sofort eine ärgerliche Stimme:

»Herein. Was wollen Sie denn schon wieder?« meckerte Dr. Schlemm. »Hat man denn keinen Augenblick Ruhe?«

Der kleine Doktor dachte – was hat er gesagt? Ruhe? Wofür denn? Etwa zum Arbeiten? Längst wußte er, daß dieser Oberarzt noch nie irgendeine wissenschaftliche Arbeit geleistet hatte. Allenfalls las er einmal den einen oder anderen Aufsatz. Also ließ er sich nicht einschüchtern:

»Herr Oberarzt, die Frau mit dem Verkehrsunfall, die wir vor zwei Stunden hier gehabt haben, ist wieder da. Sie ist jetzt bewußtlos.«

»Ach was«, meinte der Oberarzt, »bewußtlos, was heißt das schon. Rütteln Sie sie mal kräftig, dann wird sie schon aufwachen. Sie wird wohl einen über den Durst getrunken haben. Wir leben ja schließlich in einer Weingegend.«

Dr. Wiskoff ließ sich nicht beirren.

»Herr Oberarzt, sie ist tief bewußtlos, nicht betrunken. Sie war erst wach, ist dann bewußtlos geworden. Es liegt also ein Intervall vor. Der Puls war vor zwei Stunden gespannt und verlangsamt, jetzt ist er beschleunigt – über 90 in der Minute. Der Blutdruck ist noch normal. Einen Druckpuls kann ich zwar nicht feststellen, aber da muß doch was bluten, Herr Oberarzt, innerhalb der Schädelkapsel. Könnte denn nicht die Meningea ... Ich meine, sollten wir nicht Röntgenaufnahmen vom Schädel machen?«

»Meinetwegen. Schicken Sie sie 'runter in die Röntgenabteilung, lassen Sie Schädelaufnahmen in zwei Ebenen machen. Nur nicht so voreilig mit den Diagnosen – und stören Sie mich nicht immer wieder. Sie sehen doch, ich habe eine Patientin hier.«
Tatsächlich hatte er eine Patientin in seinem Zimmer, eine junge, sehr attraktive Dame, mit der er sich unterhielt. Worüber, das war allerdings unklar. Sie sah überhaupt nicht krank aus.
Wiskoff rannte also zurück.
»Gleich mit der Frau auf die Röntgenabteilung. Laßt sie einfach auf der Bahre liegen und fahrt sie hinunter. Ich gehe selber mit.«
Jetzt hatte ihn der Ehrgeiz gepackt. Wir wollen doch mal sehen, wer hier recht behält, dachte er.
Dr. Burger, ein stattlicher blonder Mann, herrschte auf der Röntgenabteilung. Er besaß erhebliche Kenntnisse und einen bissigen Humor, redete aber nicht viel, und sein Gesicht zeigte oft einen merkwürdig leeren Ausdruck. Zu ihm ging Dr. Wiskoff und bat um die Aufnahmen des Schädels.
»Was liegt denn vor?« fragte Dr. Burger.
Dr. Wiskoff blieb nichts anderes übrig, jetzt mußte er Farbe bekennen. Er formulierte klar und präzise:
»Verdacht auf ein extradurales Hämatom links nach Einriß der Meningea media. Meines Erachtens muß die Frau einen Schläfenbruch haben, aber ich kann es äußerlich wegen der Schwellung nicht feststellen. Vielleicht hat die Schädelkapsel nur einen schmalen Sprung. Sie ist von einem Radfahrer umgefahren worden und mit der linken Schläfe auf eine Steinkante aufgeschlagen.«
»Blutungen?«
»Nein – weder aus der Nase noch aus dem Ohr. Nach einem Intervall von etwa eineinhalb Stunden wurde sie bewußtlos.«
»So«, meinte Dr. Burger, »machen wir mal die Aufnahmen, in zehn Minuten wissen wir, was vorliegt.«
Der Verdacht des jungen Arztes bestätigte sich. Auf den Röntgenbildern zeigte sich eine 12–15 cm lange Bruchlinie in der Mitte des linken Schläfenbeines bis hinauf zur Schädelkuppe.
»Da haben wir die Geschichte. Ihre Diagnose ist absolut richtig.«
»Danke.«

Mit den noch nassen Röntgenbildern lief Dr. Wiskoff nun wieder zum Oberarzt, zeigte ihm wortlos die Röntgenaufnahmen und deutete auf die Bruchlinie. Der Herr Oberarzt war anderer Ansicht als der Röntgenologe. Das sei keine Bruchlinie meint er, sondern wahrscheinlich nur eine Gefäßfurche im Schädelknochen. Dr. Wiskoff kommt es geradezu so vor, als wolle der Oberarzt nicht sehen, nicht zugeben, daß er sich geirrt hat. Ein sturer Bursche, der auf diese Weise recht behalten will.

»Legen Sie die Patientin ins Bett und lassen Sie sie ausschlafen. Dann werden wir weitersehen.«

Das war die Entscheidung des Oberarztes.

Inzwischen hatten die Assistenten die Initiative ergriffen und von den Verwandten der alten Frau immerhin einiges Nähere über die Vorgänge zu Hause erfahren. Tatsächlich war die Frau zu Fuß daheim angekommen und war auch nicht besonders benommen gewesen. Sie konnte sich ganz gut an den Unfall erinnern und erzählte davon. Über ihre Schürfwunden und über ihren Kopf klagte sie kaum. Ihr war etwas übel, doch hatte sie nicht erbrochen, nur wurde ihr manchmal etwas schwindlig. Vor dem Unfall hatte sie keinen Tropfen Alkohol zu sich genommen, sondern nur eine Tasse Kaffee getrunken und Brot gegessen. Die Verwandten, besonders der herbeigerufene Sohn, bedrängten die Mutter, sie solle sich doch hinlegen, aber sie weigerte sich und meinte, das sei nicht notwendig. Sie wollte einfach nicht ins Bett, trank aber einen Kognak. Plötzlich änderte sich das Bild. Die Verwandten erzählten, sie habe angefangen, so merkwürdig lallend zu sprechen. Alle hätten sie sich gedacht, daß die Mutter den Kognak nicht vertragen habe. Dann sahen sie, daß sie ohnmächtig wurde. Von einem Moment auf den anderen fiel sie in sich zusammen. Sofort schleppten sie sie gemeinsam ins Bett, riefen den Hausarzt an – einen netten Kollegen, den ich gut kannte und dessen exakte Arbeitsweise ich oft bewundert hatte. Er überblickte die gefährliche Situation sofort und wies die Patientin ins Krankenhaus ein.

Dort untersuchte sie Dr. Wiskoff. Abgesehen von der Beule in der linken Scheitelregion, bemerkte er wenig später eine leichte Lähmung der linksseitigen Gesichtsnerven. Die Pupillen waren mittelgroß und etwa gleich weit, die linke vielleicht etwas weiter. Sie reagierten aber nicht auf Licht. Die Konvergenzprobe

der Augen fiel negativ aus, die Augäpfel bewegten sich nämlich nicht mehr. Der Mund der Patientin war geöffnet, der Kiefer herabgesunken, die Atmung etwas keuchend, aber regelmäßig. Die Herzgrenzen schienen nicht verbreitert zu sein – die Herztöne waren laut, etwas paukend, aber rein, die Aktionen regelmäßig, aber die Frequenz war gegenüber der ersten Untersuchung vor zwei Stunden nun erheblich beschleunigt, sie lag jetzt bei 100 in der Minute. Die Gefäße fühlten sich gespannt an, waren aber gut gefüllt. Der Blutdruck lag 170/70.
Nun ja, all diese Veränderungen hielten sich noch in normalen Schwankungsbereichen. Ganz anders war der Befund an den Extremitäten. Der Stationsarzt stellte nämlich eine schlaffe Lähmung des rechten Beines und des rechten Armes fest. Er hatte sogar den Eindruck, daß auch am linken Bein die Funktion herabgesetzt war. Bei den Untersuchungen machte die alte Frau keine Abwehrbewegungen, weder links noch rechts. Wie immer in solchen Fällen prüfte der Doktor die Reflexe. Er fand die Knochenhautreflexe am linken Arm normal, auf der rechten Seite aber deutlich abgeschwächt. Auch war der Kniescheiben- und Achillessehnenreflex beiderseits nicht mehr auslösbar. Rechts fehlte der Fluchtreflex.
Diese Befunde wiesen direkt auf eine Schädigung der linken Schläfenbeinregion hin, mit Auswirkung auf das Stammhirn. Eine Binsenweisheit, die man während des medizinischen Studiums eingepaukt bekommt.
Natürlich diskutierten die Assistenten heftig und erregt diesen Fall. Sie waren ganz und gar nicht der Meinung des Oberarztes, im Gegenteil, alle kamen zu der Überzeugung, man müsse sofort lege artis operativ eingreifen, ganz gleichgültig, ob der meist so typische und verräterische Druckpuls deutlich vorhanden war oder fehlte. Puls und Blutdruck waren immerhin sehr erheblichen Schwankungen unterworfen.
Was sollte man machen? Die jungen Männer konnten doch nicht gut meutern und gegen die Anordnungen des Oberarztes beziehungsweise stellvertretenden Chefs der Klinik verstoßen. Der allerdings hatte noch nicht einmal eine Nachtwache angeordnet, die jede halbe Stunde den Blutdruck und Puls zu registrieren gehabt hätte, wie das allgemein üblich war. Diese Wache muß sofort Alarm schlagen, wenn die Pulsrate unter 50

in der Minute sinkt, denn dann wird die Situation hochgefährlich. Man darf nicht weiter warten, der Druck im Inneren der Schädelkapsel kann tödlich wirken. Es muß sofort operiert werden.
Nichts dergleichen geschah. Man wartete den nächsten Morgen ab. Das konnte nicht gut gehen.
Schon im Morgengrauen erwachte der Stationsarzt, er hatte eine schlimme, fast schlaflose Nacht hinter sich. Rasch zog er sich an und rannte auf die Station, um nach der alten Frau zu sehen. Ein Blick genügte: Es ging ihr viel schlechter. Nun lag sie in tiefer Bewußtlosigkeit und Reflexlosigkeit bei zeitweise aussetzender Atmung gelähmt in den Kissen. Auch hatte sich die Blase selbsttätig entleert, was stets ein sehr schlechtes Zeichen ist.
Der Herr Oberarzt erschien munter gegen acht Uhr zur Visite. Er wanderte von Bett zu Bett und kam schließlich auch zu unserer Patientin. Erschreckt blieb er stehen. Der ernste Zustand, in dem die Frau sich befand, konnte niemandem verborgen bleiben. Er begann nachzudenken. Von der Diagnose »extradurales Hämatom« wollte er immer noch nichts wissen, er bezog den Zustand der Bewußtlosigkeit und die Ausfallserscheinungen eher auf einen Schlaganfall, der sich nach dem Unfall ereignet haben sollte. Die alte Dame, so meinte er, leide an einer allgemeinen Arteriosklerose. Er rätselte herum, suchte sich schließlich zu decken und bat den Internisten Dr. Froebus zu einem Konsilium. Aber mit diesem noch jüngeren Kollegen der inneren Medizin stimmte auch verschiedenes nicht. Seine Vorgeschichte zeigte gewisse Lücken. Trotzdem hatte man ihn überraschenderweise zum Leiter der internen Abteilung dieses Krankenhauses gemacht.
Dr. Froebus, ein schmächtiger Mann, sah sich die Patientin an, ließ sich die ganze Entstehungsgeschichte erzählen und erklärte dann seelenruhig:
»Meiner Ansicht nach handelt es sich um einen Schlaganfall, der durch Hochdruck bei dem Unfall ausgelöst wurde.«
Keiner wagte zu widersprechen. Dr. Schlemm war offensichtlich hochbefriedigt. Man redete ziemlich viel – zuviel. Auch eine Meningeablutung kam zur Diskussion, aber sowohl der Herr Oberarzt als auch der Internist legten sich auf die

Diagnose »Apoplexie« fest. Hierin sahen sie den Grund für die Bewußtlosigkeit und auch für die Lähmungen.

Es wurde nicht operiert. Man gab intravenös eine hochprozentige Traubenzuckerlösung zur Entwässerung und Druckentlastung des Gehirns. Außerdem folgte man dem Rat des Internisten, durch Lumbalpunktion 15–20 ml Rückenmarksflüssigkeit zu gewinnen und festzustellen, ob Blut darin enthalten sei. Nur in den ersten zwei Kubikzentimetern war dem Liquor etwas Blut beigemengt, dann floß absolut wasserklare Liquorflüssigkeit ab, und sie blieb klar. Das beweist deutlich, daß der Blutungsherd nicht innerhalb der harten Hirnhaut oder im Gehirn lag, sondern außerhalb. Dieser Befund hätte im letzten Augenblick eine Wendung bringen können, aber sie blieb aus. Dieses Konsilium hatte am Morgen stattgefunden. Gegen Mittag verschlechterte sich der Zustand der Frau rapide. Jetzt setzte die Atmung zeitweise ganz aus, der Puls wurde jagend, die Körpertemperatur stieg über 38,6 an. In der Krankengeschichte steht: Exitus 15.30 Uhr infolge Atem- und Herzlähmung, ohne daß die Patientin das Bewußtsein wiedererlangt hat.

Dr. Wiskoff drängte auf eine Sektion, die Kollegen unterstützten ihn, besonders einer unter ihnen, der eine volle pathologische Ausbildung besaß und die Technik der Zergliederung eines menschlichen Körpers virtuos beherrschte.

Der Oberarzt wehrte sich mit dem Hinweis, die Diagnose »Apoplexie« sei doch klar.

Nun setzten sich die Assistenten mit den Angehörigen in Verbindung, und diese verlangten von sich aus eine Aufklärung durch Sektion. In einem Kellerraum fand sie wenige Stunden später statt. Der Schädel wurde geöffnet. Vor aller Augen lag ein mächtiges Hämatom zwischen dem Schläfenbein und der Dura, der harten Hirnhaut. Auch fand man im Bereich des klaffenden Schläfenbeinbruchs die zerrissene Arteria meningea media, die man leicht hätte unterbinden können. Alles schwieg und starrte auf den Befund. So wurde der verhängnisvolle Irrtum und die absolute Fehldiagnose des Herrn Oberarztes und des Herrn Internisten aufgedeckt.

Als ich in den Kellerraum kam, demonstrierte mir der Pathologe den klaffenden Riß in der linken Schädelkapsel, die

beiden getrennten Kalotten, die sich leicht gegeneinander verschieben ließen, die Kompression und Verdrängung des Gehirns durch das extradurale Hämatom und die gerissene Arteria meningea media. Von einem Schlaganfall fand man dagegen keine Spur. Eine schöne Blamage! Und ein Verhängnis! Die arme Frau hätte gerettet werden können. Nach erneuter Einlieferung in die Klinik hätte sofort operiert werden müssen. Man hätte den Schädel in der linken Schläfenregion öffnen müssen, was keinerlei technische Schwierigkeiten bereitet, das mächtige Hämatom ausräumen und die Stümpfe der Arteria meningea media unterbinden müssen.
Was sollte ich nun mit diesem Oberarzt machen? Es war ja schließlich nicht das erstemal, daß er diagnostisch und technisch vollkommen versagte, auch nicht das erstemal, daß er mich hinterging und anlog. Er besaß mein Vertrauen nicht mehr. Ich mußte die Patienten vor ihm schützen – aber wie?
Der ganze Vorfall führte zu einer sehr peinlichen Konfliktsituation. Schlaflos verbrachte ich die Nacht. Was sollte ich tun? Wie sollte ich mich verhalten? Sollte ich alles verschweigen – anderen gegenüber, der Stadt gegenüber? Wem ist man mehr verpflichtet, dem Geldgeber des Krankenhauses oder den kranken Menschen? Das war die Frage.
Noch vor Beginn unseres Operationsprogramms kam am nächsten Morgen der Sohn der alten Frau in mein Arbeitszimmer gestürzt. Er hatte offensichtlich schon von der Ursache des Todes seiner Mutter gehört. Mit Tränen in den Augen und voll verzweifelter Wut erklärte er mir, er wolle gegen den Oberarzt vorgehen und eine Klage anstrengen. Zwar suchte ich ihn zu trösten, zu beruhigen, aber vergeblich. Was sollte ich ihm denn auch sagen, als er mich direkt fragte:
»Herr Professor, hätte meine Mutter durch eine Operation Ihrer Meinung nach gerettet werden können?«
»Ja . . . Meiner Meinung nach – ja.«
Es war mir unmöglich, ihn anzulügen.
»Das wollte ich wissen!«
Er verabschiedete sich kaum und rannte fort.
Einige Minuten blieb ich still sitzen, bevor die operative Arbeit begann. Solche Aufregungen gehen an keinem Menschen spurlos vorüber.

Es sollte noch schlimmer kommen.
Am Nachmittag packte ich mir alle Unterlagen zusammen und meldete mich beim Oberbürgermeister an. Letzten Endes bewog mich die Drohung mit einem Prozeß dazu, dem Stadtoberhaupt schonungslos die Tatsachen zu schildern. Vielleicht war er einsichtig.
Der Herr Oberbürgermeister, ein krankhaft blasser Mann, saß mir gegenüber:
»Es ist mir sehr unangenehm, Ihnen mitteilen zu müssen, daß ich nicht nur wegen erwiesener Unfähigkeit, sondern auch aus persönlichen Gründen für Herrn Oberarzt Dr. Schlemm die Verantwortung nicht mehr übernehmen kann. Er hintergeht mich nicht nur, er lügt mich bewußt an. Abgesehen davon reichen seine chirurgischen Kenntnisse nicht aus, um diesen Posten verantwortlich ausfüllen, geschweige denn, meine Vertretung übernehmen zu können. Hiermit darf ich Ihnen die Unterlagen eines Falles überreichen, der sich vor wenigen Tagen ereignet hat und der als Beweismaterial dienen kann. Es handelt sich um eine alte Frau, die einen Verkehrsunfall erlitten hat: Ein schwerer Schädelbruch in der linken Schläfengegend mit Zerreißung der Arteria meningea, also der Hirnhautarterie. Ein riesiger Bluterguß entwickelte sich in der Schädelkapsel und führte zu erhöhtem Druck auf das Gehirn. Der Oberarzt hat die Gefahr nicht erkannt, obwohl klassische Symptome vorlagen. Er hat die Frau mit einem Pflasterverband an der Schläfe nach Hause geschickt. Nach zwei Stunden wurde sie tief bewußtlos wieder eingeliefert. Jetzt hätte sie unbedingt operiert werden müssen, um ihr Leben zu retten. Aber auch diesmal versagte der Oberarzt vollkommen, er stellte eine falsche Diagnose, wobei ihn übrigens der zugezogene Internist noch unterstützte. Der letzte Termin für eine dringliche Operation verstrich ungenützt – die Frau mußte sterben.
Der Fall hat große Aufregung in der Klinik verursacht und beweist eindeutig die Unsicherheit und das mangelnde Können dieses Oberarztes. Im übrigen ist das nicht der einzige Fall, bei dem er versagt hat. Ohne mein Wissen und ohne meine Erlaubnis wagte er sich an Eingriffe – so zum Beispiel an die Resektion eines Dickdarmkrebses –, denen er nicht gewachsen ist. Er hat es auch einmal während meiner Abwesenheit fertig-

gebracht, einen Mann mit stumpfer Bauchverletzung durch Hufschlag liegenzulassen, anstatt sofort die Leibeshöhle zu öffnen um nachzusehen, ob Verletzungen des Magens und der Därme vorlagen – trotz dringlicher Vorstellungen meiner Assistenten. Der Patient ging jämmerlich an einer Bauchfellentzündung zugrunde. Wie die Sektion ergab, waren Teile des Dick- und Dünndarmes eingerissen. Dieser Zustand ist untragbar geworden, Herr Oberbürgermeister! Ich weigere mich auf das entschiedenste, mit diesem Mann weiter zusammenzuarbeiten.«

»Aber Herr Professor – Sie übertreiben wohl ein wenig! Schließlich macht doch jeder mal einen Fehler.«

»Gewiß, aber dieses Ausmaß an Fehlern kann niemand dulden. Ich bin jederzeit bereit, einen Kollegen, dem einmal etwas passiert ist, zu decken, soweit das irgendwie angängig ist. Aber das Wohl der Patienten kann man als verantwortlicher Arzt nicht außer acht lassen. Man darf nicht in eine mißverstandene Kollegialität ausweichen, Herr Oberbürgermeister – das ist einfach nicht möglich! Verwenden Sie diesen Herrn, wo Sie wollen, aber ich werde nicht mehr mit ihm zusammenarbeiten. Ich habe ihn ja auch nicht für diese Klinik ausgewählt und eingestellt, im Gegenteil. Herr Oberbürgermeister, darf ich daran erinnern, daß Sie persönlich, beziehungsweise der Stadtrat, mir diesen Mann aufgezwungen haben mit dem Hinweis, er sei bei den Patienten bekannt und beliebt. Sie werden sich daran erinnern? Nun, beliebt ist er, das ist vollkommen richtig – bei der weiblichen Bevölkerung, Herr Oberbürgermeister, besonders bei der recht jungen weiblichen Bevölkerung!«

Der Oberbürgermeister ist sichtlich verärgert, er wird aggressiv.

»Das ist nicht Ihre Klinik, sondern unser Krankenhaus, Herr Professor.«

»Gewiß, Herr Oberbürgermeister. Aber für die Chirurgie und die Leitung des Krankenhauses bin ich verantwortlich. Mein Name steht auf dem Spiel. Ich muß Sie bitten, die ganze Angelegenheit unverzüglich dem Krankenhausausschuß zur Entscheidung vorzutragen. Ich bin auch gern bereit, mich im Krankenhausausschuß zu äußern, wenn Ihnen das notwendig erscheint.«

Die Schwierigkeiten, auf die ich in den letzten Jahren im Stadtrat gestoßen war, hatten bei mir schon lange ernste Zweifel an seinem guten Willen aufkommen lassen, für die Kranken etwas zu tun. Man genehmigte nur das Allernotwendigste, war gegenüber dem Krankenhaus a priori negativ eingestellt und hielt es offenbar nur für ein notwendiges Übel. Einer der Herren Stadträte formulierte das einmal – sozusagen versehentlich – recht deutlich: »Wir wollen hier keine Kranken in den Straßen herumlaufen sehen, wir sind eine Stadt zum Amüsieren.«

»Herr Oberbürgermeister, ich bestehe auf einer klaren Entscheidung. Vielleicht ist es möglich, diesen Mann im Bereich der Gynäkologie zu verwenden. Das beherrscht er noch am ehesten. Es muß ja doch über kurz oder lang am Krankenhaus eine besondere Abteilung für geburtshilfliche und gynäkologische Eingriffe aufgebaut werden. Vielleicht wäre das ein Aufgabenbereich für ihn. Besser jedoch wäre es, er würde ganz ausscheiden.«

Da unterbrach mich der Oberbürgermeister:

»Sie haben gesagt, daß die Angehörigen von dem Schädelbruch und seinen Folgen unterrichtet worden sind. Von wem bitte?«

»Von mir, Herr Oberbürgermeister, und nicht nur von mir. Die Schwestern, die Wärter, die Assistenten, viele Patienten wissen davon. So was ist nicht geheimzuhalten. Außerdem wurde die Todesursache auf dem amtlichen Schein vermerkt.«

»Das ist ja unglaublich. Das betrachte ich als einen Verstoß gegen Ihren Vertrag, Herr Professor. Sie haben eine Verpflichtung der Stadt gegenüber. Das ist ein Grund zur fristlosen Kündigung.«

»Herr Oberbürgermeister, als Arzt ist man in erster Linie den Kranken verpflichtet, nicht dem Fiskus.«

»Jetzt droht uns womöglich ein Prozeß! Das kostet doch Geld.«

»Schon möglich. Aber die Wahrheit läßt sich in solchen Fällen niemals verbergen. Und von mir können Sie nicht verlangen, daß ich alles zu vertuschen suche und lüge. Viel eher müßte ich ein derartiges Ansinnen an mich als Beleidigung ansehen.«

Erregt stehe ich auf.

»Ich denke nicht daran, Herr Oberbürgermeister, in dieser

Weise die Diskussion weiterzuführen. Ich habe Sie pflichtgemäß unterrichtet und vor diesem Oberarzt gewarnt. Die Entscheidung liegt nun bei Ihnen.«

Auch der Oberbürgermeister erhebt sich und brüllt mich an:

»Ich behalte mir weitere Schritte gegen Sie vor. Sie schädigen die Stadt.«

»Sehr interessant, Herr Oberbürgermeister. Ich bin eher der Meinung, daß man kranke Menschen gefährdet, wenn man einen solchen Mann im Amt und weiterhin operieren läßt. Auf der Ablösung dieses Oberarztes muß ich bestehen. Das ist mein letztes Wort.«

Ich verbeuge mich und gehe. Es ist mir vollkommen klar, hier kann ich nicht bleiben.

Die Tatsache, daß diese Frau gestorben ist, hat den Herrn Oberbürgermeister nicht berührt, aber daß womöglich ein Prozeß droht, der Geld kostet, das ist ihm in die Knochen gefahren!

Tatsächlich forderte der Sohn in berechtigtem Zorn von der Stadt Aufklärung, Bestrafung des Schuldigen und drohte mit einem Prozeß. Aber man war nicht um Mittel und Wege verlegen, eine derart peinliche Zuspitzung zu vermeiden. Man setzte sich sofort mit dem Direktor des Betriebes, in welchem der Sohn angestellt war, in Verbindung. Dieser Mann, der von der Stadt viele Aufträge erhielt, setzte bedenkenlos den Sohn unter Druck und drohte ihm mit Entlassung, falls er eine Klage anstrengen wolle. Eingeschüchtert und um seine Existenz bangend, kam er in das Krankenhaus, um mir mitzuteilen, er könne die Klage nicht durchführen, man habe ihm mit fristloser Kündigung gedroht.

Der Fall wurde vertuscht, meine schweren Vorwürfe wurden stillschweigend übergangen, der Oberarzt wurde nicht entlassen. Im Gegenteil, als ich nach wenigen Monaten mit fast allen Assistenten das Haus verließ, schrieb man die freigewordene Chefarztstelle nicht etwa ordnungsgemäß aus, sondern ernannte jenen Oberarzt als persona grata unter der Hand zum Chefarzt der chirurgischen Abteilung. Vergebens blieben all meine Warnungen. Ein neuer Oberarzt, neue Assistenten wurden eingestellt.

Unglaubliche Zustände müssen sich dort entwickelt haben. Aus der Ferne hörten wir manchmal davon. Etwa nach Jahresfrist erhielt ich von einem der neu eingestellten Kollegen einen erschütternden Brief, dem die Fotokopie eines Berichtes an denselben Oberbürgermeister beilag, mit dem ich so schwere Auseinandersetzungen gehabt hatte. Ich las:

Sehr verehrter Herr Professor! Sie kennen mich nicht. Ich bin einer der nach Ihrem Ausscheiden neu eingestellten Assistenten der chirurgischen Abteilung des hiesigen Krankenhauses. Ich kam von einer Universitätsklinik hierher in der Hoffnung, mich in der praktischen Chirurgie weiterbilden zu können und häufiger zu selbständigen Operationen herangezogen zu werden als an der riesigen Universitätsklinik mit ihrer übergroßen Zahl von Assistenten. In großer Gewissensnot wende ich mich an Sie, denn an diesem Krankenhaus unter Leitung Ihres damaligen Oberarztes kann ich nicht bleiben. Einige befreundete Kollegen haben mir erzählt, was Sie selbst hier durchzumachen hatten. Nach langem Zögern habe ich mich entschlossen, einen Bericht über zwei Fälle – Fotokopie liegt bei – dem Herrn Oberbürgermeister zu übersenden. Dieser Bericht bestätigt vollauf Ihre düstere Prognose.

Natürlich bin ich mir darüber im klaren, daß mir bittere Zeiten bevorstehen und daß ich wahrscheinlich fristlos entlassen werde. Doch konnte ich meine ärztliche Überzeugung nicht verleugnen und glaubte ganz einfach nicht schweigen zu dürfen. Sie selbst haben ja auch nicht geschwiegen und alles auf sich genommen, um Ihrer Verpflichtung gegenüber den kranken Menschen treu zu bleiben.

Ich bitte Sie herzlich um Ihren Rat und Ihre Hilfe.

In tiefer Verehrung
Ihr sehr ergebener
Dr. H. P.

Was mochte sich ereignet haben? Ich nehme mir die Fotokopie vor und lese Zeile um Zeile den Bericht über zwei Unfallverletzte:

Eine nette, sehr tüchtige Kollegin mit großer Praxis in einem Nachbarort, sie war mir übrigens persönlich gut bekannt, hatte einen jungen Mann nach einer Schädelverletzung unter dem

dringenden Verdacht eines »Extraduralen Hämatoms« nach Schädelbruch in das Krankenhaus eingewiesen. Sie bat dringend um sofortige Trepanation. Der junge Mann war nach dem Unfall noch relativ wach, wurde dann aber nach einem Intervall von etwa einer Stunde tief bewußtlos. Damit begründete die Kollegin ihre Diagnose auf einen Bluterguß innerhalb der Schädelkapsel mit Hirndruckerscheinungen. In der Klinik rätselte man zwei Tage an dem Fall herum. Obwohl die Ärztin immer wieder zur Operation drängte, konnte sich der Herr Chefarzt nicht entschließen zu trepanieren. Schließlich war es zu spät. Der Junge starb.
Ich blickte erschüttert von dem Dokument auf und dachte: Der Herr hat also inzwischen nichts dazugelernt.
Der zweite geschilderte Unfall war noch eindrucksvoller:
Ein achtzehnjähriger Junge, Abiturient, stürzte auf dem Schulweg vom Fahrrad und schlug mit dem Kopf hart auf das Straßenpflaster auf. Zunächst war er nur leicht benommen und durchaus noch reaktionsfähig, dann aber wurde er im Laufe von zwei Stunden tief bewußtlos. Einseitige Muskelkrämpfe und typische Reflexstörungen traten auf. In diesem Zustand wurde er eiligst in die Klinik, das heißt sogleich in den Vorraum des Operationssaales gebracht. Alle – der neue Chef, der neue Oberarzt, die Assistenten umstanden die Bahre.
Weiter hieß es: »Ich wagte die Diagnose ›Extradurales Hämatom‹ nach Schädelbruch mit Zerreißung der Arteria meningea media zu stellen und schlug eine sofortige linksseitige Probebohrung vor. Meiner Dreistigkeit wegen wurde ich zusammengestaucht, obwohl der Chef und auch der Oberarzt wußten, daß ich auf einer neurochirurgischen Abteilung an der Universitätsklinik bei einem bedeutenden Lehrer gearbeitet und viel gelernt hatte.
Was sich nun ereignete, wurde für mich schier unerträglich. Als ich den Kopf des Jungen, nachdem der Chef sich endlich zu einer Probebohrung entschlossen hatte, auf die Spezialkopfstütze für solche Schädeleingriffe lagern wollte, lehnten meine Vorgesetzten dies strikt als unsinnig ab. So blieb der Kopf des Patienten ohne Halt auf dem Operationstisch liegen. Der Chefarzt nahm selbst die Freilegung des Schläfenbeines und die Bohrung vor. Er machte das so ungeschickt, daß der Bohrer die

harte Hirnhaut durchstieß und in das Gehirn eindrang. Da man auf dieser Seite kein Hämatom fand, wagte ich dringend zu raten, sofort auf der anderen Seite nachzusehen, weil gelegentlich Blutungen auf der Gegenseite durch Fortleitung der Gewalteinwirkung in der Schädelkapsel vorkommen. Auch das lehnte man höhnisch ab und legte auf derselben Seite weitere Bohrlöcher an, um eine größere Kalotte des Schläfenbeines zu entfernen. Von Loch zu Loch wurde dann die bekannte schmale, elastische Spezialsonde mit den Haken zum Einhängen der Drahtsäge nach Gigli eingeführt. Mehrfach hat der Chef die Sonde in der verkehrten Richtung eingesetzt, so daß der Haken sich in die harte Hirnhaut einbohrte und bei gewaltsamem Zug einriß. Das Gehirn wurde dabei schwerstens verletzt. Es kam zu Blutungen. Die Dura wurde derartig zerfetzt, daß man sie später durch Naht nicht mehr dicht verschließen konnte. Da das lädierte Gehirn immer mehr anschwoll und durch die Hirnhaut vorquoll, empfahl ich, den Hirndruck durch Ablassen von Liquorflüssigkeit zu senken. Eine Lumbalpunktion zu diesem Zweck durch einen anderen, rasch herbeigeholten Assistenten mißlang. Nicht anders ging es mit einer Punktion der Hirnkammern, die der Chef selbst ausführen wollte. Sie endete in einer planlosen Herumstecherei im Gehirn. Nochmals bedrängte ich den Chef, doch auf der anderen Seite des Schädels ein Bohrloch anzulegen, leider vergeblich. Man wußte es eben besser. Der Chef machte keinen Versuch zur plastischen Deckung der harten Hirnhaut, er beschränkte sich darauf, die Kopfschwarte einfach zuzunähen.

Am nächsten Morgen war der Junge tot.

Bei der Sektion fand der Pathologe ein mächtiges Hämatom auf der nicht geöffneten Seite.«

Aus einem Nachsatz ging die Verbitterung des jungen Kollegen deutlich hervor:

»Man hat auf der falschen Seite trepaniert, kein Handgriff saß richtig. Man beherrscht an dieser Klinik weder die Diagnostik noch die Technik solcher dringlichen Operationen. In diesem Zusammenhang deutete eine Schwester des Hauses übrigens mir gegenüber einmal an, daß hier bisher noch jeder derartig Schädelverletzte gestorben sei.«

Tief betroffen legte ich den Brief, der ja die volle Bestätigung

meiner dringenden Warnung vor der Unfähigkeit dieses Mannes enthielt, beiseite.
Und dieser Bericht war in die Hände des Oberbürgermeisters gekommen, er wußte von diesen Katastrophen! Hat er sie der Krankenhauskommission und dem Stadtrat verheimlicht? Wir wissen es nicht. Sicher ist nur eines:
Nichts geschah – der Chef blieb mitsamt seinem Oberarzt in Amt und Würden. Die Herren spürten offenbar keinerlei Verantwortung gegenüber den Kranken, niemand zog sie zur Rechenschaft. Sie fühlten sich unantastbar und souverän ...

Eigentlich müßte der Titel dieser Geschichte lauten: Drei Tote klagen an!

Wahrlich, kein Gehirn kann sich selbst begreifen – geschweige denn das eines anderen.

DER UNFALL

Mächtige Regen- und Hagelschauer waren niedergegangen. Kein Wunder, denn die drückende, schwüle Hitze des Julitages und das Auftauchen riesiger Wolkentürme hinter dem Kamm der Berge hatten Blitz und Donner schon lange angekündigt. Auch jetzt bogen noch immer stürmische Böen die Bäume, es krachten die Äste hoher Pappeln und Fichten im Park. Allmählich wurden die Pausen zwischen den Blitzen und dem Rollen des Donners aber doch größer, das Gewitter entfernte sich, der Sturm flaute ab.

Kaum beeinflußt von all diesem Aufruhr, ging die Arbeit in unserem Lazarett weiter – doch alle atmeten auf, als endlich kühlere frische Luft von draußen in die Räume strömte. Nach einer halben Stunde fielen wieder Sonnenstrahlen durch Wolkenlükken auf die Erde. Dampf stieg von den nassen Straßen und Wiesen auf und verdichtete sich zu Nebelschwaden, die sich bald wieder auflösten und verflogen.

Nach solchen Gewittern pflegt das Wild frühzeitig auszutreten. Das weiß jeder Jäger und macht es sich zunutze.

Eben verklingt der Glockenschlag der Kirchturmuhr in der Ferne. Es ist sieben Uhr abends, wir haben es wieder einmal geschafft; im Haus wird es ruhiger, die Mitarbeiter fahren heim. Auch ich selbst mache bald Schluß, gehe zum Abendessen, dann in meine kleine Behausung, um eine halbe Stunde auszuruhen. Dunkelheit erfüllt allmählich mein Arbeitszimmer. Ich muß das Licht einschalten, um noch eine wichtige Arbeit abschließen zu können. Versuchstabellen müssen noch eingefügt, Bilder ausgewählt und mit Unterschriften versehen werden.

Da nähern sich auf dem Flur draußen plötzlich Schritte, irgend jemand knipst das Licht an. Es klopft an meiner Tür. Ich öffne.

»Nanu – Sie, Dr. Tournay?«

Es muß etwas Besonderes vorliegen, wenn er mich noch zu so später Stunde besucht.

Mein Kollege, ein Medicin-Commandant, tritt ein.
»Permettéz Professeur.«
Seine dunklen Augen in dem blassen Gesicht, umrahmt von tiefschwarzen Haaren und Augenbrauen, wirken beunruhigt, er scheint besorgt zu sein.
»Sie sind noch hier, Doktor? Ich glaubte, Sie seien schon längst bei Ihrer Familie.«
Er hat fünf Kinder und viel Kummer daheim.
»Da war ich auch, aber die Gendarmerie hat vorhin bei mir angerufen, ich solle doch gleich in die Operationsabteilung gehen, es sei eine Ambulanz unterwegs. Dort habe ich niemanden gefunden. Wissen Sie, was los ist?«
»Nein, ich bin nicht alarmiert worden.«
»Es muß irgendwas passiert sein. Gehen wir doch zusammen auf die Op.-Abteilung, in mein Dienstzimmer, und warten ab, bis weitere Nachrichten oder der Kranke eintreffen. Ich will doch gleich mal die Hauptwache anrufen.«
Er wählt die Nummer, spricht einen Augenblick mit dem Wachhabenden, dann sagt er zu mir:
»Es soll sich um einen Unfall handeln.«
»So – um einen Unfall. Weiß man schon, was passiert ist?«
»Eben nicht. Der Sergeant an der Pforte konnte oder wollte mir nichts Näheres mitteilen. Seine Auskunft klang ziemlich merkwürdig.«
»Wo ist denn die Unfallstelle?«
»Auch darüber hat er mir keine Angaben gemacht. Er sagte nur, im Wald sei etwas passiert.«
»Im Wald? So ... Vielleicht ist jemand unter einen umstürzenden Baumstamm geraten. Nach den Sturmböen heute muß man mit erheblichem Windbruch im Tannenwald rechnen.«
Nun hören wir Lärm an der Hauptpforte des Hospital-Parkes, ein Wagen fährt mit dröhnendem Motor vor den Eingang unserer chirurgischen Abteilung. Wir springen auf und schauen aus dem Fenster. Zwei Soldaten in Windjacken zerren mühsam einen Mann aus dem Fond eines großen Citroën und schleppen ihn in das Haus. Sie warten nicht einmal auf eine Tragbahre.
»Nanu«, sage ich erstaunt, »ist das nicht ein bißchen merkwürdig, Doktor? Die kommen ja nicht einmal mit einem Sanitätswagen an und schleppen den Mann ohne Bahre ins Haus.«

»Das finde ich auch. Vielleicht haben sie den Verletzten irgendwo gefunden und nicht auf einen Ambulanzwagen gewartet, um ihn so schnell wie möglich in die Klinik zu bringen. Wir wollen ihnen entgegenlaufen. Kommen Sie mit?«

Aber schon im gleichen Augenblick schleppen ein Hauptmann und ein Adjudant den schweren Mann durch die geöffnete Tür in den poliklinischen Vorraum. Beide tragen Windjacken über der Uniform. Sie legen ihn ohne uns zu beachten auf den in der Mitte des Raumes stehenden Untersuchungstisch. Beide sind außer Atem und wischen sich den Schweiß von der Stirn. Dr. Tournay scheint den Offizier zu kennen. Sie lassen ihn nicht zu Wort kommen, sondern drängen ihn gleich in sein Dienstzimmer. Hinter den dreien fällt die Tür ins Schloß.

Auch ziemlich seltsam, dieses Verhalten, denke ich und bemühe mich gleich um den Mann, um Aufschluß über die Art seiner Verletzung und seinen Gesamtzustand zu erhalten. Hinter der verschlossenen Tür entwickelt sich ein erregtes Gespräch, von dem ich nichts verstehen kann. Gewöhnlich werden wir beim Eintreffen eines Verwundeten oder Kranken von den Sanitätern gleich darüber informiert, um was es sich handelt. Hier versucht man das offenbar zu vermeiden, was mich sehr stutzig macht.

Die für die Nachtwache eingeteilte Schwester und ein Operationswärter sind inzwischen aufgetaucht und helfen, den Verletzten zu entkleiden. Unzweifelhaft ist er benommen, wenn auch nicht bewußtlos. Sergeant Charbonnier – so heißt der Mann, wie ich in seinem Ausweis lese – ist totenblaß, anscheinend hat er viel Blut verloren. Der Puls ist miserabel gefüllt und stark beschleunigt. Die Haut ist feucht, auf der Stirn stehen kalte Schweißperlen. Er befindet sich unzweifelhaft in schwerem Schockzustand.

»Alarmieren Sie schleunigst unseren Anästhesisten, bitte, wir brauchen ihn dringend.«

Meinen Helfern ist es gelungen, dem schweren Mann vorsichtig die Windjacke und Uniform auszuziehen, die Schuhe, Strümpfe und die Hosen abzustreifen. Da bemerke ich auf der linken Seite des Hemdes hellrotes Blut – es sickert aus einer Wunde und färbt das weiße Laken des flachen Untersuchungstisches. Ich ziehe das Hemd nach oben, lasse den Mann vorsichtig etwas auf die rechte Seite drehen und entdecke ein kleines Loch hinten oberhalb der linken Flanke. Das Loch ist rund, nicht zerfetzt, es liegt dicht neben der Wirbelsäule etwa in Höhe des achten bis neunten Zwischenrippenraumes. Ich stutze:

Das ist doch der Einschuß einer Kugel! So also sieht dieser »Unfall« aus, von dem man gesprochen hat, daher die Aufregung der beiden Männer, die den Sergeanten angeschleppt haben. Daher auch das Getuschel hinter verschlossenen Türen. Es sieht ganz nach einer Auseinandersetzung mit dem Schießeisen aus ... Aber im Wald –?

In diesem Augenblick hustet der Verletzte, er bäumt sich auf, spuckt aus. Die Schwester hilft ihm, hält ihm eine Kompresse vor den Mund und zeigt mir die Gaze. Eine hellrote Blutspur zeichnet sich darauf ab. Also muß die linke Lunge verletzt, der untere seitliche Rand durchschossen sein. Wo aber ist der Ausschuß? Ich lasse den Mann wieder auf den Rücken gleiten, prüfe die ganze vordere Brust- und Leibpartie, die Beckenregion, die Oberschenkel – alles ist unversehrt. Wir drehen den Verletzten nun ganz vorsichtig auf die linke Seite. Aber auch da finde ich nichts. Es ist kein Ausschuß vorhanden. – Nun sind Projektile aus einem Militärgewehr oder einer Maschinenpistole immer Vollgeschoße, meist Stahlmantelgeschoße, die keine Bleispitze haben. Eine solche Kugel hätte eigentlich den Körper des Mannes durchschlagen, und daher hätte auch ein Ausschuß vorhanden sein müssen. Möglich ist auch – so überlege ich –, daß das Geschoß an einem harten Knochenanteil aufschlug, sei es an der Wirbelsäule, am Becken- oder Hüftknochen, und in anderer Richtung abwich. Aber irgendeine Wirbelsäulen- oder gar Rückenmarksverletzung kann ich nicht feststellen, die Beckenschaufeln, die Wirbelsäule, die Oberschenkelknochen und Gelenke sind in Ordnung. Vielleicht wurde die Kugel auch aus weiter Entfernung abgefeuert, besaß keine Wucht mehr und blieb daher im Körper stecken. Auf jeden Fall drang sie zwischen zwei Rippen hindurch in das Innere des Körpers ein, es fehlen nämlich Zeichen eines Rippenbruches, einer Rippenzertrümmerung links hinten in Höhe des Einschusses.

»Bringen Sie den Mann auf einer Bahre bitte gleich in die Röntgenabteilung. Unser Röntgenologe muß kommen, wir müssen sofort Röntgenaufnahmen machen.«

Ich gehe in das Dienstzimmer meines Kollegen, aus dem man noch immer erregte Stimmen hört. Ich klopfe an, trete ein, und sofort verstummt das Palaver. Die beiden Besucher ignorieren mich vollkommen, verabschieden sich rasch und verschwinden. Sie scheinen mir ziemlich betroffen und beunruhigt. Alles höchst merkwürdig!

»Doktor, was ist denn hier los? Der Mann hat ja eine Schußwunde hinten in der mittleren Rückenpartie. Hat es eine bewaffnete Auseinandersetzung gegeben? Wer hat denn geschossen? Oder irre ich mich? Handelt es sich um einen Stich, etwa mit einem Bajonett? Das könnte auch möglich sein.«

»Nein, Professor, Sie haben schon recht, es handelt sich um eine Schußverletzung, einen Unfall.«

»Einen Unfall?«

Ich merke deutlich, daß er nicht recht mit der Sprache heraus will, daß er mehr weiß, als er sagt, aber das spielt im Augenblick keine Rolle.

»Der Mann befindet sich in schwerem Schock, er verblutet nach innen, man muß ihm sofort helfen. Ich habe Parmentier, unseren Anästhesisten vom Dienst, und den Röntgenologen alarmieren lassen, außerdem den Verletzten zur Röntgenstation geschickt. Da ist nämlich noch etwas Merkwürdiges: Der Mann hat nur einen Einschuß hinten, oberhalb des linken Zwerchfellwinkels, aber keinen Ausschuß. Wo ist die Kugel? Das müssen wir unbedingt wissen.«

Er nickt nur zustimmend.

»Gehen wir doch gleich hinüber und lassen Aufnahmen machen.«

Der Patient wird gerade auf der Bahre aus dem poliklinischen Raum geschoben. Wir folgen der Gruppe. Ich fasse den Kollegen am Arm, halte ihn an:

»Doktor, wollen Sie mir nicht doch die Wahrheit sagen? Hier stimmt doch etwas nicht.«

Er schaut zu Boden.

»Später, Professor, später. Erst müssen wir doch dem Mann helfen und wissen, wo die Kugel sitzt.«

»Noch etwas ... Der Mann hat viel Blut verloren, wahrscheinlich sind nicht nur die Brusthöhle, der linke Lungenrand verletzt, sondern auch Organe in der Bauchhöhle. Ich vermute

einen Zweihöhlenschuß. So etwas ist immer sehr gefährlich. Wir müssen sofort eine Plasmainfusion anlegen und auch eine Bluttransfusion vorbereiten. Es wird gut sein, wenn Sie gleich die nötigen Anordnungen dazu treffen.«
»Natürlich, Sie haben ganz recht. Ich werde sofort das Nötige veranlassen.«
Er läuft zum Haustelefon und alarmiert die Laborantin zur Blutgruppenbestimmung, die wir grundsätzlich vor jeder Bluttransfusion nochmals vornehmen, auch wenn im Wehrpaß die Blutgruppe des Betreffenden eingetragen ist, denn Irrtümer können vorkommen und sind vorgekommen.
Die Krankenbahre mit dem Verletzten rollt den Korridor entlang, dabei quietschen wieder mal die Räder. Wie oft habe ich schon gesagt, daß man sie ölen soll!
Zuerst bringen wir den untersetzten Mann in Rückenlage auf den Röntgentisch, um eine Brustaufnahme, dann aber auch eine Übersichtsaufnahme des ganzen Leibes zu machen. Der Sergeant ist ruhig, benommen, aber noch ansprechbar. Als er völlig nackt auf dem Tisch liegt, dreht er plötzlich den Kopf zur Seite, schaut mich mit erschreckten, dunklen Augen an. Sein Blick wirkt erstaunt, er ist teils vorwurfsvoll, teils aber auch flehend: helft mir doch!
Die Röntgenröhre wird exakt zentriert, Kassetten eingeschoben, die Belichtungszeit eingestellt. Er muß in Inspirationsstellung einen Augenblick den Atem anhalten, damit wir eine scharfe Aufnahme bekommen können. Ich versuche ihm das zu erklären. Mit einiger Mühe gelingt es auch. Er atmet einmal möglichst tief ein, hält dann den Atem an, es klickt, die erste Aufnahme ist geschossen. Die zweite sagittale Aufnahme von der Bauchregion folgt rasch. Danach müssen wir den Mann vorsichtig auf die Seite drehen und festhalten. Auf welche Seite – das ist die Frage. Wir überlegen einen Augenblick.
»Ich glaube, es ist das beste, wir legen ihn auf die kranke Seite, damit wir ein möglichst scharfes Bild von der Einschußregion bekommen.«
Charbonnier stöhnt, als wir versuchen, ihn mit angezogenen Beinen auf die linke Seite zu wälzen. Schließlich gelingt es uns. Wir müssen ihn mit breiten Gürteln und Polstern fixieren. Es werden nun in dieser Position zwei weitere Aufnahmen in

Brust- und Bauchhöhe geschossen. Kaum ist das geschehen, legen wir ihn sofort wieder auf den Rücken und heben ihn flach auf die Bahre. Er wird zugedeckt und in den Operationsraum zurückgeschoben. Wieder quietschen die Räder infam, während wir die Entwicklung der Bilder abwarten. Es dauert eine Weile, bis sie genügend fixiert sind. Einen Augenblick werden sie gewässert und dann in den Vorraum mit dem Bildschirm gereicht. Wir hängen die nassen Negative auf.

»Da, sehen Sie mal, in die linke Brusthöhle ist Luft eingedrungen, die Lunge hat sich von der Brustwand etwas abgehoben. Hier unten ist auch ein Flüssigkeitsspiegel. Das kann nur Blut sein, also ist der linke Unterlappen der Lunge angeschossen.«

Nun begutachten wir die Rippen: die achte, die neunte, zehnte Rippe, schließlich die elfte und zwölfte. Keine davon ist verletzt. Die Kugel ist also zwischen zwei Rippen eingedrungen, hat den unteren Außenrand der linken Lunge verletzt, den Zwerchfellbrustwandwinkel durchschlagen und ist dann offenbar in die Bauchhöhle eingedrungen. Aber wo ist sie?

Man reicht uns die seitlichen Aufnahmen von der Brust- und Bauchregion. Sie lassen sofort die hohe Gefahr der Situation erkennen. Das Geschoß liegt ungefähr in der Mitte der Leibeshöhle, es zeichnet sich als scharfer Metallschatten ab.

»Da liegt es ja«, meint mein Kollege und fügt hinzu: »Der Schußrichtung nach müßte die Kugel die Milz durchschlagen haben.«

Das stimmt unzweifelhaft, aber ich schweige, denn ich habe etwas anderes, noch viel Schlimmeres erkannt. Mit dem Finger deute ich auf einige kleine Metallteilchen, die sich verstreut im Gebiet der Leber, des Magens und der Därme erkennen lassen. Das Geschoß hat sich also geteilt, zahllose Splitter haben die Bauchorgane in den verschiedensten Bereichen durchsiebt, und zwar nicht nur die Leber, den Magen, sondern wahrscheinlich auch den Dickdarm im Bereich des queren und absteigenden Teiles. Nach diesem Befund müssen wir nicht nur mit einer massiven Blutung aus der Milz in die Bauchhöhle rechnen, sondern auch mit Darmperforationen, dem Ausfließen von Darminhalt in die freie Bauchhöhle. Es droht eine Bauchfellentzündung. Wir wissen beide natürlich, daß Verletzungen des Dickdarmes des Keimreichtums wegen viel gefährlicher sind als solche des Dünndarmes. Die Aussichten des Sergeanten sind, schlicht ausgedrückt, miserabel. Unsere einzige Hoffnung klammert sich an das Faktum, daß die Zeitspanne zwischen Verletzung und Operation kurz sein wird, wenn es uns gelingt, den Mann innerhalb zwei bis drei Stunden operationsfähig zu machen.

Auch auf den übrigen Röntgenbildern sind verstreut kleine Metallsplitter zu erkennen, die sich hauptsächlich auf den linken Oberbauchbereich verteilen.

Dr. Tournay will in den Operationstrakt zurückgehen, ich halte ihn aber fest.

»Einen Augenblick noch, Doktor.« Noch einmal weise ich auf das Geschoß. »Beachten Sie bitte die Form dieses Projektils. Das Geschoß hat sich geteilt, und dieser metallische Zylinder entspricht seinem hintersten Hauptteil. Sind Sie sich darüber im klaren, was das bedeutet?«

»Nein, Herr Professor.«

»Dann muß ich es Ihnen sagen. Aber zunächst eine Frage: Wissen Sie, aus welcher Waffe dieser Schuß abgefeuert wurde?«

»Nein, das kann ich Ihnen nicht sagen.«

»Dann lassen Sie das bitte durch die Gendarmerie feststellen. Ich weiß, Sie sind kein Jäger, aber ich bin es und kenne mich in Jagdwaffen einigermaßen aus. Diese Kugel, Doktor, stammt aus einem Jagdgewehr, vermutlich vom Kaliber acht Millimeter. Folglich handelt es sich um einen Jagdunfall. Stimmt das?«

Er schweigt und sieht mich betreten an. Endlich rafft er sich auf und bestätigt mir:

»Sie haben recht, Professor. Es handelt sich wahrscheinlich um einen Jagdunfall.«

»So, um so wichtiger ist es zu wissen, ob die Männer mit Militärgewehren oder Karabinern unterwegs waren oder Jagdwaffen bei sich hatten. Und noch eine Frage: Wer hat geschossen?«

»Das wissen wir noch nicht.«

»Sagen Sie mal, bei Ihnen war doch, wenn ich nicht irre, ein Capitain und sein Adjudant. Hat einer von diesen beiden am Ende versehentlich den Kameraden angeschossen?«

»Nein. Das leugnen beide strikt.«

»Wenn die Männer nachweisen können, daß sie mit Militärwaf-

fen im Wald waren, sind sie entlastet – in diesem Fall muß angenommen werden, daß eine andere Person geschossen hat.«
Die Geschichte wird immer peinlicher. Es ist mir nämlich auf den Röntgenbildern die eigenartige zylinderförmige Form des Projektils aufgefallen. Das Ding besitzt keinen runden Kopf, wie zum Beispiel ein MP-Geschoß, sondern ist vorn und hinten stumpf. Ein fataler Verdacht befällt mich, aber darüber will ich mich nicht äußern – noch nicht.
Rasch laufen wir in den Operationstrakt zurück und prüfen nochmals den Blutdruck des Mannes. Wie zu erwarten war, liegen die Werte, teils durch den akuten Blutverlust in die freie Bauch- und Brusthöhle, teils aber auch durch den Schockzustand selbst bedingt, sehr niedrig. Der Puls ist überaus schwach, die Gefäße mangelhaft gefüllt. Ich mache daher rasch von den Waden aus ein peripheres Oszillogramm, um etwas näheren Aufschluß über den Füllungsgrad des arteriellen Gefäßsystems und die Blutverteilung zu bekommen. Danach besteht kein Zweifel: der Verletzte befindet sich im Augenblick in einem inoperablen Kreislaufzustand. Wir können noch nicht operieren, sondern müssen schleunigst den Kreislauf stützen, das Blutvolumen durch Plasmainfusionen erhöhen. Inzwischen ist unser Anästhesist erschienen und hat alles Nötige vorbereitet. Es vergehen keine fünf Minuten, da läuft die Plasmainfusion. Auch die Bestimmung der Blutgruppe ist fertig. Die Laborantin hatte etwas Blut entnommen und glücklicherweise eine gängige Blutgruppe und Untergruppe gefunden. Aus unseren Listen werden geeignete Spender gesucht und telefonisch herbeigeholt. Das benötigt Zeit. Inzwischen können wir den Patienten nur mit kolloidalen Blutersatzlösungen und Plasma über Wasser halten. Immerhin zeigt sich deutlich die Wirkung der Auffüllung des Kreislaufes. Charbonnier erholt sich innerhalb einer Stunde merklich von dem Schock.
Wir wollen den Noteingriff nicht beginnen, bevor die Bluttransfusion in Gang gekommen ist und eine Zeitlang läuft. Mindestens 300 ccm Blut sollte er vor Beginn der Operation erhalten. In etwa zwei bis drei Stunden dürfte es soweit sein. Wir rechnen damit, gegen Mitternacht den Eingriff wagen zu können. Was werden wir wohl finden? – Wir sprechen den Operationsplan genau durch. Zunächst einmal werden wir die Milz

entfernen müssen, weil sie wahrscheinlich zerrissen ist und weil es aus den verletzten Milzgefäßen blutet. Mit der Unterbindung des Milzstieles, der Milzarterie und Vene kommt die schwere Blutung zum Stehen. Dann müssen wir das Loch im Zwerchfell abdichten, so daß keine offene Verbindung mehr zwischen der Bauch- und Brusthöhle besteht. Was wir danach an Verletzungen der Leber, des Magens, des Dünn- und Dickdarmes vorfinden werden, das wissen die Götter. Nur eines wollen wir bestimmt nicht: Nach dem Geschoß oder den vielen Splittern suchen. Nur wenn das Projektil zufällig in das Gesichtsfeld gerät, soll es entfernt werden. Andernfalls lassen wir die Kugel und alle Splitter einheilen.

»Professor – bitte – operieren Sie den Fall selbst. Ich werde Ihnen assistieren. Wir müssen den Sergeanten durchbringen – er ist verheiratet und hat drei Kinder. Außerdem dürfte es sonst zu einer Anklage wegen – Mord kommen.«

Er sagt dies merkwürdig abrupt, beinahe unfreundlich und gespannt. Er muß mehr wissen, verheimlicht mir aber immer noch den Tatbestand, soweit er ihn kennt.

»Mord – sagen Sie? Dann war es also doch kein Unfall. Eine böse Geschichte. – Wenn Ihr Vorschlag ernst gemeint ist, werde ich Ihnen die Verantwortung gern abnehmen und operieren.«

»O ja, Professor, es ist mir ernst. Ich halte es aus bestimmten Gründen für besser, daß Sie den Eingriff ausführen. Warum, werden Sie später selbst merken.«

Ich weiß, daß dieser noch relativ junge und sympathische Chirurg überaus gewissenhaft und fromm ist, weiß aber auch, daß er sich manchmal noch unsicher fühlt und heimlich vor einer schwierigen Operation in ein Nebenzimmer verschwindet, um zu beten. Ab und zu hatte er mich schon gefragt, ob ich besonders schwierige, große Operationen an seiner Stelle vornehmen würde, und ich hatte ihm meistens gern den Gefallen getan. Diesmal allerdings ist seine Haltung recht merkwürdig. Unsicherheit scheint nicht der Grund seiner Bitte zu sein, er wirkt nicht gerade unfreundlich, aber irgendwie vorwurfsvoll. Um der Sache willen gehe ich darüber hinweg und tue so, als hätte ich nichts bemerkt.

Stumm sitzen wir uns eine Weile im Dienstzimmer wartend gegenüber, denn unser Patient ist immer noch nicht operationsreif, der Kreislauf hat sich noch nicht genügend erholt. Zu lange allerdings dürfen wir auch nicht warten, denn der Mann verliert sicherlich noch immer kleine Blutmengen in die freie Bauchhöhle.

Andauernd rasselt das Telefon. Die verschiedensten Dienststellen, Ämter und Personen fühlen sich verpflichtet anzufragen, wie es dem Mann geht. Man will Einzelheiten wissen, unterrichtet werden. Wir lassen schließlich durch die Telefonzentrale unseren Anschluß abschalten, damit Ruhe in die Operationsabteilung kommt. Auch darf den Operationstrakt niemand mehr betreten außer den wenigen, die mit dem Fall selbst zu tun haben.

Gegen Mitternacht schließlich meint unser Anästhesist, es sei an der Zeit, man könne den Noteingriff nun wagen. Schnell gehen wir in den Operationssaal, wo man den Verletzten schon auf den Operationstisch gut gelagert hat. Medikamentös ist er vorbereitet. Wir sehen, daß die Bluttransfusion läuft und alle nötigen Instrumente parat sind. Ich wende mich nochmals an den Operationswärter:

»Wir werden die Saugpumpe benötigen. Bereiten Sie sie bitte gleich vor und schieben Sie sie neben den Operationstisch.«

Dann sehen wir uns beide nochmals die Blutdruckkurve des Mannes an, die der Anästhesist seit Beginn der Antischockbehandlung angelegt hat. Die Druckwerte zeigen ansteigende Tendenz. Das ist gut. An den Waden liegen von meiner ersten Bestimmung her noch immer die beiden Gummimanschetten des Oszillographen. Ich will mich doch noch einmal über die periphere Füllung des Kreislaufes informieren und mache selbst rasch ein Stufenoszillogramm. Das dauert nicht länger als einige Minuten und bringt das Ergebnis, daß die Ausschläge kräftiger und die Amplituden höher geworden sind. Die Plasmainfusion und die Bluttransfusion haben sich sehr günstig ausgewirkt. Der Mann hat auch wieder etwas Farbe bekommen, seine Wangen sind rosig gefärbt, die Lippen tiefrot. Seine Atmung ist ruhig, regelmäßig und von ausreichendem Volumen. Es ist soweit, wir können endlich beginnen.

Stumm stehen wir vor den Wasserbecken und waschen uns gründlich die Hände und Arme, nachdem wir in die Gummigaloschen geschlüpft sind und die Gummischürzen vorgebunden

haben. Nun reden wir noch über die beste Zugangsmöglichkeit:
»Einen Flankenschnitt möchte ich nicht anwenden. Wir müssen ja nicht nur den Durchschuß durch das Zwerchfell abdichten und wahrscheinlich die Milz entfernen, sondern auch den Magen und Därme sorgfältig kontrollieren. Sicherlich sind darin einige Löcher entstanden. Querschnitte sind im Oberbauchbereich immer schlecht. In diesem Fall eignet sich wohl am besten ein Schnitt links neben der Mittellinie im Bereich des Musculus rectus. Nötigenfalls können wir dann immer noch außerhalb des elastischen Bauchfelles eine Inzision in die obere quere Sehnenplatte des langen Bauchmuskels vornehmen, um Platz zu gewinnen.« Dr. Tournay stimmt meinem Vorschlag zu. Er ist vor Erregung blaß, man sieht ihm an, wie besorgt er ist.
»Professor, wir sollten einen dritten Mann zum Halten der großen Bauchhaken haben.«
»Das wäre natürlich gut. Aber wen?«
»Heute abend ist ein neuer Volontärassistent eingetroffen. Ich lasse ihn gleich holen.«
Er gibt nähere Anweisungen. So sind wir wenigstens zu dritt bei diesem schweren Eingriff, eine wesentliche Erleichterung. Ich trete an die Tür zum offenen Operationssaal und rufe dem Anästhesisten zu:
»Bitte fangen Sie mit der Narkose an. Wir sind gleich mit dem Waschen fertig.«
Doch der Anästhesist beschäftigt sich schon mit der Narkose. Eben hat er dem Patienten in die Armvene ein Gemisch von Penthotal-Succenylcholin gegeben und prüft nun, ob die Entspannung durch dieses curareähnliche Präparat ausreicht, um am hängenden Kopf die Intubation durchzuführen. Das geht sehr rasch, elegant und glatt. Man sieht, er hat darin große Übung. Manche stöpseln lang herum, bis es ihnen endlich gelingt, den Atemtubus durch den Kehlkopf in die Luftröhre zu schieben, und verletzen womöglich dabei noch die Stimmlippen. Eine gelungene Intubation empfindet man jedesmal als beruhigende Sicherung. Eine Verstopfung der Atemwege kann danach nicht mehr so leicht vorkommen. Der Tubus wird fixiert, der Narkoseapparat angeschlossen. Da durch das Curare-Präparat die Spontanatmung eine Zeitlang vollkommen ausgeschaltet

wird, muß dem Patienten Sauerstoff so lange in die Lunge gepumpt werden, bis die Eigenatmung wieder anspringt. Inzwischen haben wir die sterilen Mäntel angezogen, die Gummihandschuhe übergestreift und betreten nun den Operationsraum. Ich stehe zur Rechten des Verletzten, Dr. Tournay mir gegenüber. Der Hilfsassistent, der sich inzwischen auch gewaschen und vorbereitet hat, tritt an meine linke Seite. Er muß, wenn ich die Bauchhöhle geöffnet und die großen Bauchhaken eingesetzt habe, die Wundränder weit zur Seite ziehen. Wir werden ihm zeigen, wie man die Haken hält. Die Operationslagerung gefällt mir noch nicht ganz. Die linke Flanke des Mannes muß höher kommen.

»Bitte schieben Sie ein Kissen unter die linke Flanke, so daß sie höher liegt. Schieben Sie bitte auch die kleine Operationslampe hinter mich, damit das Licht über meine Schulter weg von der Seite her in die Bauchhöhle fallen kann.«

Während das geschieht, greife ich zum Messer, taste den Rippenbogen ab, den länglichen Bauchmuskel und durchtrenne nun zwei Zentimeter links neben der Mittellinie zügig die Haut und die äußere Rektusscheide bis in Nabelhöhe, separiere stumpf die zarten Längsmuskelfasern bis zur oberen bindegewebigen Inzisur, die scharf wie die hintere Rektusscheide durchtrennt werden muß. Das zarte Bauchfell wird sichtbar. Dunkle Flüssigkeit schimmert hindurch. Es ist Blut. Dr. Tournay sieht es auch. Er weiß Bescheid: Eine massive Blutung in die Bauchhöhle liegt vor!

»Bitte die Absaugung richten!« rufe ich der Operationsschwester zu, die still und fast unmerklich ihre Arbeit versieht. Sie hat in das Ende des Schlauches schon eine sterile, gekröpfte, abgeknickte Glasröhre geschoben, die zum Absaugen des Blutes dient. Sie hält das Gerät in der Hand, um es mir zu reichen, sowie ich die Bauchhöhle geöffnet habe. Das geschieht mit einem kleinen Schnitt, von dem aus mit einer Schere die Bauchfellmembrane nach oben und unten in ganzer Ausdehnung der Wunde aufgeschlitzt wird. Massenhaft quillt dunkles Blut aus der Bauchhöhle über die Wundränder. Ich sauge nicht gleich ab, sondern fahre rasch mit meiner rechten Hand in die Wundhöhle, schiebe sie zwischen den Därmen und der Bauchwand tief in die linke obere Hälfte des Oberbauches, um die Milz zu suchen. Die untere Hälfte ist zerfetzt, zerschossen. Daher also stammt die Blutung. Es ist dem Tastbefund nach nicht möglich, das Organ zu erhalten. Vorsichtig gleitet mein Finger innen am Rand der Zwerchfellkuppe entlang, weil ich versuchen will, den Durchschußkanal zu finden, aber das gelingt mir nicht. Dazu brauche ich Sicht. Nun beginnen wir schleunigst das flüssige Blut abzusaugen und Gerinnsel auszuschöpfen. Die elektrische Saugpumpe springt an, ein dumpfes Surren und Zischen erfüllt den Operationssaal. Es ist das einzige Geräusch, sonst herrscht völlige Stille, niemand spricht ein Wort. Aus allen Nischen zwischen den Organen und Därmen fließt ständig Blut nach, bis endlich der Strom versiegt. Danach setzen wir die großen Bauchhaken ein und lassen den Volontär die Wunde kraftvoll soweit wie irgend möglich auseinanderziehen. Er macht seine Sache recht ordentlich.

»Ziehen Sie mir bitte den Wundrand stark nach links«, sage ich zu ihm, und er reagiert sofort. Ich greife noch einmal mit meiner rechten Hand in die Tiefe, fasse den Milzrest und ziehe ihn an seinem Stiel nach oben. Es gelingt mir sogar, das zerrissene Organ vor die Bauchwunde zu bringen, so daß wir mühelos an den Milzstiel mit den großen Gefäßen herankommen können. Dr. Tournay greift nach einer großen Darmklemme, die auf dem Instrumententisch liegt, und reicht sie mir, damit ich den Milzstiel abklemmen kann. Die Blutung müßte nun eigentlich aufhören, aber das tut sie nicht. Die Milzarterie muß durchtrennt worden sein, und der Gefäßstumpf hat sich durch seine Elastizität weit zurückgezogen. Deshalb verfolge ich eine hellrote Blutspur und bekomme schließlich die abgeschossene Milzarterie mit einer Kocherklemme zu fassen. Daneben liegt die zerfetzte Milzvene, aus der fast schwarzes Blut sickert. Beide Gefäße werden sofort doppelt unterbunden, danach die Milz entfernt. Nun steht die Blutung – ein großer Gewinn. Ein letztesmal saugen wir den ganzen Oberbauchraum gründlich ab, um freie Sicht zu erhalten, denn jetzt kommt es darauf an, den Durchschuß durch das Zwerchfell aufzufinden und das Loch, die offene Verbindung zur Brusthöhle, abzudichten. Dafür gibt es eine ganz einfache, aber zuverlässige Methode, die sich während des Krieges bestens bewährt hat. Dr. Tournay kennt sie noch nicht.

»Bitte die Lampe. Zentrieren Sie das Licht in den oberen Wundwinkel. Ja – so ist es gut.«
»Und Sie, Doktor« – rufe ich dem Volontär zu –, »versuchen Sie nun mit dem Haken den linken Rippenbogen anzuheben.«
Das geschieht. Wenn ich den Kopf etwas tiefer herabbeuge, kann ich die seitliche Zwerchfellkuppel übersehen. Sie ist mit Blut benetzt. Nach Abtupfen des Zwerchfellansatzes mit einer Kompresse brauchen wir nicht mehr lange zu suchen – eine etwa ein Zentimeter große Ausschußöffnung am Zwerchfellrand wird sichtbar. Dr. Tournay hat das Loch auch sofort entdeckt. Er nickt befriedigt. Unsere Diagnose hat gestimmt.
»Bitte, Schwester, geben Sie mir jetzt lange, starke Seidenfäden und fädeln Sie sie an beiden Enden in die Ösen zweier langer, gerader, scharfer Nadeln ein, mit denen ich die ganze Brustwand durchstechen kann.«
Sie hat mich begriffen, wie ich sehen kann. Sie schiebt das Ende eines langen Fadens durch das Öhr einer sehr langen geraden Nadel und wiederholt dies am anderen Ende. Dann reicht sie mir das ganze. Meine linke Hand lasse ich in die Bauchhöhle bis vor das Zwerchfell gleiten, taste das Loch ab, durchsteche seitlich davon den Zwerchfellmuskel, die ganze Brustwand mitsamt der Haut und ziehe den Faden nach außen. Genau dasselbe wiederholt sich mit dem anderen Ende, und zwar im Abstand von etwa zwei Zentimetern. Dann knüpfe ich die beiden Fadenenden über einer zusammengerollten kleinen Kompresse auf der Außenhaut straff zusammen. Vier weitere Nähte gleicher Art folgen zirkulär um das Ausschußloch des Zwerchfelles, so daß es durch diese Steppnähte vollkommen abgedichtet wird. Die offene Verbindung zwischen der Brust- und Bauchhöhle ist damit geschlossen.
»Bis jetzt geht ja alles recht gut«, flüstere ich Dr. Tournay zu, »nun kommt aber das dicke Ende. Wo stecken die Splitter?«
Die Bauchhaken werden umgesetzt, der Zug entspannt. Dann fange ich systematisch an, die Organe und Eingeweide der Bauchhöhle nach Perforationen durch Geschoßteile abzusuchen, eine mühevolle, subtile und auch zeitraubende Arbeit. Am Magen finden wir, nahe der großen Kurvatur, drei kleine Löcher, die rasch übernäht und abgedichtet werden können. Auch die Leber zeigt kleine Einschußstellen, die schon durch Blutgerinn-

sel verschlossen sind. Große Sorge bereiten uns mögliche Perforationen des Dickdarmes, und zwar im Bereich des queren und absteigenden Anteils. Wir ziehen vorsichtig Teile des Dickdarms vor die Wunde und suchen die Oberflächen innen und außen ab. Zunächst finde ich nichts, dann aber zeigt sich, daß der Dickdarm von der Hauptmasse des Projektils nahe der linken Flexur doppelt durchschossen wurde und schon Darminhalt durch die Öffnungen in die freie Bauchhöhle abgeflossen ist. Wir erschrecken beide über den Befund. Die Verletzungsstellen werden peinlich genau gesäubert, desinfiziert und sofort durch feine Nähte in drei Schichten abgedichtet.
Das bietet zwar keine Schwierigkeiten, ist aber keine Garantie zur Vermeidung einer Bauchfellentzündung. Die Prognose des Falles ist düster geworden. Der Dickdarm ist überaus keimreich und Blut ein guter Nährboden. Daß schon eine Unmenge von Keimen in die freie Bauchhöhle geraten sind, darüber besteht leider kein Zweifel. Auch an anderen Stellen finden wir kleine Darmperforationen, die abzudichten sind, darunter einige Löcher im oberen Dünndarmanteil. Diese bereiten uns weniger Sorgen. Da ruft unser Anästhesist:
»Professor, der Blutdruck sinkt, es geht dem Mann schlechter.«
Das ist ein Alarmzeichen, jetzt stehen wir unter Zeitdruck. Wir können nicht ewig weitersuchen. Die Operation darf sich nicht zu sehr in die Länge ziehen, die Belastung wird sonst zu groß. Wir müssen den Eingriff abbrechen. Im letzten Augenblick macht mich Dr. Tournay auf eine kleine Verletzungsstelle am Gefäßband des Darmes aufmerksam. Es sickert kontinuierlich Blut heraus. Rasch wird das Gefäß umstochen und unterbunden.
»Eine Streptomycinlösung – bitte.«
Die Schwester hat sie schon vorbereitet. Wir gießen die flüssige Antibiotikalösung in die Bauchhöhle in der vagen Hoffnung, damit eine Oberbauch-Peritonitis vermeiden zu können. Schichtweise werden eiligst die Bauchdecken geschlossen und die Hautwunde vernäht. Nur im Milzlager liegt ein kleines Gummirohr, damit wir später noch einmal einige Kubikzentimeter des Antibiotikums nachspritzen können.
Der Verband wird angelegt. Wir lassen den Patienten noch einige Zeit auf dem Operationstisch liegen. Schweigend und

erschöpft gehen wir hinaus. Wir streifen uns die Operationskleidung ab. Ich schaue auf die Uhr. Wir haben eine Stunde und zehn Minuten für diesen Eingriff gebraucht.
»Na ja, Dr. Tournay, soweit wären wir ja nun. Der Eingriff ist relativ gut und schnell vorübergegangen, aber was aus den Dünn- und Dickdarmverletzungen trotz der Übernähung der Löcher wird, das wissen wir nicht. Wir wissen nicht einmal, ob wir alle Perforationen gefunden haben. Ein scheußliches Gefühl – nicht wahr. Ich möchte vorschlagen, den Mann auf der Operationsabteilung zu lassen. Wir können für ihn ein Bett in den Nebenraum stellen. Auch sollten wir das Sauerstoffzelt vorbereiten.«
Dr. Tournay ist damit sehr einverstanden, er gibt die nötigen Anweisungen. Auch er ist sich darüber klar, daß das Schicksal des Patienten höchst zweifelhaft ist, und meint:
»Professor – wollen wir nicht gleich durch Nase und Mund eine Magen-Darmsonde einlegen und kontinuierlich absaugen? Der Patient bekommt sicherlich infolge der Infektion eine Darmlähmung mit hochgeblähten Darmschlingen, also einen paralytischen Darmverschluß. Wenigstens müssen wir damit rechnen.«
»Sie haben ganz recht, das muß gleich geschehen. Der Schwerpunkt unserer Behandlung liegt meines Erachtens aber doch auf einem rigorosen Einsatz von Antibiotika mit großem Wirkungsspektrum. Außer einem Gemisch von Penicillin und Streptomycin wollen wir auch andere Antibiotika gegen die Dickdarmflora einsetzen, vielleicht Aureomycin, Terramycin, Chloromycin und diese mit einem Sulfonamid, am besten mit Supronal, kombinieren. Die Atmung und der Kreislauf sind ja im Augenblick relativ gut, aber zu dem Schock durch die Verletzung, den er noch nicht ganz überwunden hat, ist jetzt noch das Operationstrauma hinzugekommen. Die folgenden Stunden werden also zweifellos sehr kritisch werden.«
»Das ist auch meine Meinung.«
Wir legen gemeinsam das Behandlungsschema fest und bleiben dann alle noch einige Minuten bei dem Patienten, der vorsichtig vom Operationstisch in ein bereitgestelltes Bett gehoben und in den Vorraum geschoben worden war. Eben wird das Sauerstoffzelt über das Bett ausgebreitet.
»Im Augenblick können wir nichts weiter tun. Es ist jetzt halb

drei Uhr, Doktor, ruhen wir uns ein wenig aus und sehen dann am Morgen weiter. Bitte erlassen Sie ein Besuchsverbot, auch für seine Frau. Hat man sie übrigens verständigt?«
»Das nehme ich an, ich weiß es aber nicht sicher und werde nachfragen.«
Wir regeln die Nachtwache und verabschieden uns kurz. Ich gehe in mein Zimmer zurück, um mich ein paar Stunden auf dem Sofa zu entspannen, denn es steht uns voraussichtlich noch ein harter Kampf bevor. Von Schlaf ist keine Rede.
Das erste Licht des frühen Morgens fällt in meinen Raum, der Himmel beginnt sich zu röten. Ich bin noch immer wach, stehe auf und gehe hinüber zu Charbonnier.
Er hat sich ganz gut erholt. Deutlich merkt man an dem besseren Kreislaufzustand, daß die Sickerblutung aufgehört und das kreisende Blutvolumen sich vergrößert hat. Die Gefäße sind wieder gefüllt. Er ist ansprechbar und kann sogar ein paar Worte sagen, obwohl er unter der Wirkung von Beruhigungsmitteln und schmerzlindernden Mitteln steht. Charbonnier hat nun ein wenig Fieber bekommen, kein Wunder bei diesem Befund. Vermutlich wird es bis zum Abend ansteigen. Der Leib ist etwas aufgetrieben, genau wie wir es erwartet haben. Im Augenblick kann man mit seinem Zustand eigentlich zufrieden sein.
Es treffen mehrere Spender derselben Blutgruppe bei uns ein. Im Vorraum wird ihnen nacheinander Blut für weitere Transfusionen entnommen. Das bringt natürlich Unruhe auf die Operationsabteilung. Viel schlimmer, zum Teil recht unangenehm sind die Besucher, die absolut den Sergeanten sehen und sprechen oder gar vernehmen wollen. Dr. Tournay, der inzwischen aufgetaucht ist, hat die größte Mühe, die Männer davon abzuhalten. Er hat ein großes Schild malen und an der Tür zur Operationsabteilung aufhängen lassen. Darauf steht: »Strengstes Besuchsverbot!« Einige höhere Herren kümmern sich nicht darum und glauben, sie hätten das Recht, dieses Verbot zu übergehen. Nur mit Mühe können wir ihnen klarmachen, daß in einem Operationstrakt die ausschließliche Befugnis und Macht in den Händen der verantwortlichen Chirurgen liegt.
Wir haben das Operationsprogramm heute auf Notmaßnahmen eingeschränkt, um uns ganz Charbonnier widmen zu können.

Vielleicht werden wir gezwungen, einen künstlichen Darmausgang zu schaffen, falls die Dauersaug-Dränage des Darmes nicht genügt. Das kann nötigenfalls im Bett geschehen.
Am Abend des ersten Tages gefällt mir der Patient gar nicht. Er ist wieder viel blasser geworden, hat Angst und Atembeschwerden durch den nun stark aufgetriebenen, gespannten Leib. Die Gasblähung der Därme hat stark zugenommen, und das Zwerchfell wird nach oben gedrückt. Da er eine sauerstoffreiche Atmosphäre einatmet, ist der Gasaustausch aber noch nicht ernstlich gestört. Der Tag vergeht in bangem Zweifel, aber wir sind nicht hoffnungslos. Dann allerdings wird uns beiden in den ersten Nachtstunden klar, daß es uns trotz massiver Gaben von Antibiotika nicht gelungen ist, eine Oberbauch-Peritonitis zu verhindern. Der Leib ist nun nicht nur hochgradig aufgebläht, sondern hart gespannt. Der Kreislauf verschlechtert sich trotz aller Transfusionen, Infusionen und medikamentöser Stützung immer mehr. Gegen Mitternacht stehe ich noch einmal am Bett Charbonniers auf der Operationsabteilung. Auch Dr. Tournay ist gekommen und erkennt den trostlosen Zustand, den Ernst der Situation.
»Doktor, es steht schlecht, das sehen Sie ja. Was können wir denn nun noch tun?«
Wir überlegen hin und her. Vielleicht sollten wir eine Darmfistel anlegen? Da kommt mir ein Gedanke.
»Hören Sie mal, wie wäre es, wenn wir eine Hibernation versuchten? Ich meine die Unterkühlungsmethode mit dem Cocktail lytique von Laborit und Huguenard – genau nach dem gleichen Schema, wie wir es neulich bei einer Bauchfell- und Rippenfellentzündung angewendet haben – und damit den Mann durchbrachten.«
Ein Hoffnungsschimmer leuchtet in seinen Augen auf:
»Ja, Professor, das wäre vielleicht noch eine Möglichkeit, ihn zu retten.«
»Dann dürfen wir keine Minute verlieren, sondern müssen gleich mit den Injektionen beginnen.«
Dieser Cocktail lytique besteht aus einem Gemisch von drei Medikamenten: Dolantin, Atosil und Megaphen in ganz bestimmter Dosierung. Keines der drei Präparate kann, einzeln gegeben, die Körper- und Bluttemperatur senken, um dadurch

akute Infektionsprozesse zu hemmen, sondern nur das komplette Dreiergemisch.

»Natürlich muß die antibiotische Behandlung weitergehen. Das Herz funktioniert noch gut und scheint leistungsfähig zu sein, auch die Atmung ist noch ausreichend.«

Wir verabreden, die ersten Injektionen selbst zu machen und dann den Anästhesisten Parmentier die weiteren Dosen genau nach Schema verabfolgen zu lassen.

»Ich meine, wir sollten mit dem Zweiergemisch Dolantin-Atosil beginnen und erst gegen Morgen das Megaphen hinzufügen. Wenn die Kälteabwehrreaktionen ausreichend gedämpft sind, lassen wir ihn bei offenem Fenster nackt auskühlen.«

Während die Spritzen vorbereitet werden, sitzen wir einige Zeit im Dienstzimmer, und ich benutze die Gelegenheit:

»Sie haben mir immer noch nicht die Wahrheit gesagt, Doktor. Wie ist es zu diesem Unfall gekommen?«

Meine Frage ist ihm sichtlich peinlich, er will nicht antworten, vielleicht kennt er auch die Tatsachen noch nicht genau genug, um sich zu äußern.

»Nun, ich will Sie nicht bedrängen, denn ich ahne die Wahrheit. Ich möchte Sie auf einen kleinen Umstand hinweisen, der Ihnen vermutlich entgangen ist, Doktor. Haben Sie sich einmal genauer das Projektil angesehen?«

Ich stehe auf und hole noch einmal die Röntgenaufnahmen Charbonniers hervor. Eine zeigt das Geschoß sehr deutlich und scharf.

»Da, sehen Sie doch, das Projektil besteht aus der hinteren Hälfte des Geschosses, das haben wir schon einmal festgestellt. Es sieht aus wie eine glatt abgeschnittene Stahlhülse, nicht wie ein MP-Geschoß mit runder Spitze. Fällt Ihnen dabei nichts auf, Doktor?«

»Nein – nur daß das Geschoß sich geteilt hat, wie wir ja wissen.«

»Dieser Geschoßrest ist der hintere Teil einer H. Mantel-Jagdpatrone. Also handelt es sich doch um einen Jagdunfall, nicht wahr?«

Zögernd nickt er und blickt mich dann scharf an: »Sie haben recht, Professor, es war ein Jagdunfall, aber einer, der an Mord grenzt.«

»So ... Und wissen Sie jetzt, ob die Männer Jagdwaffen mit sich führten oder Militärkarabiner?«
»Karabiner!«
»Ist das ganz sicher?«
»Absolut sicher – die Waffen sind beschlagnahmt worden.«
»Dann hat also ein vierter Mann geschossen, und zwar, meiner Vermutung nach, ein Deutscher. Solche Halbmantelgeschosse werden in der Regel nur von deutschen Jägern verwendet. Allmählich wird mir so einiges klar.«
»Auch darin haben Sie recht, Professor. Ein Deutscher hat geschossen. Die Identität des Schützen ist inzwischen festgestellt worden.«
»Deshalb haben Sie mich also gebeten, den Eingriff selbst auszuführen?«
»Genauso ist es.«
»Ich verstehe Sie gut, Doktor Tournay. Aber mich bedrängt eine andere Frage: Warum hat der Mann geschossen? Das ist doch völlig unklar, ich möchte beinahe sagen unverständlich. Er muß doch einen triftigen Grund gehabt haben. Ist er denn angegriffen worden?«
»Nein, es hat keine Auseinandersetzung gegeben ...«
Unser Gespräch wird jäh unterbrochen, denn Parmentier, der sich bei dem Kranken aufgehalten hat, um die Hibernation durchzuführen, stürzt zu uns herein:
»Charbonnier geht es schlecht«, sagt er. »Trotz der Sauerstoffgabe hat er eine viel zu rasche Atmung. Ich kann mir das nicht erklären.«
Wir springen auf und rennen hinüber. Die Atmung ist tatsächlich auf 50 bis 60 pro Minute hinaufgeschnellt, obwohl der Patient unter dem Zelt eine mit Sauerstoff angereicherte Luft einatmet. Er ist fahl, graubläulich verfärbt. Bei weit offenem Fenster liegt er nackt auf seinem Lager, denn er soll ja auskühlen. Er hat einen aufgetriebenen Trommelbauch, der Körper fühlt sich kühl an, aber zu einer wirkungsvollen Untertemperatur des Blutes reicht es noch nicht.
Wir prüfen sofort, woran diese Atmungsbeschleunigung liegen mag. Ein Pneumothorax? – Nein. Die linke Lunge ist fast ganz entfaltet, wie wir rasch feststellen können. Eine Lungenentzündung ist auch nicht die Ursache. Wir finden keine

Dämpfungszonen im Brustbein. Der Mann hustet auch nicht.
»Also muß es sich um eine toxische Reaktion handeln, eine andere Erklärung weiß ich nicht.«
»Das Dolantin und das Atosil erzeugen keine solchen Zustände, aber das Megaphen ist nicht harmlos und kann manchmal die Atmung beschleunigen.«
»Hören Sie« – ich wende mich an den Anästhesisten –, »wann hat der Mann die letzte Injektion des Cocktail lytique erhalten?«
»Vor einer halben Stunde.«
»Und was?«
»Dolantin und die Hauptdosis des Megaphen.«
»So – da haben wir's. Wir müssen sofort das Megaphen absetzen, das verträgt unser Patient nicht. Nun bekommen wir medikamentös aber keine ausreichende Hibernation zustande, das ist ja wohl klar. Infolgedessen müssen wir die Unterkühlung mit Eisbeuteln versuchen. Die vegetative Abschirmung der Kälteabwehrreaktionen dürfte ausreichen.«
Alle begreifen, was ich meine. Es werden schleunigst Eisbeutel hergerichtet und um den Körper des nackten Mannes gelegt.
Wir umstehen das Sauerstoffzelt und beobachten gespannt, ob die Atmung langsamer wird, denn die Atemfrequenz sinkt mit fallender Bluttemperatur. Doch das ist leider nicht der Fall, im Gegenteil. Kein Zweifel, die beschleunigte Atmung geht nach etwa zwanzig Minuten in eine Hetzatmung über. Das kann kein Mensch längere Zeit durchhalten. Tief enttäuscht blicken wir uns an.
»Wir können den Mann noch curarisieren, einen Stillstand der Spontanatmung erzeugen, und ihn dann künstlich beatmen, das wäre vielleicht noch ein Ausweg – einen Pulmotor haben wir ja.«
Einer von uns läuft weg, um den Apparat zu holen. Da – plötzlich wird der Puls unregelmäßig, der Blutdruck fällt steil und rapide ab, der Kreislauf bricht völlig zusammen, und das Herz steht innerhalb einer Minute still.
Eine Herzmassage in diesem Zustand ist ganz unmöglich – aussichtslos. So stehen wir um das Lager Charbonniers und müssen

mit ansehen, wie er vor unseren Augen stirbt. Erschüttert verlassen wir ihn. Wir konnten den Mann nicht retten, haben ihn nicht durchgebracht.

Einige Tage nach diesen Ereignissen meldet sich ein Kriminalbeamter im Lazarett. Er will mich sprechen.
»Kommissar Harbig«, stellt er sich vor. »Herr Professor, Sie haben doch den Sergeanten Charbonnier operiert.«
»Jawohl – leider konnten wir ihm aber nicht helfen.«
»Ich weiß. Wir ermitteln in dieser Angelegenheit, und ich möchte einige Fragen an Sie stellen.«
»Bitte.«
»Aus welcher Entfernung ist Ihrer Meinung nach der Schuß abgegeben worden?«
»Ein Nahschuß ist es mit aller Bestimmtheit nicht gewesen. Die Kugel muß aus ziemlicher Entfernung getroffen haben, denn sie hatte nicht mehr viel Durchschlagskraft. Sie lag, den Röntgenbildern nach, im Inneren der Bauchhöhle. Wir haben nicht nach ihr gesucht und sie also auch nicht entfernt. Eine Sektion wurde verweigert. Ich möchte annehmen, daß der Schuß aus etwa drei- bis vierhundert Metern abgegeben wurde – sagen wir aus über zweihundertfünfzig Metern Entfernung.«
»Das könnte stimmen. Der Jagdherr hat angegeben, daß er aus vierhundert Meter einen Warnschuß abgegeben hat.«
»Einen Warnschuß? – Warum? Befand er sich in seinem Revier?«
»Allerdings.«
»Dann haben die drei Herren also gewildert? Das meinen Sie doch.«
»Genau. Sie waren dabei, eine äsende Geiß anzupirschen. Als der Jagdpächter die Wilderer entdeckte und sah, daß die drei bewaffnet waren, überlegte er wohl, was er machen soll. Auf eine bewaffnete Auseinandersetzung konnte er es nicht ankommen lassen, schließlich standen drei gegen einen.«
»Sagen Sie mal, wer ist denn eigentlich der Schütze?«
Er nennt den Namen.
»Ach der – ich kenne ihn nicht, er ist aber in Jägerkreisen gar nicht gern gesehen, er gilt als eigensinnig, rechthaberisch, als unangenehmer Nachbar. Das deutet auf eine Affekthandlung

hin. Er muß in mächtigem Zorn geschossen haben, zumal für weibliches Rehwild ja Schonzeit ist. Nun wird mir so allerhand klar. Mein Kollege Dr. Tournay wollte mir nämlich nicht sagen, warum geschossen wurde, er schämte sich offenbar für seine Landsleute. Ich bin der Meinung, daß auch wir deutschen Jäger uns schämen müssen. Man kann ohne Anruf doch nicht einfach auf einen Wilderer losballern.«

»Der Schütze hat erklärt, er habe keineswegs auf einen Mann gezielt, sondern nur einen Schreckschuß abgegeben. Den Wilderern sollte eine Kugel um die Ohren fliegen, damit sie verschwinden. Und dann hat er eben doch auf vierhundert Meter Distanz getroffen. Er behauptet, davon nichts bemerkt zu haben. Die Männer seien sofort im Wald verschwunden. Er habe sich danach auf den Heimweg gemacht und im nächsten Gasthaus ein Glas Wein getrunken. – Noch eine Frage, Herr Professor. Könnte es sich um einen Abpraller handeln? Das würde den Schützen etwas entlasten.«

Ich überlege einen Augenblick, denn womöglich hängt von meiner Antwort viel ab.

»Zunächst eine Gegenfrage. Der Mann hat mit einer Halbmantelpatrone geschossen. Stimmt das?«

Der Kommissar ist erstaunt:

»Stimmt, es war ein Halbmantelgeschoß. Woher wissen Sie das?«

»Nach dem Röntgenbild, Herr Harbig. Nach der Form des hinteren Geschoßteiles mußte es eine solche Patrone sein. Ich habe selbst schon diesen Geschoßtyp auf der Jagd verwendet, daher weiß ich Bescheid. Da Sie mir das nun bestätigen, muß ich einen Abpraller als unwahrscheinlich bezeichnen – leider, denn dann wäre das Geschoß beim ersten Aufprall zerspritzt und der Mann nur von dem Geschoßkern getroffen worden. Das Geschoß hat sich aber erst im Körper Charbonniers mit Ausnahme des Kernes geteilt und in viele kleine Splitter aufgelöst.«

»Das leuchtet mir ein – dann müßte der Schütze also doch einen gezielten Schuß abgegeben haben.«

»Möglich – aber nicht sicher – eine Entfernung von vierhundert Metern ist zu weit, um noch einen präzisen Schuß abgeben zu können. Die Streuung ist schon zu groß, sofern es sich nicht um eine moderne Hochleistungswaffe handelt. Was für eine Waffe führte er denn? Wie hoch war das Geschoßgewicht im Verhältnis zur Pulverladung, also die Anfangsgeschwindigkeit seines Geschosses?«

»Das wissen wir noch nicht genau, wir sind ja erst bei den Ermittlungen. Die Schuldfrage ist noch nicht geklärt, das ist Sache des Herrn Staatsanwaltes.«

»Damit haben wir Chirurgen gottlob nichts zu tun.«

Der Kommissar will sich erheben, um zu gehen. Ich halte ihn zurück:

»Bitte noch einen Augenblick, Herr Kommissar. Sie haben mir nun eine Reihe Fragen vorgelegt, die eigentlich ein Schießsachverständiger hätte beantworten müssen, aber nach dem Zustand des Schützen haben Sie mich nicht gefragt – nicht wahr?«

»Das stimmt. In dieser Hinsicht ist alles klar. Der Mann kann sich nicht hinter dem Paragraphen 56 verstecken, er war im Augenblick der Tat – des Schusses – absolut zurechnungsfähig, daran besteht kein Zweifel.«

»Das meine ich nicht, etwas anderes scheint mir aber von wesentlicher Bedeutung zu sein.«

»Und was wäre das, Herr Professor?«

»Eine Zerebralsklerose des Schützen, Herr Kommissar. Der Jagdpächter ist doch fast siebzig Jahre alt, das wissen Sie, ein alter Herr also, ein Arteriosklerotiker. Er wurde in den letzten Jahren cholerisch, reizbar, aggressiv. Das hat zu ständigen Reibereien und Schwierigkeiten mit den Jagdnachbarn geführt, wie ich zufällig weiß. Menschen mit einer progressiven Sklerose der Hirngefäße erleiden eine Wesens- und Charakterveränderung – sie werden unduldsam, jähzornig, ungehemmt, taktlos, sie reagieren schon bei nichtigen Anlässen überaus heftig, und dafür können sie nichts. Alle Affekte werden früher und heftiger ausgelöst als im Normalzustand bei der gleichen Person. Genau dieses Bild bietet der Unglücksschütze. Sein Schuß auf die Wilderer ist meines Erachtens als eine affektive, pathologisch getönte Kurzschlußhandlung aufzufassen. Sehen Sie, und deshalb darf seine Reaktion – eben der Schuß – nicht so bewertet werden, als sei er von einem Gesunden abgegeben worden – trotz seiner Zurechnungsfähigkeit im Sinne des Gesetzes.«

Kommissar Harbig hat mir sehr aufmerksam zugehört. Nachdenklich sieht er mich an.

»Jetzt verstehe ich Sie. Ich bin Ihnen für diese Ausführungen sehr dankbar und werde sie in meinen Bericht aufnehmen. Ich glaube, wir alle haben Ihnen sehr zu danken.«
Er reicht mir die Hand und geht.
Noch lange Zeit geht mir dieser Fall nicht aus dem Kopf. War es eine fahrlässige Tötung? – Ein unglücklicher Zufall? – Oder ein gezielter Schuß – also doch ein Mord? Ich weiß es nicht.
Nur einer weiß das ganz genau: derjenige, der geschossen hat und nun seine Tat vor dem Gericht und seinem Gewissen verantworten muß.

AUSKLANG

Vita somnium breve. Keiner lebt ewig – eines jeden Sand rinnt im Stundenglas, bis das letzte Korn fällt.

Schaut man zurück auf sein Leben, dann neigt man dazu, die Spreu vom Weizen zu trennen. Nur weniges von Bedeutung bleibt erhalten. Vieles, was einst erstrebenswert schien, verblaßt, verliert seinen Glanz und wird graue Asche im Schutthaufen der Erinnerungen. Außer einigen Sternstunden besinnlichen Glücks hält nur weniges der Selbstkritik stand. Allenfalls bleibt »ein Körnchen Liebe zu trockenem Brot« – vielleicht auch ein winziger Teil deiner Werke. Aber auch diese sind vergänglich.

Im Wandel ohne Grenzen schwindet die Zeit und verwischt alles.

Was soll's ... Nehmen wir die Last durchkämpfter Jahrzehnte mit allen Freuden, Irrungen, Plagen, Enttäuschungen und einem gerüttelten Maß bitterer Not gelassen hin. Unabhängig vom Gewinn und Erfolg liegt in der ständigen Bewegung, dem unruhevollen Drang schöpferischen Strebens das Glück.

Hans Killian

Hans Killian
Hinter uns steht nur der Herrgott

Ein Chirurg erinnert sich

Band 279, 256 Seiten, 14. Auflage

„Hinter uns steht nur der Herrgott“ ist bereits in 14 Sprachen übersetzt. Hans Killian hat mit diesen „Aufzeichnungen eines Chirurgen“ ein nach Hunderttausenden zählendes, begeistertes Auditorium gefunden: weil er in seinen Schilderungen unbedingt wahrhaftig ist, weil er auch heikelste Fragen anpackt, weil er rückhaltlos offen berichtet und weil er so glänzend zu schildern versteht, daß Bilder zu seinen spannenden und erregenden Tatsachenberichten überflüssig sind.“
In diesem Buch erzählt ein hochbegabter Chirurg und Gelehrter nicht nur von den vielen Stationen seines arbeitsreichen Lebens, seinen Kindertagen, der Schul- und Studienzeit und den Schritten auf dem Wege zum Chirurgieprofessor, sondern er läßt uns einen Blick durch die sonst streng verschlossenen Türen des Operationssaals werfen; mehr noch, wir schauen dem Chirurgen über die Schulter, folgen gebannt dem Skalpell, bangen um das Gelingen äußerst gewagter Operationen, erleben die ungeheure Anspannung des handelnden Arztes und aller Beteiligten, werden aber auch Zeugen der schwerwiegenden medizinischen und menschlichen Entscheidungen, die der Arzt in kritischen Augenblicken in letzter Einsamkeit zu fällen hat.
Der Leser spürt, daß der Patient nicht nur Objekt chirurgisch-artistischer Leistung ist, sondern immer als ganzer Mensch im Mittelpunkt des ärztlichen Bemühens steht.
Im Titel dieses Buches drückt sich die Quintessenz der lebenslangen Erfahrung eines großen Arztes aus.

in der Herderbücherei

Prof. Dr. Hans Killian

Hinter uns steht nur der Herrgott

Ein Chirurg erinnert sich
324 Seiten, Leinen

»In diesem Buch findet das Erregende und Spannende sowohl im Chirurgisch-Atmosphärischen als auch in den stets schwerwiegenden ärztlichen und menschlichen Entscheidungen über Leben und Tod seinen Ausdruck. Der Leser wird zum Zeugen beglückender Erfolge, aber auch erschütternder Tragik. Killian versteht sich aufs Erzählen ...« *Hessischer Rundfunk*

»Jeder Abschnitt des Buches behandelt ein Menschenschicksal, das, wie dem Autor selbst, so nun auch dem Leser unvergessen bleiben wird. Killian erweist sich auch hier als ein durch und durch schöpferischer Arzt.« *Kölnische Rundschau*

Solange das Herz schlägt

356 Seiten, Leinen

»Vom unermüdlichen Kampf um die Gesundheit seiner Patienten, von Operationen auf Leben und Tod, erzählt der große Arzt in diesem Buch. Immer wieder ist es der einzelne Mensch, der im Mittelpunkt all dieser Erlebnisse steht.« *Norddeutsche Rundschau*

»Hier berichtet der Chirurg Prof. Hans Killian erneut von seinem Leben und Wirken als Arzt. Fesselnd vermag Killian den oft dramatischen Kampf um das Schicksal seiner Patienten zu schildern, dabei wird neben interessanten medizinischen Details immer wieder die menschliche Problematik des Einzelfalles mit verständnisvoller Anteilnahme in den Mittelpunkt gerückt. Kein Zweifel, Killian war nicht nur ein bedeutender Chirurg, er ist auch ein begabter Erzähler, seine Erinnerungen lassen den Glanz einer vergangenen Epoche ebenso lebendig werden wie seine Querelen mit den Fachkollegen.« *Welt am Sonntag*

Im Kampf gegen den Schmerz

Mein Abenteuer mit der Narkose
436 Seiten, Leinen

»Der bekannte Chirurg gibt hier einen Einblick in die historische Entwicklung der Narkose und erzählt in diesem fesselnden Buch seine eigenen Erlebnisse bei der Erforschung und Anwendung moderner Narkosemethoden. Der Leser wird damit Zeuge eines aktuellen und aufregenden Abschnittes neuzeitlicher Medizingeschichte. Gleichzeitig ist das Buch auch Teil einer Arztbiographie, die im wesentlichen die persönlichen ›Abenteuer mit der Narkose‹ anschaulich und lebensnah schildert. Das Buch eignet sich hervorragend als anregende und lehrreiche Lektüre für seltene Mußestunden.« *Ärztliche Praxis*

verlegt bei Kindler